# 药品质量检测技术

主　编　王　缨　王艳红

主　审　丁晓红

副主编　张　帅　历　娜　邹小丽　孙春艳

编　委　（以姓氏笔画为序）

　　　　丁晓红（山东药品食品职业学院）

　　　　王　缨（山东药品食品职业学院）

　　　　王艳红（山东药品食品职业学院）

　　　　历　娜（山东药品食品职业学院）

　　　　刘长宏（山东新华制药股份有限公司）

　　　　孙春艳（山东药品食品职业学院）

　　　　沈振铎（山东绿叶制药有限公司）

　　　　邹小丽（山东药品食品职业学院）

　　　　张　帅（淄博市技师学院）

　　　　张　叶（淄博职业学院）

中国石油大学出版社
CHINA UNIVERSITY OF PETROLEUM PRESS

山东·青岛

**图书在版编目(CIP)数据**

药品质量检测技术/王缨,王艳红主编. —青岛:
中国石油大学出版社,2021.6
ISBN 978-7-5636-7010-9

Ⅰ.①药… Ⅱ.①王… ②王… Ⅲ.①药物—质量检
验—教材 Ⅳ.①R927.11

中国版本图书馆 CIP 数据核字(2021)第 191409 号

书　　名:药品质量检测技术
　　　　　YAOPIN ZHILIANG JIANCE JISHU
主　　编:王　缨　王艳红
责任编辑:杨海连(电话　0532—86981535)
封面设计:蓝海设计工作室
出 版 者:中国石油大学出版社
　　　　　(地址:山东省青岛市黄岛区长江西路 66 号　邮编:266580)
网　　址:http://cbs.upc.edu.cn
电子邮箱:305383791@qq.com
排 版 者:胡俊祥
印 刷 者:泰安市成辉印刷有限公司
发 行 者:中国石油大学出版社(电话　0532—86983437)
开　　本:787 mm×1 092 mm　1/16
印　　张:16
字　　数:433 千字
版印 次:2021 年 6 月第 1 版　2021 年 6 月第 1 次印刷
书　　号:ISBN 978-7-5636-7010-9
印　　数:1—1 500 册
定　　价:42.80 元

# 前　言

　　"药品质量检测技术"是药学相关专业的一门核心专业课程,旨在培养面向药品生产企业的质量检验部门、医院药剂科质检室、药检所、医药公司分析岗位等相关岗位,能从事药品原料、辅料、半成品、成品的分析检验及药品质量管理工作的高素质技能型人才。根据《国家职业教育改革实施方案》,为了满足企事业单位的用人需求,课程组成员对多家企事业单位的药品质量检测岗位进行了深度调研,在广泛征集制药企业相关专家的意见和建议的基础上,对"药品质量检测技术"这门课程进行了重点建设和一系列改革,校企合作编写了这本具有较强的岗位针对性和实用性的教材。

　　本教材围绕药品的性状、鉴别、检查、含量测定等检测专项知识与技术这条主线设计教学内容,并将这些知识与技术应用到典型药物的质量检测中。编写中,我们力求理论与实践教学一体化,将药品质量检测中用到的知识、技术与实际应用相结合,并基于工作过程进行教学设计,安排相应的实训任务。

　　按照药品质量检测的程序和所需的基本知识与技能,本教材共分三个项目,分别是药品质量检测技术基本知识、药品质量检测基本操作技术、典型药物的质量检测。其中,药品质量检测技术基本知识包括药品质量标准、药品质量检测的基本程序、药品质量检测技术的方法验证;药品质量检测基本操作技术包括物理常数的测定、药物的鉴别技术、药物的杂质检查技术、制剂常规项目检查技术、药品含量测定技术与计算;典型药物的质量检测包括芳酸类药物的质量检测、芳胺类药物的质量检测、杂环类药物的质量检测、生物碱类药物的质量检测、抗生素类药物的质量检测、维生素类药物的质量检测。

　　本教材体例新颖,每个项目都包含学习目标、案例导入、知识点讲解、实例解析、目标检测、实训任务等内容,并穿插了知识链接、拓展阅读、课堂互动、趣味知识等内容,充分体现了职业岗位、职业形象、职场环境和工作内容,体现了专业课为岗位服务的思想,增强了教材的趣味性。

　　本教材的素材来自企业一线的真实检验案例,体现了紧扣职业教育为企业和岗位服务的宗旨。其创新性和特色在于:

　　1. 采取项目化教学

　　编写体例与岗位工作模式完全一致,真正体现了教学项目岗位化、教学内容任务化、内容形式职业化的特点。

2. 突出课程的职业性和实践性

将岗位职责、工作素质、基本知识穿插于实训任务中,完全实现教学任务化和工作化。以《中华人民共和国药典》(简称《中国药典》)(2020年版)中具体的检验项目为载体进行解析。

3. 满足执业药师考证的需求

本教材既考虑职业教育的特点,又将知识点进行适当拓展,为学生后续发展及执业药师考证奠定了基础。

4. 遵从认知规律

按照检验流程设计编写体例,先讲药品质量检测必需的基本知识、检测基本操作技术等专项知识和技能,再讲典型药物的质量检测综合知识,符合从简到繁的认知规律。

本教材在编写过程中,得到了山东新华制药股份有限公司、山东绿叶制药有限公司、齐都药业、淄博市食品药品检定研究院等单位的大力支持和帮助,在此表示感谢。

由于编者水平有限,书中错误及疏漏之处在所难免,恳请广大师生不吝批评指正。

编　者
**2020 年 11 月**

# 目  录

■ ■ ■ ■ ■ CONTENTS

# 绪　论

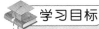
## 案例导入

2006年5月,某制药公司生产的亮菌甲素注射液使用危及人体肾功能的二甘醇代替丙二醇,患者使用后,造成多人死亡。2006年6月,某药业有限公司生产的克林霉素磷酸酯葡萄糖注射液未按批准的工艺参数灭菌,降低灭菌温度,缩短灭菌时间,增加灭菌柜装载量,影响了灭菌效果,患者使用后,造成多人死亡。

讨论:1. 我们如何检测药品的质量? 什么是药品质量检测技术?
　　　2. 药品的内在质量需要检验哪几个方面的指标?

药品质量检测技术从20世纪初逐步发展成为一门日臻成熟的学科技术。该学科技术涉及的研究范围包括药品质量控制、临床药学、中药与天然药物检测、药物代谢检测、法医毒物检测和兴奋剂检测等。随着药物科学的迅猛发展,各相关学科对药品质量检测技术不断提出新的要求。它已不再仅仅局限于对药物进行静态的质量控制,而是发展到对制药过程、生物体内代谢过程进行综合评价和动态分析的研究。

## 一、"药品质量检测技术"课程的性质

"药品质量检测技术"(习惯上称为"药品检验")是药学专业教学计划中的一门主干课程。它运用物理学、物理化学、生物学和微生物学等的方法和技术,研究化学结构已经明确的化学合成药物或天然药物及其制剂的质量控制方法,也研究有代表性的中药制剂和生化药物及其制剂的质量控制方法。

## 二、"药品质量检测技术"课程的任务

药品质量与人类的生存和健康息息相关,为了全面控制药品的质量,保证用药的安全、合理、有效,在药品的生产、保管、供应、调配以及临床使用过程中都应经过严格的分析检验。本课程的任务如下:

### (一)药品的质量检验

为确保药品质量,应严格按照国家规定的药品质量标准,对药品进行严格的分析检验,合格的药品方能销售和使用,以确保用药安全。因此,国家设有专门负责药品检验的法定机构,如中国食品药品检定研究院,省、市(县)各级食品药品检定研究所,药厂,医药公司,医院药剂科质量检验部门等,对药品质量在生产、流通和临床等各个环节层层把关。

### (二)药品生产过程的质量控制

药品的质量是生产出来的,而不是检验出来的。为了全面控制药品的质量,必须对原料、中间体、副产物等进行分析监控,不断促进生产工艺改进,提高药品的质量,以及药品质量的科学管理水平。

### (三)药品贮存过程的质量考察

药物分析工作者考察药品在贮存过程中的稳定性,以便采取科学、合理的贮藏条件和管理方法,保证药品在贮存和使用过程中的质量稳定。

### (四)为新药研究开发提供科学的质量控制方法

在新药开发及新剂型药物的质量及稳定性研究中,除对新药的合成路线、药理毒理、制剂工艺等进行研究外,还需要进行质量标准和稳定性研究。即根据药物的化学结构、理化性质和可能影响质量的因素,设计出药物真伪的鉴别、纯度检查和含量测定方法,并建立新药的质量标准。

天然产物活性成分的化学结构确证、现代生物技术所研制的生化药物和基因工程药物质量标准研究都离不开药品质量检测技术。

### (五)为临床药学研究提供科学数据

药品质量的优劣,使用时剂量、方式是否合理,使用后是否安全有效,这些还应以临床征象和实际疗效来决定,所以为配合医疗需要开展临床药物检测。临床药物检测包括:

① 运用适当的分析方法,测定药品的生物利用度,以及动力学参数;

② 研究药品在人体内的吸收、分布、代谢转化和排泄过程,有利于更好地指导临床用药;

③ 研究药品的作用特性和机制,为寻求开发疗效更好、副作用更小的新药提供信息。

由此可见,从药物的研制、生产、贮藏、供应、使用到临床用药浓度监测等一系列过程都离不开药品质量检测的方法和手段。

## 三、药品质量检测技术简介

药品质量检测技术包括化学操作技术和仪器分析技术。化学操作技术包括玻璃仪器的使用,溶液的配制,样品的称量、溶解、定容、转移,滴定液的配制与标定,以及各类滴定技术;仪器分析技术包括物理常数测定技术,如熔点、旋光度、折光率的测定,以及现代仪器分析技术,如

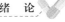

光学分析技术、色谱分析技术、电化学分析技术。

随着药学技术的发展,新技术、新方法层出不穷,学科间的交叉、融合、综合发展的趋势更加明显。药品质量检测技术不再仅仅是静态的常规检验,而是要深入生物体内,对代谢过程、工艺流程、反应历程和综合评价进行动态的分析监控。检测方法朝着更加准确、灵敏、专属、快速、多种方法联用,以及连续化、自动化、最优化和智能化方向发展。所有这些进展无疑将大大促进药品质量的提高,进一步确保药品的安全性和有效性,更好地满足人民群众对身体健康日益迫切的需求。

**拓展阅读**

《中华人民共和国药品管理法》规定:药品监督管理部门设置或者确定的药品检验机构,承担依法实施药品审批和药品质量检查所需的药品检验工作。中国食品药品检定研究院(简称"中检院")不仅是全国药品检验机构的最高技术仲裁机构,也是全国药品检验研究所业务技术的指导中心。

### 四、"药品质量检测技术"课程的主要内容和学习目标

本课程的主要内容包括:药品质量检测的基本知识,物理常数测定、鉴别、检查,制剂常规项目检查、含量测定与计算等检测专项知识与技术,典型药物及其制剂的检测等。

本课程的学习目标:培养学生较强的药品质量观念,具备药品质量检测基本技能,能正确理解、准确执行《中国药典》,独立完成药品全检的实际工作;熟知《中国药典》中常用药物的检测原理、操作方法以及操作技能;熟悉药物的化学结构、理化特性与检测技术的选择之间的关系;了解现代分析检测技术在药品质量检测中的应用,以及常用的国外药典。

**目标检测**

一、填一填

1. 药品质量检测技术包括＿＿＿＿＿＿、＿＿＿＿＿＿,化学操作技术包括玻璃仪器的使用,溶液的配制,样品的称量、＿＿＿＿＿＿、＿＿＿＿＿＿、＿＿＿＿＿＿,滴定液的配制与标定,以及各类滴定技术;仪器分析技术包括物理常数测定技术,如＿＿＿＿＿＿、＿＿＿＿＿＿、＿＿＿＿＿＿的测定,以及现代仪器分析技术,如＿＿＿＿＿＿、＿＿＿＿＿＿、＿＿＿＿＿＿。

2. 本课程的主要内容包括:＿＿＿＿＿＿＿＿,物理常数测定、＿＿＿＿＿＿、＿＿＿＿＿＿,制剂常规项目检查、＿＿＿＿＿＿＿＿＿等检测专项知识与技术;典型药物及其制剂的检测等。

二、判一判

1. 化学操作技术是现代仪器分析技术的基础。　　　　　　　　　　　　　　　（　　）

2. 合格的药品方能销售和使用,以确保用药安全。　　　　　　　　　　　　　（　　）

3. 药品的质量形成是生产出来的,也是检验出来的。　　　　　　　　　　　　（　　）

4. 国家设有专门负责药品检验的法定机构。　　　　　　　　　　　　　　　　（　　）

5. 为确保药品质量,应严格按照药品质量标准,对药品进行严格的分析检验。　（　　）

三、想一想

1. 什么是药品质量检测技术? 药品质量检测技术的主要任务是什么?

2. 对药品的内在质量,需要检验哪几个方面的指标?

# 模块一 药品质量检测技术基本知识

## 项目一 药品质量标准

**学习目标**

1. 知识目标
① 熟悉《中国药典》的组成、主要内容、凡例的有关规定;
② 熟悉评价药品质量的主要指标;
③ 了解国外药典。
2. 能力目标
① 会查阅《中国药典》,能正确理解和执行药品质量标准;
② 能独立按照 SOP(标准检验操作规程)准备实验、配制溶液。
3. 素质目标
① 具有较强的质量意识和严谨求实、客观公正的职业素质;
② 具备自主学习的能力、可持续发展的能力。

**案例导入**

2012 年 4 月,"非法厂商用皮革下脚料制造药用胶囊"事件曝光。有些企业用生石灰处理皮革废料,熬制成工业明胶,卖给绍兴新昌一些企业制成药用胶囊,最终毒胶囊流入药品企业,进入患者腹中。皮革在工业加工时,要使用含铬的鞣制剂,因此这样制成的胶囊,往往重金属铬含量超标。

胶囊是一种药用辅料,《中国药典》规定,药用胶囊所用的明胶至少应达到食用明胶的标准。按照食用明胶的行业标准,食品明胶应当使用通过检疫的健康动物的新鲜骨骼和皮制成。

讨论:1. 什么是药品质量标准?

2. 制定药品质量标准的目的是什么?

## 一、药品质量标准的定义

药品指用于预防、治疗、诊断人的疾病,有目的地调节人的生理机能并规定有适应症或功能主治、用法和用量的物质,包括中药材、中药饮片、中成药、化学原料药及其制剂、抗生素、生化药品、放射性药品、血清、疫苗、血液制品和诊断药品等。药品是一种特殊商品,只有合格与不合格,没有次品和处理品。药品只有经过药品检验合格,才允许出厂销售和使用。

药品检验的依据是药品质量标准。把反映药品质量特性的技术参数、指标明确规定下来形成的技术文件,就是药品质量标准。药品质量标准是国家对药品的质量、规格及检验方法等所做的技术规定,是药品生产、经营、使用、检验和监督管理等各环节必须共同遵循的法定依据。

**拓展阅读**

药品质量标准是根据药物自身的性质、来源与制备工艺、贮存等各个环节制定的,用以检测其药品质量是否达到标准规定。国家在对药品的生产、流通、使用过程实施管理时,以药品质量标准作为技术标准,以确保各环节的操作具有严肃性、权威性、公正性和可靠性。

## 二、我国药品质量标准体系

我国常用的药品质量标准如下:

### (一)法定药品质量标准

我国现行的法定药品质量标准包括《中华人民共和国药典》(简称《中国药典》)和《国家食品药品监督管理局国家药品标准》(简称《局颁标准》)。

《中国药典》是我国记载药品质量标准的法典,是国家监督、管理药品质量的法定技术标准,具有法律效力。它由国家药典委员会主持编纂,经国务院批准后,国家食品药品监督管理局颁布实施。凡生产、销售和使用质量不符合《中国药典》标准规定的药品均为违法行为。

《局颁标准》系由国家食品药品监督管理局颁布实施的药品标准。

### (二)临床研究用药品质量标准

为了保证临床用药的安全和临床结论的可靠性,由国家食品药品监督管理局批准,由新药研制单位根据临床前研究结果制定的一个临时标准。该标准仅在临床试验期间有效,并且仅供研制单位与临床试验单位使用,属于非公开的药品标准。

### (三)暂行或试行药品质量标准

我国的一类至三类新药经临床试验或试用后报试生产时所执行的质量标准叫暂行药品质量标准。该标准执行两年后,如果药品质量稳定,则该药转为正式生产,此时的药品质量标准叫试行药品质量标准。试行药品标准执行两年后,如果药品质量仍然稳定,经国家食品药品监督管理局批准转为局颁标准。四类、五类新药经临床试用后没有暂行药品质量标准这一阶段,其他要求同一类至三类新药。

### (四)企业标准

企业标准仅在本厂或本系统的管理上有约束力,属于非法定药品质量标准,一般有两种情况:一种是因为检验方法尚不够成熟,但能达到某种程度的质量控制;另一种是高于法定标准的要求,主要是增加了检验项目或提高了限度标准。

## 三、《中国药典》

《中国药典》的英文名称为 Pharmacopoeia of the People's Republic of China,英文简称为 Chinese Pharmacopoeia,英文缩写为 ChP。中华人民共和国成立以来,我国已经先后颁布了 11 版药典,即 1953 年版、1963 年版、1977 年版、1985 年版、1990 年版、1995 年版、2000 年版、2005 年版、2010 年版、2015 年版和 2020 年版。

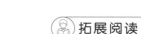拓展阅读

### 《中国药典》沿革

《中国药典》1953年版由卫生部编印发行,共收载品种531种。

《中国药典》1963年版分为两部,各部均有凡例和有关的附录,其中,一部收载中药材和中药成方制剂,二部收载化学药品,收载品种共1 310种。

《中国药典》1977年版分为两部,其中,一部收载中草药(包括少数民族药材)、中草药提取物、植物油脂以及单味药制剂、成方制剂(包括少数民族药成方),二部收载化学药品、生物制品等,收载品种共1 925种。

《中国药典》1985年版、1990年版均分为两部,其中,一部收载中药材、植物油脂以及单味制剂、成方制剂,二部收载化学药品、生物制品等,分别收载品种1 489种、1 751种。

《中国药典》1995年版、2000年版均分为两部,其中,一部收载中药材、植物油脂以及单味制剂、成方制剂,二部收载化学药品、抗生素、生化药品、放射性药品、生物制品及辅料等,分别收载品种2 375种、2 691种。

《中国药典》2005年版、2010年版均分为三部,其中,一部主要收载中药材及中药成方制剂,二部主要收载化学药品,三部主要收载生物制品,分别收载品种3 217种、4 567种。

《中国药典》2015年版分为四部,其中,一部收载中药材、中药饮片、植物油脂和提取物、成方制剂和单味制剂等;二部收载化学药品、抗生素、生化药品以及放射性药品等;三部收载生物制品;四部收载通则,包括制剂通则、通用检验方法、指导原则、标准物质和试液试药相关通则、药用辅料等,收载品种共5 608种。

《中国药典》的现行版本为2020年版,分为四部,其中一部收载中药,二部收载化学药品,三部收载生物制品及相关通用技术要求,四部收载通用技术要求和药用辅料,共收载品种5 911种。其内容包括凡例、正文、通则和索引四部分。

#### (一) 凡例

为正确使用《中国药典》,凡例对品种正文、通用技术要求以及药品质量检验和检定中有关共性问题有的统一规定和基本要求。这些规定具有法定的约束力。

**1. 性状**

外观性状是对药品的色泽和外表感观的规定。

① 性状项下记载药品的外观、臭、味、溶解度以及物理常数等。

② 溶解度是药品的一种物理性质。各品种项下选用的部分溶剂及其在该溶剂中的溶解性能,可供精制或制备溶液时参考;对在特定溶剂中的溶解性能需做质量控制时,在该品种检查项下另做具体规定。药品的近似溶解度用以下名词术语表示。

极易溶解:系指溶质1 g(mL)能在溶剂不到1 mL中溶解;

易溶:系指溶质1 g(mL)能在溶剂1~不到10 mL中溶解;

溶解:系指溶质1 g(mL)能在溶剂10~不到30 mL中溶解;

略溶:系指溶质1 g(mL)能在溶剂30~不到100 mL中溶解;

微溶:系指溶质1 g(mL)能在溶剂100~不到1 000 mL中溶解;

极微溶解:系指溶质1 g(mL)能在溶剂1 000~不到10 000 mL中溶解;

几乎不溶或不溶:系指溶质1 g(mL)在溶剂10 000 mL中不能完全溶解。

试验法:除另有规定外,称取研成细粉的供试品或量取液体供试品,于(25±2)℃一定容量

的溶剂中,每隔 5 min 强力振摇 30 s;观察 30 min 内的溶解情况,如无目视可见的溶质颗粒或液滴时,即视为完全溶解。

③ 物理常数包括相对密度、馏程、熔点、凝点、比旋度、折光率、黏度、吸收系数、碘值、皂化值和酸值等。其测定结果不仅对药品具有鉴别意义,也可反映药品的纯度,是评价药品质量的主要指标之一。

**2. 鉴别**

鉴别项下规定的试验方法,系根据反映该药品的某些物理、化学或生物学等特性所进行的药物鉴别试验,不完全代表对该药品化学结构的确证。

**3. 检查**

检查项下包括反映药品安全性与有效性的试验方法和限度、均一性与纯度等制备工艺要求等内容。对于规定中的各种杂质检查项目,系指该药品在按既定工艺进行生产和正常贮藏过程中可能含有或产生并需要控制的杂质(如残留溶剂、有关物质等)。改变生产工艺时需另考虑增加或修订有关项目。

**4. 含量测定**

含量测定项下规定的试验方法,用于测定原料及制剂中有效成分的含量,一般可采用化学、仪器或生物测定方法。

**5. 制剂的规格**

制剂的规格系指每一支、每一片或其他每一个单位制剂中含有主药的重量(或效价)或含量(％)或装量。注射液项下,如 1 mL：10 mg,系指 1 mL 中含有主药 10 mg。

【应用实例】

维生素 $B_{12}$ 注射液的规格为 2 mL：0.5 mg,磺胺嘧啶银乳膏的规格为 10 g：0.1 g,磺胺嘧啶锌软膏的规格为 5％,吡哌酸片的规格为 0.2 g,阿昔洛韦胶囊的规格为 0.2 g。

**6. 贮藏**

贮藏项下的规定系为避免污染和降解而对药品贮存与保管的基本要求,以下列名词术语表示。

遮光:系指用不透光的容器包装,例如棕色容器或黑纸包裹的无色透明、半透明容器;

避光:系指避免日光直射;

密闭:系指将容器密闭,以防止尘土及异物进入;

密封:系指将容器密封以防止风化、吸潮、挥发或异物进入;

熔封或严封:系指将容器熔封或用适宜的材料严封,以防止空气与水分的侵入并防止污染;

阴凉处:系指不超过 20 ℃;

凉暗处:系指避光并不超过 20 ℃;

冷处:系指 2～10 ℃;

常温(室温):系指 10～30 ℃。

除另有规定外,贮藏项下未规定贮藏温度的一般系指常温。

**7. 原料药的含量(％)**

原料药的含量(％),除另有注明者外,均按重量计。如规定上限为 100％ 以上时,系指用《中国药典》规定的分析方法测定时可能达到的数值,它为《中国药典》规定的限度或允许偏差,并非真实含有量;如未规定上限,系指不超过 101.0％。

**8. 标准品、对照品**

标准品、对照品系指用于鉴别、检查、含量或效价测定的标准物质。标准品系指用于生物检定或效价测定的标准物质,其特性量值一般按效价单位(或 μg)计,以国际标准物质进行标定。对照品系指采用理化方法进行鉴别、检查、含量测定时所用的标准物质,其特性量值一般按纯度(%)计。

9. 计量

① 滴定液和试液的浓度以 mol/L(摩尔/升)表示者,其浓度要求精密标定的滴定液用"XXX 滴定液(YYY mol/L)"表示;用作其他用途不需要精密标定其浓度时,用"YYY mol/L XXX 溶液"表示,以示区别。

② 温度用摄氏度(℃)表示。有关的温度描述,一般采用下列名词术语。

水浴温度:除另有规定外,均指 98～100 ℃;

热水:系指 70～80 ℃;

微温或温水:系指 40～50 ℃;

室温(常温):系指 10～30 ℃;

冷水:系指 2～10 ℃;

冰浴:系指 0 ℃;

放冷:系指放冷至室温。

③ 符号"%"表示百分比,系指重量的比例;但溶液的百分比,除另有规定外,系指溶液 100 mL 中含有溶质若干克。乙醇的百分比系指在 20 ℃时容量的比例。此外,根据需要可采用下列符号。

%(g/g):表示溶液 100 g 中含有溶质若干克;

%(mL/mL):表示溶液 100 mL 中含有溶质若干毫升;

%(mL/g):表示溶液 100 g 中含有溶质若干毫升;

%(g/mL):表示溶液 100 mL 中含有溶质若干克。

④ 液体的滴,系在 20 ℃时,以 1.0 mL 水为 20 滴进行换算。

⑤ 溶液后标示的"(1→10)"等符号,系指固体溶质 1.0 g 或液体溶质 1.0 mL 加溶剂使成 10 mL 的溶液;未指明用何种溶剂时,均系指水溶液;两种或两种以上液体的混合物,名称之间用半字线"-"隔开,其后括号内所示的":"符号,系指各液体混合时的体积(重量)比例。

⑥ 乙醇未指明浓度时,均系指 95%(mL/mL)的乙醇。

《中国药典》中的稀盐酸、三氯化铁试液等均有固定含义或配制方法,诸如此类的实例应注意查阅《中国药典》中的凡例和通则,不可按想当然的办法处理。

10. 精确度

① 试验中供试品与试药等"称取"或"量取"的量,均以阿拉伯数字表示,其精确度可根据数值的有效数位来确定。如称取"0.1 g",系指称取重量可为 0.06～0.14 g;称取"2 g",系指称取重量可为 1.5～2.5 g;称取"2.0 g",系指称取重量可为 1.95～2.05 g;称取"2.00 g",系指称取重量可为 1.995～2.005 g。

【实例解析】

标准硫酸钾溶液制备:称取硫酸钾 0.181 g……此处应称取 0.181 0～0.181 4 g(这一组量都代表 0.181 g),称量仪器是感量为 0.1 mg 的分析天平。

【课堂互动】

高氯酸滴定液(0.1 mol/L)的标定:称取基准邻苯二甲酸氢钾 0.16 g……此处应称量的范围是多少?应使用感量为多少的分析天平?

②"精密称定"系指称取重量应准确至所取重量的千分之一;"称定"系指称取重量应准确至所取重量的百分之一;"精密量取"系指量取体积的准确度应符合国家标准中对该体积移液管的精密度要求。取用量为"约"若干时,系指取用量不得超过规定量的±10%。

**课堂互动**

取阿司匹林约 0.4 g,精密称定。此处称量的准确度是多少? 应用感量为多少的天平可满足准确度的要求? 取样量范围是多少?

精密量取维生素 $B_{12}$ 注射液 1 mL,应用什么量器量取?

③ 恒重,除另有规定外,系指供试品连续两次干燥或炽灼后称重的差异在 0.3 mg 以下的重量;干燥至恒重的第二次及以后各次称重均应在规定条件下继续干燥 1 h 后进行;炽灼至恒重的第二次称重应在继续炽灼 30 min 后进行。

④ 试验中规定"按干燥品(或无水物,或无溶剂)计算"时,除另有规定外,应取未经干燥(或未去水,或未去溶剂)的供试品进行试验,并将计算中的取用量按检查项下测得的干燥失重(或水分,或溶剂)扣除。

⑤ 试验中的"空白试验",系指在不加供试品或以等量溶剂替代供试液的情况下,按同法操作所得的结果。

**11. 试验用水**

试验用水,除另有规定外,均系指纯化水。酸碱度检查所用的水,均系指新沸并放冷至室温的水。

**(二) 正文**

正文部分为所收载药品的质量标准,按顺序一般包括:① 品名(包括中文名、汉语拼音与英文名);② 有机药物的结构式;③ 分子式与相对分子质量;④ 来源或有机药物的化学名称;⑤ 含量或效价规定;⑥ 处方;⑦ 制法;⑧ 性状;⑨ 鉴别;⑩ 检查;⑪ 含量或效价测定;⑫ 类别;⑬ 规格;⑭ 贮藏;⑮ 制剂。

现以《中国药典》正文中收载的维生素 C 为例进行说明。

维生素 C

Weishengsu C

Vitamin C

$$\begin{array}{c} CH_2OH \\ | \\ H-C-OH \\ \\ \end{array}$$

$$C_6H_8O_6 \qquad 176.13$$

本品为 L-抗坏血酸,含 $C_6H_8O_6$ 不得少于 99.0%。

【性状】本品为白色结晶或结晶性粉末;无臭,味酸;久置色渐变微黄;水溶液显酸性。

本品在水中易溶,在乙醇中略溶,在三氯甲烷或乙醚中不溶。

熔点:本品的熔点(通则 0612)为 190~192 ℃,熔融时同时分解。

比旋度:取本品,精密称定,加水溶解并定量稀释制成每 1 mL 中约含 0.10 g 的溶液,依法测定(通则 0621),比旋度为 +20.5°~+21.5°。

【鉴别】① 取本品 0.2 g,加水 10 mL 溶解后,分成二等份,在一份中加硝酸银试液

0.5 mL,即生成银的黑色沉淀;在另一份中加二氯靛酚钠试液1～2滴,试液的颜色即消失。

② 本品的红外光吸收图谱应与对照的图谱(《药品红外光谱集》450 图)一致。

【检查】溶液的澄清度与颜色:取本品 3.0 g,加水 15 mL,振摇使溶解,溶液应澄清无色;如显色,将溶液经 4 号垂熔玻璃漏斗滤过,取滤液,照紫外-可见分光光度法(通则 0401),在 420 nm 的波长处测定吸光度,其值不得过 0.03。

草酸:取本品 0.25 g,加水 4.5 mL,振摇使维生素 C 溶解,加氢氧化钠试液 0.5 mL、稀醋酸 1 mL 与氯化钙试液 0.5 mL,摇匀,放置 1 h,作为供试品溶液;另精密称取草酸 75 mg,置 500 mL 量瓶中,加水溶解并稀释至刻度,摇匀,精密量取 5 mL,加稀醋酸 1 mL 与氯化钙试液 0.5 mL,摇匀,放置 1 h,作为对照溶液。供试品溶液产生的浑浊不得浓于对照溶液(0.3%)。

炽灼残渣:不得过 0.1%(通则 0841)。

铁:取本品 5.0 g 两份,分别置 25 mL 量瓶中,一份中加 0.1 mol/L 硝酸溶液溶解并稀释至刻度,摇匀,作为供试品溶液(B);另一份中加标准铁溶液(精密称取硫酸铁铵 863 mg,置 1 000 mL 量瓶中,加 1 mol/L 硫酸溶液 25 mL,用水稀释至刻度,摇匀,精密量取 10 mL,置 100 mL 量瓶中,用水稀释至刻度,摇匀)1.0 mL,加 0.1 mol/L 硝酸溶液溶解并稀释至刻度,摇匀,作为对照溶液(A)。照原子吸收分光光度法(通则 0406),在 248.3 nm 的波长处分别测定,应符合规定。

铜:取本品 2.0 g 两份,分别置 25 mL 量瓶中,一份中加 0.1 mol/L 硝酸溶液溶解并稀释至刻度,摇匀,作为供试品溶液(B);另一份中加标准铜溶液(精密称取硫酸铜 393 mg,置 1 000 mL 量瓶中,加水溶解并稀释至刻度,摇匀,精密量取 10 mL,置 100 mL 量瓶中,用水稀释至刻度,摇匀)1.0 mL,加 0.1 mol/L 硝酸溶液溶解并稀释至刻度,摇匀,作为对照溶液(A)。照原子吸收分光光度法(通则 0406),在 324.8 nm 的波长处分别测定,应符合规定。

重金属:取本品 1.0 g,加水溶解成 25 mL,依法检查(通则 0821 第一法),含重金属不得过百万分之十。

细菌内毒素:取本品,加碳酸钠(170 ℃ 加热 4 h 以上)适量,使混合,依法检查(通则 1143),每 1 mg 维生素 C 中含内毒素的量应小于 0.020 EU(供注射用)。

【含量测定】取本品约 0.2 g,精密称定,加新沸过的冷水 100 mL 与稀醋酸 10 mL 使溶解,加淀粉指示液 1 mL,立即用碘滴定液(0.05 mol/L)滴定,至溶液显蓝色并在 30 s 内不褪。每 1 mL 碘滴定液(0.05 mol/L)相当于 8.806 mg 的 $C_6H_8O_6$。

【类别】维生素类药。

【贮藏】遮光,密封保存。

【制剂】① 维生素 C 片;② 维生素 C 泡腾片;③ 维生素 C 泡腾颗粒;④ 维生素 C 注射液;⑤ 维生素 C 颗粒。

### (三) 通则

通则主要收载制剂通则、其他通则、通用检测方法和指导原则等。制剂通则系按照药物剂型分类,针对剂型特点所规定的基本技术要求;通用检测方法系为各正文品种进行相同检查项目的检测时所应采用的统一设备、程序、方法及限度等;指导原则系为规范药典执行,指导药品质量标准制定或修订,提高药品质量控制水平所规定的非强制性、推荐性技术要求。

**岗位要求**

从事药品质量检验的工作技术人员需要熟悉《中国药典》的基本结构、凡例的有关规定、并能熟练查阅药典,正确执行药典内容。

## 四、国外药典

目前,世界上已有数十个国家编制了国家药典,另外还有世界卫生组织(WHO)编制的国际药典,以及一些区域性药典。其中,最具影响力的有《美国药典》《英国药典》《欧洲药典》和《日本药局方》。

### (一)《美国药典》(The United States Pharmacopoeia,USP)

《美国药典》由美国药典委员会编制,与《美国国家处方集》(The National Formulary,NF)合并出版,缩写为 USP-NF。

### (二)《英国药典》(British Pharmacopoeia,BP)

《英国药典》是英国官方医学标准集,由英国药品委员会编制出版。

### (三)《欧洲药典》(European Pharmacopoeia,EP)

《欧洲药典》有英文和法文两种法定文本,由欧洲药品质量委员会编辑出版。从2001 年的第 4 版开始,出版周期固定为每 3 年修订出版一次。

### (四)《日本药局方》(Japanese Pharmacopoeia,JP)

《日本药局方》由日本药典委员会编制,其内容和编排在许多方面与 ChP 有一定的相似性。

## 五、药品质量管理规范

药品质量不是检验出来的,对药品质量进行全面控制是一项涉及药物研究、生产、供应、临床和检验各环节的综合性工作,药物检验工作只是其中的一个环节。各国为了全面控制药品质量,制定了多个药品质量管理规范。

我国对药品质量标准控制的全过程起指导作用的法令性文件为:

### (一)《药品非临床研究质量管理规范》(Good Laboratory Practice,GLP)

《药品非临床研究质量管理规范》是为提高药品非临床研究的质量,确保试验资料的真实性、完整性和可靠性,保证人民用药安全而制定的。它主要适用于为申请药品注册而进行的非临床研究。任何科研单位和部门为了研制出安全、有效的药物,必须按照 GLP 的规定开展工作。

### (二)《药品临床试验管理规范》(Good Clinical Practice,GCP)

《药品临床试验管理规范》是为保证药品临床过程规范、结果科学可靠、保护受试者的权益并保障其安全而制定的。它主要包括方案设计、组织、实施、监察、稽查、记录、分析总结和报告。各期临床试验均须按此规定进行。

### (三)《药品生产质量管理规范》(Good Manufacture Practice,GMP)

《药品生产质量管理规范》作为制药企业指导药品生产和质量管理的法规,在国际上已有30 余年历史。生产企业为了生产全面符合药品质量标准的药品,必须按照 GMP 的规定组织生产和加强管理。

《药品生产质量管理规范》应用于药品制剂生产的全过程、原料药生产中影响成品质量的关键工序,主要包括原料、中间产品和成品的检验操作规程,取样和留样制度等,是药品生产和质量管理的基本准则。

### (四)《药品经营质量管理规范》(Good Supply Practice,GSP)

《药品经营质量管理规范》是为加强药品经营质量管理,保证人民用药安全而制定的。它要求药品经营企业在药品的进、存、销环节实行质量管理,包括确保质量所必备的硬件设施、人员资格及职责、质量管理程序和制度及文件管理系统等。

药品供应部门为了保证药品在运输储存和销售过程中的质量和效力,必须按照 GSP 的规定进行工作。

### (五)《中药材生产质量管理规范》(Good Aquaculture Practice,GAP)

《中药材生产质量管理规范》于 2002 年 6 月 1 日起施行。它严格规定了中药种植、采收、包装、运输等环节的质量要求,对农药残留量和重金属含量制定了严格的标准,对不同中药材的种植规模、生长期做出了严格限制,还规定中药材产地应符合国家生态标准,如药材的灌溉水应符合农田灌溉水质量标准等。它是中药材生产和质量管理的基本准则,适用于中药材生产企业生产中药材(含植物、动物药)的全过程。

## * 六、药品质量标准的制定

药品质量标准是国家对药品质量、规格及检验方法所做的技术规定,是药品生产、经营、使用、检验和药品监督管理部门共同遵循的法定依据。

制定并贯彻统一的药品标准,将对我国的医药科学技术、生产管理等产生良好的影响与促进作用。做好药品质量标准工作有利于药品国际技术交流和进出口贸易的发展。

### (一)制定药品质量标准应遵循的原则

1. 安全有效性

药物的毒副反应可能是由药物本身造成的,也可能是由引入的杂质造成的,对有毒杂质,应严格控制其含量限度。药物本身有毒性时,应制定严格的临床使用方案、监测方法及明确的应急措施。

药物晶型或异构体不同,其药效、生物利用度等可能迥然不同,对临床疗效有较大影响。存在多晶型或异构状态的药物,质量标准中应制定相应的控制指标。

2. 针对性

制定质量标准要从生产工艺、流通、使用各个环节了解影响药品质量的因素,有针对性地规定检测项目。质量标准中限度的规定,既要保证质量,符合生产实际,又要充分考虑使用的要求,针对不同剂型规定检测项目确定合理的限度。一般注射用药质量指标要求最高,外用药要求稍低些。

3. 先进性

质量标准中采用的方法与技术,应根据项目需要,尽可能采用较先进的方法与技术。检验方法的选择应遵循准确、灵敏、简便、快速的原则。

---

注:本书标有"*"的内容为知识拓展部分。

**4. 规范化**

药品质量标准的制定,要按照国家食品药品监督管理局制定的基本原则、基本要求与统一格式进行。

**5. 长期性**

一个药品的质量标准仅在某一历史阶段有效,而不是固定不变的。因此,药品质量标准的制定是一项长期不断完善的研究工作,它对新药的研制及对老药的再评价均具有相当重要的意义。

总之,要体现安全有效、技术先进、经济合理、不断完善的方针。

### (二) 药品质量标准的主要内容

**1. 名称**

① 质量标准中药品的名称包括中文名称、英文名称、汉语拼音、化学名称。中文名称是按照中国药品通用名称(CADN)命名原则命名的;英文名称原则上按照国际非专利药品名(INN)命名原则确定英文名或拉丁文名,再译成中文药品名。药物的中文名称应尽量与英文名称对应,可采用音译、意译或音意合译,一般以音译为主。

② 对属于某一相同药效的药物命名,应采用该类药物的词干。

③ 避免采用给患者以暗示的有关药理学、解剖学、生理学、病理学或治疗学的药品名称,并不得用代号命名。

**2. 性状**

性状项下记载了药品的外观、臭、味和一般稳定性情况、溶解度及物理常数等。外观是对药品色泽和外表感观的规定;臭、味是药品本身所固有的气味,如薄荷、甘草、樟脑等,而非混入残留有机溶剂的异臭和异味;溶解性是药物重要的物理性质,在质量标准中用术语表示(《中国药典》凡例中对术语有明确的规定);物理常数,如熔点、沸点、比旋度、折光率、黏度等。外观、臭、味具有鉴别意义,在一定程度上可以反映药品的内在质量。一般稳定性是指药品是否具有引湿、风化、遇光变质等与贮藏有关的性质。溶解度及物理常数在一定程度上反映了药品的纯度。

**3. 鉴别**

药物分子结构不同,表现出来的特殊化学行为或光谱特征也不同,可作为鉴别药物真伪的重要依据。常用的鉴别方法有化学法、光谱法、色谱法等。鉴别方法的选择原则如下:

① 方法要有一定的专属性、灵敏性,且便于推广。

② 化学法与仪器法相结合。每种药品一般选用2~4种方法进行鉴别,相互取长补短。

③ 尽可能采用《中国药典》中收载的方法。

**4. 检查**

检查包括有效性、均一性、纯度要求和安全性4个方面的内容。有效性检查指和疗效相关,但在鉴别、纯度检查和含量测定中不能有效控制的项目;均一性主要是检查制剂的均匀程度;纯度要求是对药物中的杂质进行检查,一般为限量检查,不需要测定其含量,如干燥失重、重金属检查等;安全性是检查某些对生物体产生特殊生理作用并严重影响用药安全的杂质,如异常毒性、无菌、热原、细菌内毒素、过敏、降压物质检查等。

杂质检查方法,需要研究检查方法的基本原理、专属性、灵敏性、试验条件的最佳化。对于色谱法,还要研究其分离能力。

确定杂质检查及其限度的基本原则是保证用药的安全和有效,在确定检查的杂质及其限度时要有针对性和合理性。

应根据新药申报的要求、生产工艺水平,并参考有关文献及各国药典,综合考虑确定一个比较合理的标准。

5. 含量测定

含量测定是对药物中有效成分的测定,是评价药品质量、保证药品疗效的重要方面。常用的方法有化学分析法、仪器分析法、生物学方法和酶化学方法等。使用化学分析法、仪器分析法测定称为含量测定,其结果一般用含量百分率(％)表示;使用生物学方法和酶化学方法测定称为效价测定,其结果一般用效价(国际单位 IU)表示。

选择含量测定法的基本原则:应根据测定对象的组成、含量等特点加以选择。原料药(化学合成药)的含量测定,应首选容量分析法;制剂的含量测定应首选色谱法;特殊制剂的含量测定,如酶类药品应首选酶分析法。有些药品没有合适的含量测定法,如疫苗类、血液制品类等。对于这类药品,应参照《中国生物制品规程》的有关规定进行检定及试验。

为了获得可靠的含量测定结果,进行分析方法验证是必要的,这也是新药申报所要求的。分析方法的验证通常包括对实验室、仪器等内容的要求和对分析方法效能指标的考查两大部分。

含量限度的制定应根据具体情况确定,一般可依据主药含量、测定方法、生产过程和贮存期间可能产生的偏差或变化,以及不同的剂型、生产的实际水平而制定。标准太高,生产上难以达到;标准太低,药品质量无法保证。应本着既能保证药品质量,又能实现大规模生产的原则合理确定。

6. 贮藏

贮藏是为了避免污染、保证药品质量稳定而对药品贮存与保管的基本要求,是保证药品能否有效用于临床的重要因素之一。贮藏条件的确定是通过大量的试验获得的,如影响因素试验、加速试验、长期实验等。考查原料药或药物制剂在温度、湿度、光线的影响下,随时间变化的规律,为药品的生产、包装、贮存、运输提供科学依据,同时通过试验建立药品的有效期。

课堂互动

判断一种药品的质量是否符合要求,必须全面考虑哪几项检验结果?检验的顺序是怎样的?

目标检测

一、填一填

1. 现行使用的《中国药典》是_____年版,其英文缩写为_____。《中国药典》的内容一般分为_____、_____、_____、_____ 4 部分。通则部分记载了_____、_____、_____以及_____等内容。

2. 目前,药品质量检测工作中常用于参考的国外药典主要有_____、_____、_____、_____,其英文缩写分别为_____、_____、_____、_____。

3. 我国的药品质量管理规范有_____、_____、_____、_____和《中药材生产质量管理规范》。

4. 药品质量标准的主要内容有_____、_____、_____、_____、_____和贮藏。

二、选一选

1.《中国药典》凡例中的主要内容是（　　）。

　　A. 述及药典所用的名词、术语及使用的有关规定

　　B. 药典中所用标准溶液的配制与标定

　　C. 药典中使用的常用方法及方法验证

　　D. 药典中使用的指示剂的配制

2. 现欲查找某标准溶液的配制与标定方法，应在《中国药典》（　　）中查找。

　　A. 通则　　　　　　B. 凡例　　　　　　C. 目录　　　　　　D. 正文

3. 芳伯氨基或潜在芳伯氨基的药物，可用芳香第一胺类鉴别反应（重氮化-偶合反应）鉴别，此反应列于《中国药典》的（　　）。

　　A. 凡例　　　　　　B. 目录　　　　　　C. 正文　　　　　　D. 通则

4. 欲查找对乙酰氨基酚的含量测定方法，应在《中国药典》的（　　）中查找。

　　A. 凡例　　　　　　B. 正文　　　　　　C. 通则　　　　　　D. 索引

5. 按《中国药典》规定，精密标定的滴定液（如氢氧化钠以及浓度）的正确表示为（　　）。

　　A. 氢氧化钠滴定液（0.101 mol/L）　　　B. 氢氧化钠滴定液（0.101 5 mol/L）

　　C. 氢氧化钠滴定液（0.101 M/L）　　　　D. 0.101 5 mol/L 氢氧化钠滴定液

6.《药品生产质量管理规范》简称（　　）。

　　A. GSP　　　　　　B. GCP　　　　　　C. GLP　　　　　　D. GMP

7. "精密量取"时应选用的计量器具是（　　）。

　　A. 量筒　　　　　　B. 称量瓶　　　　　　C. 分析天平　　　　　　D. 移液管

8. 称取 0.132 g 三氧化二砷，下面符合要求的称样量是（　　）。

　　A. 0.132 g　　　　　　　　　　　　B. 0.132 0 g

　　C. 0.131 5～0.132 5 g　　　　　　　D. 0.131 6～0.132 4 g

9. 依据药品质量标准，检查药品外观、颜色、臭、味、溶解度以及有关物理常数等所属的项目是（　　）。

　　A. 性状　　　　　　B. 鉴别　　　　　　C. 检查　　　　　　D. 含量测定

10. 取维生素 C 约 0.2 g，精密称定，选用的称量仪器是（　　）。

　　A. 托盘天平　　　　　　　　　　　B. 百分之一天平

　　C. 千分之一天平　　　　　　　　　D. 万分之一天平

三、配伍选择题

[1～5]

A. 98～100 ℃　　B. 10～30 ℃　　C. 避光且不超过 20 ℃　　D. 2～10 ℃　　E. 不超过 20 ℃

1. 水浴（　　）。

2. 室温（　　）。

3. 阴凉处（　　）。

4. 凉暗处（　　）。

5. 冷处（　　）。

[6～10]

A. 约　　B. 精密称定　　C. 乙醇　　D. 恒重　　E. 空白试验

6. 95%（mL/mL）的乙醇（　　）。

7. 连续两次干燥或炽灼后称重的差异在 0.3 mg 以下的重量(　　)。

8. 取用量不得超过规定量的 ±10%(　　)。

9. 称取重量应准确至所取重量的千分之一(　　)。

10. 不加供试品或以等量溶剂替代供试液的情况下,按同法操作所得的结果(　　)。

四、判一判

1. 精密量取维生素 C 注射液 2 mL,可用量筒。　　　　　　　　　　　　　　(　　)

2. 在《中国药典》中,制剂通则收载在正文。　　　　　　　　　　　　　　　(　　)

3. 称定系指称取重量应准确至所取重量的千分之一。　　　　　　　　　　　(　　)

4. 取阿司匹林 0.4 g,精密称定,称量范围是 0.36~0.44。　　　　　　　　　　(　　)

5. 空白实验可以消除试剂误差。　　　　　　　　　　　　　　　　　　　　(　　)

五、想一想

1. 我国现行的药品质量标准有哪些?

2. 什么是空白试验?

3. 药品质量标准的主要内容有哪些?

# 任务　查一查

【任务要求】

本任务旨在通过训练,使学生学会查阅《中国药典》、熟悉《中国药典》各部分的内容。

【工作场景】

本任务在图书馆、教室内进行。

【工作过程】

(1) 使用《中国药典》二部,查找阿司匹林的重金属检查法。

(2) 在下面的方框中,以箭头的形式填入下列对象在《中国药典》中的查阅步骤,并标明页码。

| 1. 查找:布洛芬片的检查(从品名目次查) |
| --- |
| 2. 步骤: |
| 1. 查找:青霉素钠中青霉素聚合物的检查 |
| 2. 步骤: |
| 1. 查找:克拉霉素的比旋度(从索引查) |
| 2. 步骤: |
| 1. 查找:地塞米松的干燥失重检查(从品名目次查) |
| 2. 步骤: |
| 1. 查找:甲基橙指示剂的配制 |
| 2. 步骤: |
| 1. 查找:氧氟沙星的制剂(从索引查) |
| 2. 步骤: |
| 1. 查找:氢氧化钠滴定液(0.1 mol/L)的配制与标定 |
| 2. 步骤: |

# 项目二　药品质量检测工作的基本程序

**学习目标**

1. 知识目标
① 熟悉药品质量检测工作的基本程序；
② 熟悉取样规则、取样件数的计算；
③ 了解取样、留样管理。
2. 能力目标
① 能正确规范进行取样、留样和填写各类记录；
② 能独立按照 SOP 准备实验、配制溶液、规范填写相关记录。
3. 素质目标
① 具有较强的质量意识和严谨求实、客观公正的职业素质；
② 具备统筹工作内容、制订工作计划并实施的能力。

**知识链接**

《中华人民共和国药品管理法》(节选)

第三条　药品管理应当以人民健康为中心，坚持风险管理、全程管控、社会共治的原则，建立科学、严格的监督管理制度，全面提升药品质量，保障药品的安全、有效、可及。

第四十五条　生产药品所需的原料、辅料应当符合药用要求、药品生产质量管理规范的有关要求。

生产药品应当按照规定对供应原料、辅料等的供应商进行审核，保证购进、使用的原料、辅料等符合前款规定的要求。

第四十六条　直接接触药品的包装材料和容器应当符合药用要求，符合保障人体健康、安全的标准。

对不合格的直接接触药品的包装材料和容器，由药品监督管理部门责令停止使用。

第四十七条　药品生产企业应当对药品进行质量检验。不符合国家药品标准的，不得出厂。

讨论：1. 药品检验的工作程序有哪些？具体有哪些规定？

2. 如何保证药品的研制、生产、经营、使用活动遵守法律、法规、规章、标准和规范，且全过程信息真实、准确、完整和可追溯？

## 一、药品质量检测工作的基本程序

药品检验是药品质量控制的重要组成部分，其检验程序可分为取样、性状观测、鉴别、检查、含量测定、书写检验记录和填写检验报告书。

### (一) 取样

分析任何样品都要从取样开始。从大量样品中取出能代表样本整体质量的少量样品称为取样。取样要考虑科学性、真实性、代表性，必须遵循均匀、合理的原则，选用取样工具按批取样。取样量需要根据被取样品的总件数确定。假设总件数（桶、袋、箱）为 $n$，则：当 $n \leqslant 3$ 时，逐件取样；当 $3 < n \leqslant 300$ 时，按 $\sqrt{n} + 1$ 取样量随机取样；当 $n > 300$ 时，按 $\sqrt{n}/2 + 1$ 取样量随机取样。一次取得的样品量应至少可供 3 次检验用量。

### （二）性状观测

药品质量标准中，药物性状项下收载了这一药物应有的外观（如色、臭、味、溶解度等）和物理常数（如熔点、沸点、相对密度、比旋度、吸收系数等），也就是该药物应有的物理性质。因此，测定药物的物理常数不仅具有鉴别意义，还在一定程度上反映药物的纯度。性状是评价药物质量的主要指标之一。

### （三）鉴别

药物的鉴别是利用其组成、结构所表现的特殊化学性质或光谱、色谱等特征，来判断药物的真伪。鉴别药物时，要根据药品质量标准中规定的试验方法，逐项检验，并结合性状项下的结果，对药品的真伪做出结论。

### （四）检查

药物的性状和鉴别结果符合规定后，按照药品质量标准中检查项下规定的检查项目，逐项地进行试验，并做出结论。《中国药典》检查项下包括有效性、均一性、纯度要求和安全性 4 个方面。纯度要求即药物的杂质检查，亦称限量检查、限度检查、纯度检查。

### （五）含量测定

药品中有效成分的含量与其疗效紧密相关。含量测定是指将药品中有效成分的含量准确测定出来。含量测定方法有化学分析法（如重量分析法、滴定分析法）和仪器分析法（如紫外-可见分光光度法、色谱法等）。关于生物检定法、放射性药品检定法，本课程不做介绍。

概括来讲，鉴别是用来判定药品的真伪，而检查和含量测定则可用来判定药品的优劣。在鉴别、检查与含量测定三者中，只要有一项中的某一条款检验结果不符合质量标准要求，即可视为该药品不符合规定。性状项中的外观等不作为判断指标，仅作为参考；而物理常数能综合反映药品的内在质量，在评价药品质量的真伪和优劣方面具有双重意义。

### （六）书写检验记录和填写检验报告书

#### 1. 书写检验记录

药物分析检验记录是检验工作的原始资料，是判断药品质量的原始依据。记录内容必须真实可靠，具体完整。对检验符合规定的产品，填写符合规定的结论；对不符合规定的产品，填写不符合规定的项目及程度。必要时应根据具体情况，提出处理该药品的合理方法。

检验记录的内容一般包含：① 品名、规格、批号、数量、来源、检验依据；② 取样日期、记录日期；③ 检验数据、计算过程、实验现象和简要操作步骤；④ 结论判定；⑤ 检验人、复核人、部门负责人。

填写检验记录时应注意：① 字迹整洁、清晰、色调一致，用墨水笔书写，不得用圆珠笔、铅笔（显微绘图例外）。凡用打印机打印的数据和图谱，应贴于检验记录的适宜处，并有操作者的签名。② 用语规范、结论明确、书写正确（如月、日不可写成×/×）。③ 内容必须真实、完整、具体。④ 无涂改。如有笔误须改正，应在错误处划单（双）斜线，在右上角写上正确的字或数字,并签章。

检验记录应保存至药品有效期满后 1 年,无有效期的应保存 3 年。检验保存期满 1 个月,应填写"检验记录处理单",交质量部负责人审核批准,并按其签署的处理意见妥善处理。

**2. 填写检验报告书**

检验报告的内容一般包含:① 品名、规格、批号、数量、来源、检验依据;② 取样日期、报告日期;③ 检验结果;④ 结论;⑤ 检验人、复核人、部门负责人。

填写检验报告书时应注意:① 结论明确;② 内容必须完整、简明。

**岗位要求**

药品质量检测工作人员,通常称为化验员或检验员,负责原料药、制剂等成品以及中间体、原辅料和包装材料的质量检测。药品质量检测工作人员应该明确药品质量检测工作的基本程序。

## *二、取样、留样管理

### (一)物料取样管理规程

**1. 取样量**

取样量指一次抽取的样品总量,一般为一次全检量的 3～5 倍,贵细药材取一次全检量的 2～3 倍。需要留样物料的取样量、特殊留样物料的取样量可执行相应的取样操作规程。

**2. 取样操作**

① 原辅料、包装材料的常规取样及无菌取样:QA(质量保证)人员接到物料管理部门开具的物料请验单时,应尽快到取样现场取样。QA 人员到现场后,应首先核对实物与请验单上的各项内容、包装是否相符;原药材取样前,应注意品名、产地、规格及包件式样是否一致;检查包装的完整性、清洁程度以及有无水迹、霉变或其他物质污染等情况,并详细记录。确认一致后,按规定方法计算取样量。凡有异常情况的包件,都应单独取样检验。对已取样的物品容器贴好取样证,及时填写物料取样及退库记录。

② 半成品(中间体)取样:半成品(中间体)系指生产过程中流转的产品。QA 人员在接到生产部门(车间)的请验单后,应按批次在生产过程的前、中、后期取样(具体取样按工序质量监控点执行),并及时填写半成品取样记录,对已取样的物品容器贴好取样证。

在特殊情况下,半成品(中间体)工序需要增加检验的,由 QA 主管及 QA 人员决定抽检次数。若生产人员取样送检,QC(质量控制)人员有权拒绝检验。

③ 成品取样:QA 人员在产品外包装工序时抽样,并及时填写成品取样记录。

**3. 取样件数**

① 中药材按批随机取样。假设总包件数为 $n$,当 $n \leqslant 5$ 时,逐件取样;当 $5 < n \leqslant 100$ 时,取样 5 件;当 $100 < n \leqslant 1\ 000$ 时,按 5% 取样;当 $n > 1\ 000$ 时,超过部分按 1% 取样。

② 贵细药材应逐件取样。

③ 成品、中间产品、辅料、包装材料按进货件数随机取样,不同批号分别取样。假设总件数为 $n$,当 $n \leqslant 3$ 时,逐件取样;当 $3 < n \leqslant 300$ 时,按 $\sqrt{n} + 1$ 取样;当 $n > 300$ 时,按 $\sqrt{n}/2 + 1$ 取样。

④ 纯化水、处理后的污水取样,应依据水质检测请验单上的要求,按照相关的操作规程进行取样。取样时要用干燥、洁净的工具取样和盛放水样。

⑤ 沉降菌的取样,应依据空气净化系统检测请验单上的要求,按照沉降菌检测标准操作规程进行取样。

**4. 注意事项**

① 取样要有代表性,必须严格按照制定的取样标准操作规程进行取样。如需复检,应按原操作规程取样。

② 固体物料取样时,应使用干净的不锈钢探子、勺、空心棒或无毒塑料管,在容器的上、中、下部位分别取样,取出的样品放入干燥、洁净的塑料袋或广口瓶中,并标识。需要分样的,应在取样时按照要求进行分样处理。

③ 液体品种取样时,应首先将液体混合均匀(容器底部有沉淀时,应反复搅拌),然后用干净的盛液管或硬质的玻璃管取样,最后将所取样品放入带盖的玻璃瓶中,并标识。需要分样的,应在取样时按照要求进行分样处理。

④ 直接入制剂的物料、中间产品需要在取样车或洁净区取样,样品放入已灭菌(需要做微生物限度检测的样品)的容器内封口,并标识。

⑤ 内包装材料取样后的样品应存放于洁净的塑料袋内,并标识。外包装材料的样品检查后,应留一份作为留样,其余的应退还给物料管理部门。不合格的外包装材料不能退回。

⑥ 检验完毕,剩余的原辅料样品除需留样外,其余的应销毁处理;包装材料留少量有代表性的样品,其余返回仓库。

⑦ 取样员在取样后应做好取样记录,并对取样物料做好取样标记。

**(二)留样管理规程**

**1. 留样室环境**

① 留样室应干燥、通风、避光。

② 室内有温度计、湿度计与排风设施。

③ 阴凉留样室内应设有空调,保证室内达到需阴凉贮藏药品的贮藏条件。

**2. 留样工作程序**

① 留样样品的接收:取样员应及时将留样送交专职留样员,留样员现场检查样品封口是否完好、外标签标记是否清楚,合格后留样员填写留样样品台账,内容包括品名、批号、数量、留样人、留样日期。

② 留样样品的保存:样品应分类编号并排放整齐。原料药留样包装应与产品包装相同或使用模拟包装,并保存在与产品标签说明相符的条件下。

③ 留样观察期限:干浸膏粉、生药粉观察期限至保存期满;中药材为检验合格后半年;半成品为检验合格后 3 个月;原料、辅料、成品为有效期后 1 年。

④ 留样员每天上午、下午各检查一次温度、湿度,并记录。

⑤ 样品在留样观察期间如需抽样,需填写留样样品领用记录;如果发现有异常情况,应及时报告主管负责人和有关部门人员。

⑥ 超过留样期限的样品要销毁,由留样观察员填写"留样样品销毁申请单",写明需销毁的品种、数量以及销毁原因、销毁办法等。报质量管理部负责人批准后,在质量管理部检查员的监督下,由留样观察员销毁并填写留样样品销毁记录。

<hr>

## 目标检测

**一、填一填**

1. 药品质量检验的依据是_____。

2. 药品质量检验的程序是 _____、_____、_____、_____、_____、_____和_____。

3. 检验记录内容必须_____、_____。

4. 取样要考虑_____、_____、_____,必须遵照_____、_____的原则。

5. 一次取得的样品量至少可供_____次检验用量。

二、选一选

1. 某药品生产企业生产一个批号的药品有 400 件,应随机抽取( )进行检验。

    A. 每件        B. 11 件        C. 21 件        D. 20 件

2. 药品检验报告书最后应有哪些人员的签名或盖章( )。

    A. 检验人员                B. 复核人员

    C. 部门负责人             D. 以上都是

3. 填写检验记录时应注意字迹整洁、清晰、色调一致,用( )笔书写。

    A. 圆珠笔        B. 墨水笔        C. 铅笔        D. 以上都是

4. 杂质检查,亦称( )。

    A. 限量检查                B. 限度检查

    C. 纯度检查                D. 以上都是

三、判一判

1. 填写检验记录时可以涂改。        ( )

2. 测定药品的物理常数不仅具有鉴别意义,还在一定程度上反映药品的纯度。  ( )

3. 药品的鉴别是利用其组成、结构所表现的特殊化学性质或光谱、色谱等特征来判断药品的真伪。      ( )

4.《中国药典》检查项下包括有效性、均一性、纯度要求和安全性 4 个方面。  ( )

5. 药品质量检验记录是检验工作的原始资料,也是判断药品质量的原始依据。  ( )

四、想一想

1. 检验记录一般包含哪些内容?

2. 检验报告一般包含哪些内容?

# 任务　查《中国药典》,设计检验步骤

【任务要求】

本任务旨在通过训练,使学生学会查阅资料、整理资料,了解药物质量的检验方法,按照质量标准或各种产品 SOP 设计检验步骤。

【工作场景】

本任务在图书馆、教室内进行。

【工作过程】

去图书馆资料室→查找《中国药典》→抄写药品质量标准→回到教室→设计检验步骤。

【数据记录】

药品质量标准内容及检验步骤见表 1-1。

表1-1 药品质量标准内容及检验步骤

| 药品名称 | | 填写日期 | |
|---|---|---|---|

药品质量标准内容：

检验步骤：

【任务评价】

任务完成评价见表1-2。

表1-2 任务完成评价表

| 考核内容 | 配 分 | 得 分 |
|---|---|---|
| 药品质量标准查找正确 | 35 | |
| 检验步骤完整 | 50 | |
| 书写规范 | 15 | |
| 总 分 | 100 | |

# *项目三 药品质量检测技术的方法验证

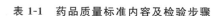 学习目标

1. 知识目标

熟悉分析方法的验证内容。

2. 能力目标

能完成分析方法的验证。

3. 素质目标

① 具备统筹工作内容、制订工作计划并实施的能力；

② 具备自主学习的能力、可持续发展的能力。

分析方法验证的目的是证明所采用的方法适合相应检测的要求。一般情况下，当起草药品质量标准时、药品生产方法变更时、制剂的组分变更或原检测方法进行修订时，需要对质量标准分析方法进行验证。方法验证过程和结果应记载在药品质量标准起草或修订说明中。

药品质量标准分析方法需验证的项目涉及鉴别试验、杂质定量或限度检查、原料药或制剂中有效成分含量测定以及制剂中其他成分(降解产物、防腐剂等)的测定。药品溶出度、释放度等功能检查中,溶出量等测定方法也应做验证。

药品质量标准分析方法验证一般常用的分析效能评价指标包括准确度、精密度、专属性、检测限、定量限、线性、范围、耐用性等。测定法的效能指标可评价测定方法,也可作为建立新的测定方法的实验研究依据。

## 一、准 确 度

准确度是指采用该方法测定的结果与真实值接近的程度,表示分析方法测量的正确性。由于真实值无法准确知道,因此通常用回收率试验来表示。

### (一)原料药含量测定方法的准确度

用已知纯度的对照品测定($n=5$),再与真实值或参考值做比较。

$$回收率(\%)=测定的对照品量/加入的对照品量\times100\%$$

用本法所得的结果与已建立准确度的另一种测定方法测定的结果进行比较,可求得回收率。

### (二)制剂含量测定方法的准确度

**1. 模拟处方回收率法(制剂空白辅料＋已知纯度对照品)**

制剂空白辅料中加入已知量的对照品,按照配方比例混合制备供试品,用建立的方法测定。加入量为已知制剂量的$80\%$、$100\%$、$120\%$,每一浓度测3份。

$$回收率(\%)=(测定总量的平均值-空白值)/加入对照品的量\times100\%$$

**2. 加样回收率(已知含量制剂＋已知纯度对照品)**

如果不能得到制剂的所有组分,可向制剂中加入已知量的的对照品,用建立的方法测定。它适用于比较复杂的制剂,如中成药的含量测定方法的准确度的测定。

$$回收率(\%)=(测定总量平均值-制剂中原有量)/加入的对照品量\times100\%$$

**3. 与成熟方法比较**

用本法测得结果与已建立准确度的另一种测定方法测定的结果进行比较,确定准确度。

### (三)杂质定量测定的准确度

向原料药或制剂中加入已知量的杂质,然后测定。若不能得到杂质或降解产物,可用本法测得的结果与已建立准确度的另一种测定方法测定的结果进行比较。

准确度验证可用于定量分析中的杂质定量、主成分的含量测定。

## 二、精 密 度

精密度系指用该法测定同一份均匀供试品的一组测量值彼此符合的程度。它们越接近,就越精密。

精密度以3种形式表达:重复性、中间精密度、重现性。

### (一)重复性

在相同条件下,由同一个分析者测定所得结果的精密度,称为重复性。重复性的获得是在规定范围内,用至少 9 次测定结果进行评价,如制备 3 个不同浓度的样品,各测定 3 次,或把被测物浓度当成 100% 测定,用至少 6 次测定的结果进行评价。

### (二)中间精密度

中间精密度指在同一实验室、不同的时间,由不同分析者使用不同的仪器测定结果之间的精密度。它是为了考察随机因素对精密度的影响而设计的。变动因素为不同日期、不同分析人员、不同设备。

### (三)重现性

重现性指在不同实验室,由不同分析者测定结果之间的精密度。在检测方法将被法定标准采用时,应进行重现性试验。例如,建立《中国药典》检测方法时,通过全国各地不同的法定检测机构(一般至少两个或两个以上食品药品检定研究院)协同检验得出重现性结果。协同检验的过程、重现性结果均应记载在药品质量标准起草说明中。

在药品分析中,常用标准偏差(SD)、相对标准偏差(RSD)表示测量结果的精密度。其中 RSD 也称变异系数(CV)表示。

精密度验证可用于定量分析的杂质定量、主成分的含量测定。

## 三、专属性

专属性是指在样品介质中有其他组分共存时,该分析方法对供试物质准确而专属的测定能力。鉴别反应、杂质检查和含量测定方法,均应考察其专属性。

### (一)鉴别反应专属性的评价

样品不含被测组分、结构相似的或组分中的有关化合物时,鉴别反应应呈阴性。

### (二)含量测定方法专属性的评价

在杂质可获得的情况下,可以通过向试样中加入杂质或辅料,考察测定结果在有、无杂质和辅料的情况下的差异来确定含量方法的专属性。例如,方法系色谱法,则有效成分与杂质能否得到分离是评价的关键。通常要以代表性图谱说明方法的专属性,图谱中各成分的位置应标明,同时色谱峰的分离度应符合要求。

若杂质或降解产物不能获得,可以用含有杂质或降解产物的试样进行测定,再将结果与另一个经验证的方法或《中国药典》方法所得的结果做比较。也可采用强光照射、高温、高湿度、酸、碱水解或氧化的方法进行加速破坏,研究降解产物的可能干扰。含量测定方法要对比加速破坏前后的结果,而杂质测定则对比检出的杂质个数,必要时也可采用光二极管阵列检测和质谱检测,进行纯度检查以确定方法的专属性。

## 四、检测限(LOD)

检测限系指试样中被测物能被检测出的最低量,也指检测方法能够从背景信号中区分出药品时,所需试样中药品的最低浓度。它无须定量测定。

LOD 是一种限度检验效能指标,既可反映方法与仪器的灵敏度和噪音的大小,也能表明样品经处理后空白(本底)值的高低。要根据采用的方法来确定检测限。当用仪器检测技术时,可用已知浓度的样品与空白试验对照,记录测得的被测药品信号强度 $S$ 与噪音(或背景信号)强度 $N$,以能达到 $S/N=2$ 或 $S/N=3$ 时的被测物最低浓度为检测限;也可通过多次空白试验,求得其背景响应的标准差,将 3 倍空白标准差(即 $3\delta$ 或 $3S$)作为检测限的估计值。如用非仪器分析方法时,可通过已知浓度的样品检测来确定可检出的最低水平作为检测限。

## 五、定量限（LOQ）

定量限是指在保证具有一定可靠性(一定准确度和精密度)的前提下,检测方法能够测定出试样中被测物的最低量。

确定定量限的方法因所用方法不同而异。当用非仪器分析方法时,与检测限的确定方法相同;如用仪器分析技术时,则往往将多次空白试验测得的背景响应的标准差(即空白标准差)乘以 10,作为定量限的估计值,然后,再通过分析适当数量的已知接近定量限或以定量限制备的样品来验证。

## 六、线 性

线性系指在设计的范围内,测定响应值与试样中被测物浓度成比例关系的程度。

线性通常是制备一系列浓度的供试品溶液（至少 5 个浓度）,经测定,以测得的相应信号（或它们的数学转换形式）作为函数,以被测浓度作为自变量,用最小二乘法回归。必要时,响应信号可先经数学转换,再线性回归计算。浓度和响应信号（或它们的数学转换形式）之间的线性相关程度,可以由相关系数反映。

## 七、范 围

范围是指达到一定精密度、准确度和线性的前提下,测试方法所适用的高、低限浓度或量的区间。

对于原料药和制剂的含量测定,范围一般是测试浓度的 $80\%\sim120\%$;制剂含量均匀度的检查,范围为测试浓度的 $70\%\sim130\%$;溶出度或释放度中溶出量的测定,范围一般为限度的 $\pm30\%$;如规定限度范围,则一般为下限的 $-20\%$ 至上限的 $+20\%$。

## 八、耐 用 性

耐用性是指在测定条件有小的变动时,测定相同样品所得试验结果的重现程度,目的是为常规检验提供依据。

典型的变动因素有被测溶液的稳定性,样品提取次数、时间等。高效液相色谱法中典型的变动因素有流动相的组成和 pH、不同品牌或不同批号的同类型色谱柱、柱温、流速等。气相色谱法变动因素有不同品牌或批号的色谱柱、固定相、不同类型的担体、载气流速、柱温、进样口和检测器温度等。

验证一种检测方法的效能,一般根据方法的使用对象选择。对于定性分析方法,如鉴别试验,一般须验证方法的专属性、检测限、耐用性;对于限度检查法,如杂质的限度检查,一般须验证方法的专属性、检测限、耐用性;对于定量分析方法,如含量测定、含量均匀度、溶出度、释放度的测定方法,除检测限和定量限外,其余指标均须验证。

## 目标检测

**一、填一填**

1. 药品质量标准分析方法的验证一般常用的分析效能评价指标包括_____、_____、_____、_____、_____、_____和_____。

2. 药品质量标准分析方法须验证的项目涉及_____、_____、原料药或制剂中有效成分_____,以及制剂中其他成分(降解产物、防腐剂等)的测定。

3. 精密度以 3 种形式表达:_____、_____和_____。

**二、选一选**

1. 定性分析方法,如鉴别试验,一般须验证方法的(    )。

    A. 专属性         B. 检测限         C. 耐用性         D. 以上都是

2. 限度检查法,如杂质的限度检查,一般须验证方法的(    )。

    A. 专属性         B. 检测限         C. 耐用性         D. 以上都是

**三、判一判**

1. 药品溶出度、释放度等功能检查中,溶出量等测定方法也应做验证。 (    )

2. 验证一种检测方法,所有指标都需要验证。 (    )

**四、想一想**

1. 分析方法验证的内容有哪些?验证的目的是什么?

# 模块二　药品质量检测基本操作技术

## 项目一　物理常数的测定

 学习目标

1. 知识目标
① 掌握物理常数的定义；
② 熟悉物理常数的测定方法。
2. 能力目标
会测定药物的物理常数及计算，会数据处理、评价、判定和记录。
3. 素质目标
① 具有质量第一、依法检测的意识；
② 具有严谨、细致的工作作风和诚实守信、认真负责的工作态度；
③ 养成严格执行药品质量标准、实事求是填写原始记录的职业习惯。

案例导入

2006年4月24日起，中山大学附属第三医院有患者使用某药厂生产的亮菌甲素注射液后出现了急性肾衰竭临床症状。事件中共有65名患者使用了该批号的注射液，导致13名患者死亡，另有2名患者身体受到严重损害。广东省药品检验所紧急检验查明，该批号的注射液中含有有毒有害物质二甘醇。经卫生部、国家食品药品监管管理局组织医学专家论证，二甘醇是导致事件中患者急性肾功能衰竭的元凶。经食品药品监管部门、公安部联合查明，该药厂原辅药采购、质量检验工序管理不善，相关主管人员和相关工序责任人违反有关药品采购及质量检验的管理规定，购进了以二甘醇冒充的丙二醇并用于生产亮菌甲素注射液，最终导致了严重后果。那么，如此草菅人命的假药，何以能够堂而皇之地从生产企业最终进入医院呢？在药品生产、流通、采购、检验各环节中出了哪些问题呢？其中最主要的原因是，在药物入厂检验环节就出现了问题，公司虽具备红外光谱仪，但由于检验人员只有初中文化水平，没有人能够正确使用红外光谱仪对样品进行检测，并在相对密度值严重不符合要求的情况下，任意篡改实验数据，从而导致假药流入市场。

讨论：1. 什么是相对密度？测定相对密度有什么意义？
　　　 2. 如何测定药物的相对密度？

物理常数是检定药物质量的重要指标，其测定结果不仅对该药物具有鉴别意义，也反映了该药物的纯度。

## 一、相对密度测定法

### (一)基本概念

相对密度系指在相同的环境条件下(如同一温度、压力等),某物质的密度与参考物质(水)的密度之比。除另有规定外,温度为 20 ℃。

组成一定的药品具有一定的相对密度,当其组分或纯度变化时,相对密度亦随之改变。因此,测定相对密度可以鉴别或检查药品的纯度。

### (二)测定方法

《中国药典》中相对密度的测定方法有三种,即比重瓶法、韦氏比重秤法和振荡型密度计法。液体药品的相对密度,一般用比重瓶法测定;易挥发液体的相对密度,可用韦氏比重秤法。药品的相对密度,也可用振荡型密度计法。

**1. 比重瓶法**

(1)试药与试液

新沸过的冷水。

(2)仪器与操作条件

① 比重瓶:常用规格有容量为 5 mL、10 mL、25 mL、50 mL 的比重瓶(图 2-1)和附温度计的比重瓶(图 2-2)。测定使用的比重瓶必须洁净、干燥。

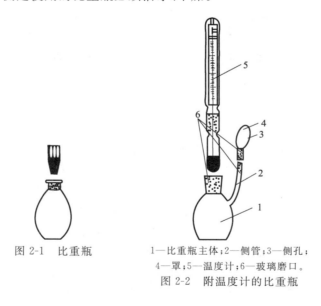

图 2-1　比重瓶

1—比重瓶主体;2—侧管;3—侧孔;
4—罩;5—温度计;6—玻璃磨口。
图 2-2　附温度计的比重瓶

② 恒温水浴。

(3)操作方法

① 比重瓶重量的称定:将比重瓶洗净并干燥,称定其重量,准确至 mg。

② 供试品重量的测定:取上述已称定重量的比重瓶,装满供试品(温度应低于 20 ℃ 或各药品项下规定的温度)后,插入中心有毛细孔的瓶塞,用滤纸将从塞孔溢出的液体擦干,置 20 ℃(或各药品项下规定的温度)的水浴中,放置若干分钟。随着供试液温度的上升,过多的液体不断从塞孔溢出,随时用滤纸将瓶塞顶端擦干。待液体不再由塞孔溢出(此现象意味着温

度已平衡），迅速将比重瓶自水浴中取出，再用滤纸擦干瓶壁外的水，迅速称定重量，准确至mg。总重量减去比重瓶的重量，即得供试品重量。

采用附温度计的比重瓶时，应在装满供试品（温度低于 20 ℃或各药品项下规定的温度）后，插入温度计（瓶中应无气泡），并置 20 ℃（或各药品项下规定的温度）的水浴中放置若干分钟，使内容物的温度达到 20 ℃（或各药品项下规定的温度）。随时用滤纸擦干溢出侧管的液体，待液体不再由侧管溢出，立即盖上罩。将比重瓶从水浴中取出，用滤纸擦干比重瓶壁外的水，迅速称定重量，准确至 mg。总重量减去比重瓶的重量，即求得供试品重量。

③ 水重量的测定：按上述方法求得供试品的重量后，将比重瓶中的供试品倾去，洗净比重瓶，装满新沸过的冷水，再按照供试品重量的测定法测定同一温度水的重量。

（4）记录与计算

应记录测定用的比重瓶类型、天平型号、测定温度、各项称量数据等，其计算公式为：

$$供试品的相对密度 = \frac{供试品重量}{水重量}$$

（5）注意事项

① 比重瓶必须洁净、干燥（所附温度计不能采用加热干燥）。操作顺序：先称量空比重瓶的重量，再装供试品称重，最后装水称重。

② 装过供试液的比重瓶必须冲洗干净，如供试品为油剂，测定后应尽量倾去，连同瓶塞可先用石油醚和氯仿冲洗数次，俟油剂完全洗去，用乙醇、水冲洗干净，再依法测定水重。

③ 供试品及水装瓶时，应小心沿壁倒入比重瓶内，避免产生气泡，如有气泡，应稍放置，待气泡消失后再调温称重。供试品如为糖浆剂、甘油等黏稠液体，装瓶时更应缓慢沿壁倒入，因黏稠度大产生的气泡很难逸出而影响测定结果。

④ 将比重瓶从水浴中取出时，应用手指拿住瓶颈，而不能拿瓶肚，以免液体因手温影响体积膨胀外溢。

⑤ 测定有腐蚀性的供试品时，为避免腐蚀天平盘，称量时可先将一表面皿放置在天平盘上，再放比重瓶称量。

⑥ 当天气温度高于 20 ℃或各药品项下规定的温度时，必须设法调节环境温度至略低于规定的温度。

**2. 韦氏比重秤法**

（1）试药与试液

新沸过的冷水。

（2）仪器与操作条件

① 韦氏比重秤。韦氏比重秤由玻璃锤、横梁、支架、游码、玻璃圆筒等部分构成，如图 2-3 所示。根据玻璃锤的体积不同，分为 20 ℃时相对密度为 1 和 4 ℃时相对密度为 1 的韦氏比重秤。

② 恒温水浴。

（3）操作方法

① 仪器的调整：将 20 ℃时相对密度为 1 的韦氏比重秤安放在操作台上，放松调节器螺丝，将托架升至适当高度后拧紧螺丝，横梁置于托架玛瑙刀座上，将等重砝码挂在横梁右端的小钩上，调整水平调整螺丝，使指针与支架左上方另一指针对准即为平衡。将等重砝码取下，换上玻璃锤，此时必须保持平衡（允许有 ±0.005 g 的误差），否则应予校正。

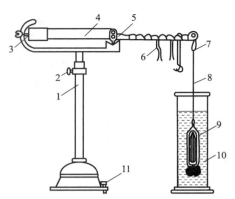

1—支架;2—调节器;3—指针;4—横梁;5—刀口;6—游码;

7—小钩;8—细铂丝;9—玻璃锤;10—玻璃圆筒;11—调整螺丝。

图 2-3 韦氏比重秤

② 用水校准:取洁净的玻璃圆筒,将新沸过的冷水装至八分满,置 20 ℃(或各药品项下规定的温度)的水浴中,搅动玻璃圆筒内的水,调节温度至 20 ℃(或各药品项下规定的温度)。将悬于秤端的玻璃锤浸入圆筒内的水中,秤臂右端的游码悬挂于 1.000 0 处,调节秤臂左端平衡用的螺丝使之平衡。

③ 供试品的测定:将玻璃圆筒内的水倾去,拭干,装入供试液至相同的高度,并用上述相同的方法调节温度后,再把拭干的玻璃锤沉入供试液中,调节秤臂上游码的数量与位置使之达到平衡,读取数值至小数点后 4 位,即为供试品的相对密度。

如使用 4 ℃时相对密度为 1 的比重秤测定 20 ℃时供试品的相对密度,则用水校准时的游码应悬挂于 0.998 2 处,并应将供试品在 20 ℃测得的数值除以 0.998 2。如测定温度为其他温度时,则用水校准时的游码应悬挂于该温度水的相对密度处,并应将在该温度测得的数值除以该温度下水的相对密度。

(4)记录

应记录测定温度、韦氏比重秤的型号、读取数值等。

(5)注意事项

① 韦氏比重秤应安装在固定平放的操作台上,避免受热、冷、气流及震动的影响。

② 玻璃圆筒应洁净,装入水及供试液的高度应一致,使玻璃锤沉入液面的深度前后一致。

③ 玻璃锤应全部浸入液面内。

【实例解析】 甘油相对密度的测定(比重瓶法)

标准规定:在 25 ℃时,甘油的相对密度为 1.258~1.268。

仪器与用具:分析天平、附温度计的比重瓶。

比重瓶重 $m_1 = 24.987\ 5$ g,比重瓶+供试品重 $m_2 = 88.976\ 5$ g,比重瓶+水重 $m_3 = 75.653\ 2$ g。

$$甘油的相对密度 = \frac{m_2 - m_1}{m_3 - m_1} = \frac{88.976\ 5 - 24.987\ 5}{75.653\ 2 - 24.987\ 5} = 1.263$$

结论:本品的相对密度符合规定。

3. 振荡型密度计法

(1)试药与试液

新沸过的冷水。

（2）仪器与操作条件

① 振荡型密度计。振荡型密度计主要由 U 型振荡管、电磁激发系统、频率计数器和控温系统组成。

② 恒温水浴。

（3）操作方法

按照仪器说明书直接测定样品的密度（$\rho$），或者按照公式 $\rho = A \times T^2 - B$（式中 $T$ 为振荡频率，$A$、$B$ 为常数）计算得知。

物质的相对密度为：相对密度 $= \rho / 0.998\,2$（式中 $\rho$ 为被测物质在 20 ℃时的密度，0.998 2 为水在 20 ℃时的密度）。

## 二、熔点测定法

### （一）基本概念

熔点系指一种物质按照规定的方法测定，由固体熔化成液体的温度、熔融同时分解的温度或在熔化时自初熔至全熔的一段温度。熔点是物质的物理常数，测定熔点可用于鉴别药物的真伪、检查药品的纯度。

根据被测物质的性质不同，《中国药典》熔点测定法项下有 3 种不同的测定方法，分别为：第一法（测定易粉碎的固体药品，如各种结晶型药物）、第二法（测定不易粉碎的固体药品，如脂肪、石蜡、羊毛脂）、第三法（测定凡士林或其他类似物质），并在正文各品种项下明确规定应选用的方法。遇有正文中未注明方法时，均系指采用第一法。在第一法中，又因熔融时是否同时伴有分解现象，规定用不同的升温速度和观测方法。由于测定方法、加热条件和判断标准不同，常导致测得的结果有明显的差异，因此在测定时，必须根据《中国药典》正文各品种项下的规定选用方法，并严格遵照该方法中规定的操作条件和判断标准进行测定，才能获得准确的结果。

### （二）仪器与用具

**1. 加热用容器**

硬质高型玻璃烧杯或可放入内热式加热器的大内径圆底玻璃管（供盛装传热液用）。

**2. 搅拌器**

电磁搅拌器或垂直搅拌的环状玻璃搅拌棒（用于搅拌加热的传温液，使之温度均匀）。

**3. 温度计**

具有 0.5 ℃刻度的分浸型温度计。其分浸线的高度宜在 50～80 mm（分浸线低于 50 mm 的，汞球距离液面太近，易受外界气温的影响；分浸线高于 80 mm 的，毛细管容易漂浮，均不宜使用），温度计的汞球宜短，汞球的直径宜与温度计柱身的粗细接近（便于毛细管装有供试品的部位能紧贴在温度计汞球上）。

**4. 毛细管**

毛细管系用洁净的中性硬质玻璃管拉制而成，内径为 0.9～1.1 mm，壁厚为 0.10～0.15 mm，管长为 9 cm 以上。当所用温度计浸入传温液 6 cm 以上时，管长应适当增加，使露出液面的长度为 3 cm 以上。最好将毛细管的两端熔封，临用时再锯开其一端（用于第一法）或两端（用于第二法），以保证毛细管内洁净、干燥。

### （三）传温液与熔点标准品

1. 传温液

水，用于测定熔点在 80 ℃ 以下的药物，用前应先加热至沸腾使之脱气，并放冷；硅油或液状石蜡，用于测定熔点在 80 ℃ 以上的药物。硅油或液状石蜡经长期使用后，黏度增大而不易搅拌均匀，或色泽变深而影响熔融过程的观察，应注意更换。

2. 熔点标准品

熔点标准品由中国药品生物制品检定所分发，专供测定熔点时校正温度计用。用前应在研钵中研细，并按所附说明书中规定的条件干燥后，置五氧化二磷干燥器中避光保存备用。

### （四）测定方法

1. 第一法（测定易粉碎的固体药品，如各种结晶型药物）

供试品预处理：取供试品适量，置研钵中研细，然后移至扁形称量瓶中，按《中国药典》正文中各药品项下"干燥失重"的条件进行干燥。若该药品不检查干燥失重、熔点低限在135 ℃ 以上且受热不分解，可采用 105 ℃ 干燥；熔点在 135 ℃ 以下或受热分解的供试品，可在五氧化二磷干燥器中干燥过夜。个别供试品在《中国药典》正文中另有规定的则按规定处理。

取两端熔封的毛细管，于临用前锯开其一端，将开口的一端插入上述供试品中，再反转毛细管，并将熔封一端轻叩桌面，使供试品落入管底。再借助长短适宜（约 60 cm）的洁净玻璃管（垂直放在表面皿或其他适宜的硬质物体上），将装有供试品的毛细管放入玻璃管上口使其自由落下，反复数次，使供试品紧密集结在毛细管的熔封端，装入高度为 3 mm。个别供试品规定不能研磨、不能受热，并要减压熔封测定的，可将少许供试品置洁净的称量纸上，隔纸迅速用玻璃棒压碎成粉末，然后迅速装入毛细管，使其高度达 3 mm。再将毛细管开口一端插入一根管壁有一小孔的耐压橡皮管的小孔中，橡皮管末端用玻璃棒密塞，另一端接在抽气泵上，在抽气减压的情况下熔封毛细管。

将温度计垂直悬挂于加热用的容器中，使温度计汞球的底端距离容器底部 2.5 cm 以上（用内加热的容器，温度计汞球与加热器上表面距离 2.5 cm 以上）。加入适量的传温液，并使受热后的液面约在温度计的分浸线处。加热传温液并不断搅拌，俟温度上升至较规定的熔点低限约低 10 ℃ 时，调节升温速率，使每分钟上升 1.0～1.5 ℃（熔融时同时分解的供试品，其升温速率为每分钟上升 2.5～3.0 ℃），待到达预计全熔的温度后降温。如此反复 2～3 次，以掌握升温速度，并便于调整温度计的高度，使其分浸线恰好处于液面处。

当传温液的温度上升至比待测药品规定的熔点低限低约 10 ℃ 时，将装有供试品的毛细管浸入传温液，贴附（或用毛细管夹或橡皮圈固定）在温度计上，要求毛细管的内容物恰好在温度计汞球的中部。调节升温速度，继续加热并搅拌，注意观察毛细管内供试品的变化情况。将供试品在毛细管内开始局部液化时的温度作为初熔温度，全部液化时的温度作为全熔温度。凡在《中国药典》正文该品种的熔点项下标有"熔融时同时分解"的供试品，除升温速率应调为每分钟上升 2.5～3.0 ℃外，并应以供试品开始局部液化或开始产生气泡时的温度作为初熔温度，以供试品的固相消失（全部液化）时的温度或供试品分解物开始膨胀上升的温度作为全熔温度。无法分辨初熔和全熔时，可记录其产生突变（如颜色突然变深、供试品突然迅速膨胀上升）时的温度。重复测定 3 次，取平均值作为测定结果。

传温液的升温速度、毛细管的洁净与否、毛细管的内径和壁厚、供试品装入毛细管内的高度及其紧密程度均将影响测定结果,因此必须严格按照规定进行操作。

初熔之前,毛细管内的供试物可能出现"发毛""收缩""软化""出汗"等现象。

### 知识链接

"发毛"系指毛细管内的柱状供试物因受热而在其表面呈现毛糙的现象;

"收缩"系指柱状供试物向其中心聚集紧缩,或贴在某一边壁上的现象;

"软化"系指柱状供试物在收缩后变软,而形成软质柱状物,并向下弯塌的现象;

"出汗"系指柱状供试物收缩后在毛细管内壁出现细微液滴,但尚未出现局部液化的明显液滴和持续的熔融过程。

在未出现局部液化的明显液滴和持续熔融过程时,均不做初熔判断。但如上述现象严重,过程较长,或因之影响初熔点的观察时,应视为供试品的纯度不高而予以记录,并设法与正常的该药品做对照测定,以便做出最终判断。

全熔时,毛细管内的液柱应完全澄清。个别药品在熔融成液体后会有小气泡停留在液体中,此时容易与未熔融的固体相混淆,应仔细辨别。

**2. 第二法(测定不易粉碎的固体药物,如脂肪、石蜡、羊毛脂)**

取供试品,注意用尽可能低的温度使之熔融。另取两端已锯开的毛细管,垂直插入上述熔融的供试品中,使供试品被吸入毛细管的高度达 10 mm。取出后,擦去毛细管外壁的残留物,在 10 ℃ 或 10 ℃ 以下的冷处放置 24 h,或置冰上放冷不少于 2 h,使之完全凝固。

凝固后,用橡皮圈将毛细管固定在温度计上,使毛细管的内容物恰好在温度计汞球的中部。将毛细管连同温度计垂直浸入传温液中,并使供试品的上端位于传温液液面下 10 mm 处(此时温度计的分浸线不可能恰好在液面处,可不考虑)。

缓缓加热并不断搅拌传温液,俟温度上升至较规定的熔点低限尚低 5.0 ℃ 时,调节升温速率,使每分钟上升不超过 0.5 ℃。注意观察毛细管内供试品的变化,检读供试品在毛细管内开始上升时的温度,即得。

**3. 第三法(测定凡士林或其他类似物质)**

取供试品适量,缓缓搅拌并加热至温度达 90～92 ℃ 时,放入一平底耐热容器中,使供试品的厚度达(12±1)mm,放冷至较规定的熔点上限高 8～10 ℃。取刻度为 0.2 ℃、水银球长 18～28 mm、直径 5～6 mm 的温度计(其上部预先套上软木塞,在塞子边缘开一小槽),使冷至 5 ℃ 后,擦干并小心地将温度计汞球部垂直插入上述熔融的供试品中,直至碰到容器的底部(浸没 12 mm),随即取出,直立悬置,俟黏附在温度计汞球部的供试品表面浑浊,将温度计浸入 16 ℃ 以下的水中 5 min,取出,再将温度计插入一外径约 25 mm、长 150 mm 的试管中,塞紧,使温度计悬于其中,并使温度计汞球部的底端距试管底部约为 15 mm。将试管浸入约 16 ℃ 的水浴中,调节试管的高度,使温度计的分浸线同水面相平。加热,使水浴温度以每分钟 2 ℃ 的速率升至 38 ℃,再以每分钟 1 ℃ 的速率升温,至供试品的第一滴液滴脱离温度计为止,检读温度计上显示的温度,即可作为供试品的近似熔点。再取供试品,照前法反复测定数次,如果前后 3 次测得的熔点相差不超过 1 ℃,可取 3 次的平均值作为供试品的熔点;如果 3 次测得的熔点相差超过 1 ℃ 时,可再测定 2 次,并取 5 次的平均值作为供试品的熔点。

### (五)结果与判定

对第一法中的初熔、全熔或分解突变时的温度,以及第二法中熔点的温度,都要估读到

0.1 ℃,并记录突变时或不正常的现象。每一检品应至少测定 3 次,3 次读数之差小于 0.5 ℃ 且不在合格与不合格边缘时,可取 3 次的平均值加上温度计的校正值后作为熔点测定的结果。如 3 次读数之差为 0.5 ℃ 或 0.5 ℃ 以上,或关系到可能判定为不合格时,应再重复测定2次,并取 5 次的平均值加上温度计的校正值后作为熔点的测定结果。必要时,可选用正常的该药品再次测定,记录其结果并进行比较。

测定结果的数据应按修约间隔为 0.5 进行修约,即 0.1~0.2 ℃ 舍去,0.3~0.7 ℃ 修约为 0.5 ℃,0.8~0.9 ℃ 进为 1 ℃;并以修约后的数据报告。但当标准规定的熔点范围,其有效数字的定位为个位数时,则其测定结果的数据应按修约间隔为 1 进行修约,即一次修约到标准规定的个位数。

经修约后的初熔、全熔或分解突变时的温度均在该药品熔点项下规定的范围以内时判为符合规定。但如有下列情况之一者,即判为不符合规定:

① 初熔温度低于规定范围的低限;

② 全熔温度超过规定范围的高限;

③ 分解点或熔点温度处于规定范围之外;

④ 初熔前出现严重的"发毛""收缩""软化""出汗"现象,且其过程较长,并与正常的该药品做对照比较后有明显差异者。

【实例解析】 甲硝唑熔点的测定(第一法)

标准规定:甲硝唑的熔点为 159~163 ℃。

仪器:YRT-3 型熔点仪。

供试品干燥温度:105 ℃。升温速率为 1.5 ℃/min,传温液为硅油。

测定结果:见表 2-1。

表 2-1　测定结果

| 项　目 | 第一次 | 第二次 | 第三次 | 平均值 | 修约值 |
|---|---|---|---|---|---|
| 初熔温度/℃ | 159.7 | 159.9 | 159.8 | 159.8 | 160 |
| 全熔温度/℃ | 162.2 | 162.1 | 162.3 | 162.2 | 162 |

结论:本品的熔点符合规定。

## 三、旋光度测定法

### (一)基本概念

平面偏振光通过含有某些光学活性的化合物液体或溶液时,能引起旋光现象,使偏振光的平面向左或向右旋转,旋转的度数称为旋光度(用符号 $\alpha$ 表示)。偏振光向右旋转(顺时针方向)称为"右旋",用符号"+"表示;偏振光向左旋转(逆时针方向)称为"左旋",用符号"-"表示。

在一定波长与温度下,偏振光透过长 1 dm、每 1 mL 中含有 1 g 旋光性物质的溶液,测得的旋光度称为比旋度(用符号 $[\alpha]_D^t$ 表示)。

比旋度是旋光物质的重要物理常数,可以用来鉴别药物或检查药物的纯度,也可用来测定含量。

### (二)计算公式

对液体供试品:

$$[\alpha]_D^t = \frac{\alpha}{ld}$$

对固体供试品：

$$[\alpha]_D^t = \frac{100\alpha}{lC}$$

式中：$[\alpha]_D^t$——比旋度；

　　D——测定波长,采用钠光谱的 D 线(589.3 nm)；

　　$t$——测定时的温度,℃；

　　$l$——测定管长度,dm；

　　$\alpha$——测得的旋光度；

　　$d$——液体的相对密度；

　　$C$——每 100 mL 溶液中含有被测物质的重量(按干燥品或无水物计算),g。

### (三) 测定方法

**1. 仪器**

旋光计:《中国药典》规定,应使用读数至 0.01,并经过检定的旋光计。旋光计的检定:可用标准石英旋光管进行校正,读数误差应符合规定。

**2. 测定方法**

将测定管用供试液体或固体物质的溶液(取固体供试品,按各药品项下的方法制成)冲洗数次,缓缓注入供试液体或溶液适量(注意勿使其发生气泡),置旋光计内检测并读数,即得供试液的旋光度。用同法读取旋光度 3 次,取 3 次的平均数,计算供试品的比旋度或浓度。

**3. 注意事项**

① 每次测定前应用溶剂做空白校正,测定后再校正 1 次,以确定在测定时零点有无变动。如果第 2 次校正时发现零点有变动,则应重新测定旋光度。

② 配制溶液及测定时,均应调节温度至 (20±0.5) ℃(或各品种项下规定的温度)。

③ 供试品应充分溶解,供试液应澄清。

④ 物质的比旋度与测定光源、测定波长、溶剂、浓度和温度等因素有关。因此,表示物质的比旋度时应注明测定条件。

**4. 旋光仪的校正**

① 用具:石英旋光管。

② 基准物:蔗糖。

【实例解析 1】

对一纯糖试样进行定性鉴别,以判断该试样是否为蔗糖。称取该供试品 10.00 g,用水溶解后,稀释至 50.00 mL。20 ℃ 时,用 1 dm 旋光管盛装供试液,以钠光 D 线测得旋光度为 +13.3°(已扣除零点)。

解　　　　　$$[\alpha]_D^{20} = \frac{100\alpha}{lC} = \frac{100 \times (+13.3)}{\dfrac{1.00 \times 10.00}{50.00} \times 100} = +66.5°$$

所以,该样品初步判断为蔗糖(蔗糖的比旋度为 +66.3°～+67.0°)。

【实例解析 2】

称取蔗糖试样 5.000 g,用水溶解后,稀释至 50.00 mL,20 ℃ 时,用 2 dm 旋光管盛装供试液,测得旋光度为+12.0°,求蔗糖的浓度和纯度。(已知蔗糖的比旋度为+66.53°。)

解　由$[\alpha]_D^{20}=\dfrac{100\alpha}{lC}$,可得

$$C=\frac{100\alpha}{l[\alpha]_D^{20}}=\frac{100\times12.0}{2.00\times66.53}=9.02(\text{g}/100\text{ mL})$$

$$\text{蔗糖的纯度}=\frac{9.02}{\dfrac{5.000}{50.00}\times100}\times100\%=90.2\%$$

## 四、吸收系数测定法

### (一)基本概念

吸收系数有两种表示方式:摩尔吸收系数和百分吸收系数。《中国药典》收载的吸收系数是百分吸收系数,用$E_{1\text{ cm}}^{1\%}$表示。$E_{1\text{ cm}}^{1\%}$是指在一定波长下,溶液的浓度为1%(g/mL),液层厚度为1 cm 时的吸光度。

吸收系数在一定的条件下是一个特征常数,测定吸收系数对考察药物的纯度、鉴别药物的品质有重要的意义。

### (二)计算公式

$$A=E_{1\text{ cm}}^{1\%}\times C\times L\qquad(\text{Lambert-Beer 定律})$$

$$E_{1\text{ cm}}^{1\%}=\frac{A}{C\times L}$$

式中:$C$——每100 mL 供试品溶液中所含被测物质的重量(按干燥品或无水物计算),g。

$A$——供试品溶液的吸光度;

$L$——光路长度(液层厚度),cm;

$E_{1\text{ cm}}^{1\%}$——百分吸收系数。

### (三)吸收系数测定时偏差要求

《中国药品检验标准操作规范》对《中国药典》和局颁标准收载的药物,测定吸收系数应平行测定2份,相对偏差在±0.5%以内。

【实例解析】　盐酸甲氧明吸收系数的测定

取本品,精密称定,加水溶解并定量稀释制成每1 mL 中约含30 μg 的溶液,照紫外-可见分光光度法(《中国药典》通则0401),在290 nm 的波长处测定吸光度,百分吸收系数($E_{1\text{ cm}}^{1\%}$)为133~141。

(1)配制溶液

取本品约300 mg,精密称定(感量0.1 mg 的天平),置100 mL 量瓶中,加水溶解并稀释至刻度,摇匀。精密量取1 mL,置100 mL 量瓶中,加水稀释至刻度即可。

(2)计算

取盐酸甲氧明约300 mg 两份,照上述方法测定,数据为:$m_1=302.6$ mg,$m_2=301.2$ mg;$A_1=0.408$,$A_2=0.403$。

① 试计算百分吸收系数。

② 测得的百分吸收系数能否作为判定依据(如规定相对偏差在±0.5%以内)?

③ 如果相对偏差符合要求,判定结论是什么?

解
$$\left(E_{1\,\mathrm{cm}}^{1\%}\right)_1 = \frac{A_1}{C_1 \times L} = \frac{0.408}{302.6 \times 10^{-7} \times 100 \times 1} = 134.8$$

$$\left(E_{1\,\mathrm{cm}}^{1\%}\right)_2 = \frac{A_2}{C_2 \times L} = \frac{0.403}{301.2 \times 10^{-7} \times 100 \times 1} = 134.5$$

$$E_{1\,\mathrm{cm}}^{1\%} = \frac{134.8 + 134.5}{2} = 134.6$$

$$相对偏差 = \frac{134.8 - 134.5}{134.6} \times 100\% = 0.2\%$$

由此可得,百分吸收系数为 134.6;相对偏差为 0.2%,符合要求(<0.5%),测得的吸收系数能作为判定依据;测得的百分吸收系数为 134.6,在规定的范围内,判定结论是符合规定。

### 知识链接

手性异构体的理化性质相同,但不同构型的分子具有不同甚至完全相反的药物活性。例如,类风湿性关节炎药物萘普生的 S 构型镇痛作用是其 R 构型的 35 倍;两个手性异构体具有相反的活性,如新型哌啶类镇痛药哌西那朵,哌西那朵的右旋体、左旋体则分别为阿片受体的激动剂和拮抗剂;手性药物的异构体会产生严重的毒副作用,如驱虫药四咪唑的右旋体可产生呕吐的副作用;两个手性异构体具有不同的活性,而合用可相互促进,如高血压药物萘必洛尔的右旋体是 β-受体阻滞剂,而其左旋体可降低外周血管阻力,且对心脏有保护作用,因此二者合用可达到较为全面的降压作用;同为降压药的茚达立酮,其 R 构型异构体在利尿的同时会增加血中的尿酸,而 S 构型的异构体可促进尿酸排泄,因而两者并用可降低毒副作用。

### 目标检测

**一、填一填**

1.《中国药典》中相对密度测定法有三种,即 _____ 、_____ 和 _____ 。液体药品的相对密度,一般用 _____ 测定;易挥发液体的相对密度,可用 _____ 测定。药品的相对密度,也可采用 _____ 法测定。

2. 测定熔点时,当传温液的温度上升至待测药品规定的熔点低限尚低 _____ ℃时,将装有供试品的毛细管浸入传温液,贴附(或用毛细管夹或橡皮圈固定)在温度计上,要求毛细管的内容物恰好在汞球的 _____ 。

3.《中国药典》熔点测定法项下有 3 种不同的测定方法:第一法测定 _____ ,第二法测定 _____ ,第三法测定 _____ 。

**二、选一选**

1. 下列不属于物理常数的是( )。

　　A. 吸收系数　　　B. 溶解度　　　　　C. 相对密度　　　　D. 比旋度

2. 相对密度测定法中的比重瓶法适用于测定的药物是( )。

　　A. 气体药物　　　　　　　　　　　　B. 不挥发或挥发性小的液体药物

　　C. 固体药物　　　　　　　　　　　　D. 挥发性强的药物

3. 测定旋光度时,配制溶液与测定时应调节温度至( )。

　　A. 10 ℃　　　　　B. (20±0.5) ℃　　　C. (25±0.1) ℃　　　D. 室温

4. 测定液体药物的相对密度时,应选择的参照物是(　　)。

 A. 乙醇     B. 甘油     C. 纯化水     D. 丙酮

5. 溶液的厚度不变时,吸收系数的大小取决于(　　)。

 A. 光的波长    B. 溶液浓度    C. 光线强弱    D. 溶液颜色

6. 计算百分吸收系数时,浓度 $C$ 的单位是(　　)。

 A. g/mL     B. g/L     C. g/(100 mL)    D. mol/L

7. 熔点是指一种物质按照规定方法测定,在熔化时(　　)。

 A. 初熔时的温度        B. 全熔时的温度

 C. 自初熔至全熔的一段温度     D. 自初熔至全熔的中间温度

三、配伍选择题

[1～4]

A. 熔点    B. 吸光度    C. 百分吸收系数    D. 比旋度    E. 旋光度

1. $\alpha$(　　)。

2. $E_{1\,cm}^{1\%}$(　　)。

3. $[\alpha]_D^t$(　　)。

4. $A$(　　)。

[5～7]

A. 旋光度    B. 589.3 nm    C. ＋52.5°～＋53.0°    D. 406～436    E. 1.332 5

5. 比旋度(　　)。

6. 钠光谱 D 线(　　)。

7. 百分吸收系数(　　)。

四、判一判

1. 比重瓶必须洁净、干燥(所附温度计不能采用加热干燥)。操作顺序为先称空比重瓶的重量,再装供试品称重,最后装水称重。 (　　)

2. 将比重瓶从水浴中取出时,应用手指拿住瓶颈,而不能拿瓶肚。 (　　)

3. 旋光度是旋光物质的重要物理常数,既可用来鉴别药物或检查药物的纯度,也可用来测定含量。 (　　)

4. 测定药物的熔点时,俟温度上升至较规定低限低约 10 ℃ 时,调节升温速率使每分钟上升 1.0～1.5 ℃。 (　　)

5. 吸收系数在一定的条件下是一个特征常数,与物质的结构和入射波长有关。 (　　)

五、算一算

1. 20 ℃ 时,用 2 dm 旋光管装未知浓度的维生素 C 溶液,测得旋光度为 ＋16.80°,求维生素 C 溶液的浓度。(已知维生素 C 的比旋度为 ＋21.0°。)

2. 精密称取安络血 0.496 2 mg,配制成 100 mL 的溶液,将该溶液装于 1 cm 的比色皿中,照紫外-可见分光度法,在 355 nm 的波长处测得的吸光度为 0.557。试求安络血的百分吸收系数。

3. 某有色物的浓度为 $1.0\times10^{-5}$ mol/L,以 1 cm 比色皿在最大吸收波长下的吸光度为 0.280,在此波长下,该有色物质的摩尔吸光系数为多少?

4. 结合质量标准要求,完成相关问题。

头孢氨苄的质量标准:头孢氨苄按无水物计算,含 $C_{16}H_{17}N_3O_4S \cdot H_2O$ 不得少于 95.0%。

性状:本品为白色或微黄色结晶性粉末;微臭。

比旋度:取本品,精密称定,加水溶解并稀释成每 1 mL 中含 5 mg 的溶液,依法测定,比旋度为 +149°～+158°。

问题:① 简述测定过程。

② 若供试品溶液的质量浓度为 5.1 mg/mL,旋光管的长度为 2 dm,3 次测得的旋光度分别为 +1.56°、+1.55°及 +1.54°,比旋度为多少?是否符合规定?(已知本品水分含量为 0.3%。)

六、想一想

1. 解释相对密度、吸收系数和比旋度的含义。

# 任务一　葡萄糖旋光度的测定

【任务要求】

本任务旨在通过训练,使学生学会旋光仪的使用方法,熟悉旋光度、比旋度的概念,学会比旋度的计算。

【工作场景】

① 仪器:50 mL 容量瓶、旋光仪。

② 药品、试剂:葡萄糖、氨试液。

【工作过程】

① 溶液样品的配制:取葡萄糖约 10 g,精密称定,置 100 mL 量瓶中,加水适量与氨试液 0.2 mL,溶解后,用水稀释至刻度,摇匀,放置 10 min,在 25 ℃时依法测定。同时配制空白溶液。

② 溶液的装入:将样品管的一头用玻璃盖和铜帽封上,然后将管竖起,开口向上,将配制好的溶液注入样品管中,并使溶液因表面张力而形成的凸液面中心高出管顶,再将样品管上的玻璃盖盖好,不能带入气泡,然后盖上铜帽,使之不漏水。

注意:玻璃盖与玻璃管之间是直接接触的,而铜帽与玻璃盖之间需放置橡皮垫圈。铜帽与玻璃盖之间不可旋得太紧,只要不流出液体即可。如果旋得太紧,玻璃盖会产生扭力,使样品内有空隙,影响旋光度。

③ 旋光仪零点的校正:在测定样品之前,需先校正旋光仪的零点:将样品管洗干净,依法装入空白溶液,将样品管外壁擦干,放入旋光仪内,盖上旋光仪样品室盖子,按"清零"键。

④ 旋光度的测定:测定时,样品管必须用待测液洗 2～3 次,以免有其他物质影响。依法将样品溶液装入旋光管,测定旋光度。记下此时样品管的长度及溶液的温度,然后按公式计算其比旋度。

⑤ 实验结束后,洗净旋光管,关闭钠灯开关,关闭仪器电源。

【数据记录】

1. 计算公式

$$[\alpha]_D^t = \frac{100\alpha}{lC}$$

式中:$[\alpha]_D^t$——比旋度;

D——钠光谱的 D 线;

$t$——测定时的温度；

$l$——测定管长度，dm；

$\alpha$——测得的旋光度；

$C$——每 100 mL 溶液中含有被测物质的重量（按干燥品或无水物计算），g。

2. 记录

葡萄糖旋光度的测定检验记录见表 2-2。

表 2-2　葡萄糖旋光度的测定检验记录

| 样品名称 | | 批　号 | |
|---|---|---|---|
| 仪器型号 | | 天平型号 | |
| 温　度 | | 湿　度 | |
| 检验日期 | | 检验项目 | |
| 检验依据 | | | |

| 取样量/g | 水分/% | 旋光度/(°) | 平均值/(°) | 比旋度$[\alpha]_D^t$ |
|---|---|---|---|---|
| | | | | |
| | | | | |

| 标准规定 | |
|---|---|
| 结　论 | □ 符合规定　　　□ 不符合规定 |

【任务评价】

葡萄糖旋光度的测定任务评价见表 2-3。

表 2-3　葡萄糖旋光度的测定任务评价表

| 考核内容 | 配　分 | 得　分 |
|---|---|---|
| 任务准备（实验服穿戴整齐、检查仪器） | 10 | |
| 溶液配制（称量、溶解、定容，配制空白溶液） | 20 | |
| 仪器使用（调零点、空白溶液测试、样品溶液测试） | 30 | |
| 数据记录规范 | 15 | |
| 测试结果 | 20 | |
| 任务结束整理 | 5 | |
| 总　分 | 100 | |

# 任务二　维生素 $B_1$ 吸收系数的测定

【任务要求】

本任务旨在通过训练，使学生熟悉紫外-可见分光光度计的操作，学会吸收系数的测定及计算。

【工作场景】

① 仪器：容量瓶、紫外-可见分光光度计。

② 药品、试剂:维生素 $B_1$、盐酸溶液($9{\rightarrow}1\,000$)。

**【工作过程】**

取本品约 12.5 mg,精密称定,置 100 mL 量瓶中,加盐酸溶液($9{\rightarrow}1\,000$)溶解并稀释至刻度,摇匀,精密量取 5 mL,置 50 mL 量瓶中,加盐酸溶液($9{\rightarrow}1\,000$)稀释至刻度,摇匀。照紫外-可见分光光度法(《中国药典》通则 0401),在 246 nm 的波长处测定吸光度,计算百分吸收系数($E_{1\,cm}^{1\%}$,百分吸收系数应为 406~436)。

**【数据记录】**

**1. 计算公式**

$$E_{1\,cm}^{1\%}=\frac{A\times 10}{m}$$

式中:$A$——供试品溶液的吸光度;

$\quad\quad m$——供试品的取用量,g。

**2. 记录**

维生素 $B_1$ 吸收系数的测定检验记录见表 2-4。

表 2-4　维生素 $B_1$ 吸收系数的测定检验记录

| 样品名称 | | 批　　号 | |
|---|---|---|---|
| 仪器型号 | | 天平型号 | |
| 温　　度 | | 湿　　度 | |
| 检验日期 | | 检验项目 | |
| 检验依据 | | | |
| 取样量/g | 吸收度 | 吸收度平均值 | 吸收系数 $E_{1\,cm}^{1\%}$ |
| | | | |
| | | | |
| 结　　论 | □ 符合规定 | □ 不符合规定 | |

**【任务评价】**

维生素 $B_1$ 吸收系数的测定任务评价见表 2-5。

表 2-5　维生素 $B_1$ 吸收系数的测定任务评价表

| 考核内容 | 配　分 | 得　分 |
|---|---|---|
| 任务准备(实验服穿戴整齐、检查仪器) | 10 | |
| 溶液配制(称量、溶解、定容,配制空白溶液) | 20 | |
| 仪器使用(调零点、空白溶液测试、样品溶液测试) | 30 | |
| 数据记录规范 | 15 | |
| 测试结果 | 20 | |
| 任务结束整理 | 5 | |
| 总　　分 | 100 | |

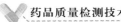 

# 项目二 药物的鉴别技术

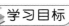 学习目标

1. 知识目标

熟悉药物的鉴别方法、鉴别原理。

2. 能力目标

能够完成药物的鉴别任务,会根据实验所得现象、数据做出判定并记录。

3. 素质目标

① 具有质量第一、依法检测的意识;

② 具有严谨细致的工作作风和诚实守信、认真负责的工作态度;

③ 养成严格执行药品质量标准、实事求是填写原始记录的职业习惯;

④ 具备分析、解决实际问题的能力。

案例导入

2009 年 1 月 17 日和 19 日,某地区两名糖尿病患者服用某药厂生产的糖脂宁胶囊后出现疑似低血糖并发症,相继死亡。之后半个多月,该地区各级(各类)医疗机构共接诊该药"不良反应"患者 11 人,其中收住院 8 人。经药监部门核查,涉案糖脂宁胶囊为冒充某制药厂生产的假药。该地区药检所检验发现,假糖脂宁胶囊非法添加了格列本脲等化学药物。

讨论:1. 什么是药物鉴别? 药物鉴别的目的是什么?

2. 鉴别药物真伪采用什么方法?

药物的鉴别是依据药物的组成、结构与性质,通过化学反应、仪器分析或测定物理常数来判断药物的真伪。鉴别是药品检验工作中的首项任务,只有在药品鉴别无误的前提下,做药物的检查和含量测定等工作才有意义。《中国药典》中鉴别项下所列的试验,只是用于判断包装里的药物是否为标签上所标示的药物,不能用于对未知物的鉴定。

常用的鉴别方法有化学鉴别法、仪器分析方法等。化学鉴别法主要有一般鉴别试验和专属鉴别试验,如维生素 $B_1$ 的硫色素反应就属于专属鉴别试验。仪器分析方法主要有光谱鉴别法和色谱鉴别法。每种方法都不能完全反映药物的性质和结构,所以通常一种药物的鉴别需要 2~4 种分析方法综合用于判断。对于原料药的鉴别,还应结合性状项下的规定进行确认。

## 一、化学鉴别法

根据药物与化学试剂在一定条件下发生离子反应或官能团反应,产生不同颜色、生成不同沉淀、放出不同气体、呈现不同荧光等现象,从而做出定性分析结论。

【应用实例】 维生素 C 的鉴别试验

取本品 0.2 g,加水 10 mL 溶解后,分成两等份,在一份中加入硝酸银试液 0.5 mL,即生成银的黑色沉淀;在另一份中加入二氯靛酚钠试液 1~2 滴,试液的颜色即消失。

### (一) 一般鉴别试验

一般鉴别试验是依据某一类药物共同的化学结构或理化性质,通过化学反应来鉴别药物的真伪。对无机药物多利用其阳离子或阴离子的特殊反应,对有机药物则多采用典型官能团的反应,所以,一般鉴别试验只能证实药物中含有某离子或基团,而不能证实是哪一种药物。应结合《中国药典》正文中的其他鉴别和性状项下的描述,才能证实供试品的真实性。

一般鉴别试验方法收载在《中国药典》四部中,现以几种典型无机离子和有机官能团的鉴别试验为例进行说明。

#### 1. 水杨酸盐的鉴别反应

(1) 原理

在弱酸性或中性溶液中,水杨酸与三氯化铁试液反应生成有色配位化合物。在弱酸性溶液中显紫堇色,在中性溶液中显红色。反应式为:

$$\text{6} \left[ \text{COOH} - \text{OH} \right] + 4FeCl_3 \longrightarrow \left[ \left( \text{COO}^- , \text{O}^- \right)_2 Fe \right]_3 Fe + 12HCl$$

(2) 检查方法

取供试品的弱酸性或中性溶液,加三氯化铁试液 1 滴,即显紫堇色或红色。

#### 2. 芳香第一胺类的鉴别反应

(1) 原理

$$\text{NH}_2 - R + NaNO_2 + 2HCl \longrightarrow N_2^+Cl^- - R + NaCl + 2H_2O$$

$$N_2^+Cl^- - R + \text{OH(萘酚)} + NaOH \longrightarrow \text{(偶氮化合物)} + NaCl + H_2O$$

(2) 检查方法

取供试品约 50 mg,加稀盐酸 1 mL,必要时缓缓煮沸使溶解,放冷,加 0.1 mol/L 亚硝酸钠溶液数滴,加与 0.1 mol/L 亚硝酸钠溶液等体积的 1 mol/L 脲溶液,振摇 1 min,滴加碱性 $\beta$-萘酚试液数滴,视供试品不同,生成粉红色至猩红色沉淀。

#### 3. 有机氟化物的鉴别反应

(1) 原理

有机氟化物用氧瓶燃烧法进行有机破坏,生成无机氟离子,与茜素氟蓝试液、硝酸亚铈试液在酸性条件下反应生成蓝紫色络合物。反应式为:

（2）检查方法

取供试品约 7 mg,照氧瓶燃烧法进行有机破坏,用水 20 mL 与 0.01 mol/L 氢氧化钠溶液 6.5 mL 为吸收液,俟燃烧完毕后,充分振摇。取吸收液 2 mL,加茜素氟蓝试液 0.5 mL,再加 12％醋酸钠的稀醋酸溶液 0.2 mL,用水稀释至 4 mL,加硝酸亚铈试液 0.5 mL,即显蓝紫色。同时做空白对照试验。

### 4. 托烷生物碱类药物的鉴别反应

（1）原理

托烷生物碱类药物水解后,产生莨菪酸,与发烟硝酸水浴加热得黄色三硝基衍生物,再与醇制氢氧化钾作用,生成深紫色醌型化合物。反应式为：

（2）检查方法

取供试品约 10 mg,加发烟硝酸 5 滴,置水浴上蒸干,即得黄色残渣,放冷,加乙醇 2～3 滴,再加一小颗固体氢氧化钾,即显深紫色。

### 5. 无机离子的鉴别反应

*（1）钙盐

① 取铂丝,用盐酸湿润后,蘸取供试品,在无色火焰中燃烧,火焰即显砖红色。

② 取供试品溶液（1→20）,加甲基红指示液 2 滴,用氨试液中和,再滴加盐酸至恰好呈酸性,加草酸铵试液,即生成白色沉淀;分离,沉淀不溶于醋酸,但可溶于稀盐酸。

*（2）钠盐

① 取铂丝,用盐酸湿润后,蘸取供试品,在无色火焰中燃烧,火焰即显鲜黄色。

② 取供试品约 100 mg,置 10 mL 试管中,加水 2 mL 溶解,再加 15％碳酸钾溶液 2 mL,加热至沸,应不得有沉淀生成;加焦锑酸钾试液 4 mL,加热至沸,置冰水中冷却,必要时,用玻璃棒摩擦试管内壁,应有致密的沉淀生成。

*（3）硫酸盐

① 取供试品溶液,滴加氯化钡试液,即生成白色沉淀,分离;沉淀在盐酸或硝酸中均不溶解。

② 取供试品溶液,滴加醋酸铅试液,即生成白色沉淀,分离;沉淀在醋酸铵试液或氢氧化钠试液中溶解。

③ 取供试品溶液,加盐酸,不生成白色沉淀(与硫代硫酸盐的区别)。

*（4）氯化物

① 取供试品溶液,加稀硝酸使呈酸性后,滴加硝酸银试液,即生成白色凝乳状沉淀;分离,沉淀加氨试液即溶解,再加稀硝酸酸化后,沉淀复生成。如供试品为生物碱或其他有机碱的盐酸盐,须先加氨试液使呈碱性,将析出的沉淀滤过除去,取滤液进行试验。

② 取供试品少量,置试管中,加等量的二氧化锰,混匀,加硫酸湿润,缓缓加热,即产生氯气,能使水湿润的碘化钾-淀粉试纸显蓝色。

### （二）专属鉴别试验

药物的专属鉴别试验是证实某一种药物的依据,它是根据每一种药物的结构特点和理化特性,选用某些特有的、灵敏的定性反应,来鉴别药物的真伪。如巴比妥类药物含有丙二酰脲母核,主要的区别在于 5,5-位取代基和 2-位取代基的不同,如苯巴比妥含有苯环,司可巴比妥含有双键,硫喷妥钠含有硫原子。可根据这些取代基的性质,采用各自的专属反应进行鉴别。

## 二、仪器分析鉴别法

### （一）光谱鉴别法

#### 1. 紫外-可见分光光度法

含有芳环或共轭双键以及生色团和助色团的药物,在紫外-可见光区有特征吸收,可以用紫外-可见分光光度法进行鉴别。常用的方法如下:

（1）对比吸收曲线的一致性

将供试品和对照品用规定溶剂分别配成一定浓度的溶液,照紫外-可见分光光度法绘制吸收曲线,供试品与对照品的光谱应一致,即吸收光谱中吸收峰的数目、峰位、峰形、相对强度一致。

（2）对比最大吸收波长和最小吸收波长的一致性

【应用实例】　布洛芬的鉴别

取本品,加 0.4% 氢氧化钠溶液,制成每 1 mL 混合液中约含 0.25 mg 布洛芬的溶液,照紫外-可见分光光度法（《中国药典》通则 0401）测定,在 265 nm 与 273 nm 的波长处有最大吸收,在 245 nm 与 271 nm 的波长处有最小吸收,在 259 nm 的波长处有一肩峰。

（3）对比最大吸收波长和相应吸光度的一致性

将供试品和对照品用规定溶剂分别配成一定浓度的溶液,照紫外-可见分光光度法测定,测得的最大吸收波长及相应的吸光度应与药品质量标准中规定的最大吸收波长及相应的吸光度一致。

【应用实例】　盐酸布比卡因的鉴别

取本品,精密称定,按干燥品计算,加 0.01 mol/L 盐酸溶液溶解并定量稀释制成每 1 mL中约含 0.40 mg 的溶液,照紫外-可见分光光度法（《中国药典》通则 0401）测定,在 263 nm 与 271 nm 的波长处有最大吸收;其吸光度分别为 0.53～0.58 与 0.43～0.48。

（4）对比最大吸收波长和相应吸光度比值的一致性

【应用实例】 维生素 $B_{12}$ 紫外-可见分光光度法的鉴别

取含量测定项下的供试品溶液,照紫外-可见分光光度法(《中国药典》通则 0401)测定,在 278 nm、361 nm 与 550 nm 的波长处有最大吸收;361 nm 波长处的吸光度与 278 nm 波长处的吸光度的比值应为 1.70～1.88;361 nm 波长处的吸光度与 550 nm 波长处的吸光度的比值应为 3.15～3.45。

#### 2. 红外分光光度法

有机药物在红外光区有特征吸收,药物分子的组成、结构、官能团不同时,其红外光谱也不同,故可以作为有机药物鉴别的依据。药物的红外光谱能反映药物分子的结构特征,具有专属性强、准确度高的特点,是验证已知药物的有效方法。它主要用于组分单一、结构明确的原料药,特别适合于用其他方法不易区分的同类药物,如磺胺类、甾体激素类和半合成抗生素类药物。

常用的方法有两种:① 供试品的红外光谱与相应的标准红外光谱直接比较,核对;② 供试品的红外光谱与对照品的红外光谱比较,核对。

若供试品光谱图和对照图谱一致,通常可判定为同一物质,若不同,则不为同一物质,但判定之前还需考虑是否为外界因素干扰引起的差异,如仪器的分辨率、晶型、样品含水量等。

【应用实例】 维生素 $B_{12}$ 红外分光光度法的鉴别

本品的红外光吸收图谱与对照的图谱(《药品红外光谱集》449 图)一致。

### (二) 色谱鉴别法

#### 1. 高效液相色谱法和气相色谱法

一般规定按供试品含量测定项下的色谱条件进行试验,要求供试品和对照品色谱峰的保留时间应一致。含量测定方法为内标法时,要求供试品和对照品色谱图中药物峰的保留时间与内标物峰的保留时间的比值应相同。

【应用实例】 诺氟沙星高效液相色谱法的鉴别

取本品与诺氟沙星对照品各 25 mg,精密称定,置 100 mL 量瓶中,分别加 0.1 mol/L 盐酸溶液 2 mL,溶解后用水稀释至刻度。分别精密量取所配溶液 5 mL,各置 50 mL 量瓶中,用流动相稀释至刻度,摇匀。照诺氟沙星含量测定项下的方法试验,供试品与标准品主峰的保留时间应一致。

#### 2. 薄层色谱法

在实际工作中,一般采用对照品(或标准品)比较法,按《中国药典》规定将供试品和对照品配成相同浓度的溶液,在同一薄板上点样,展开,检出供试品和对照品的斑点位置和颜色,供试品溶液所显主斑点的颜色与位置与对照品溶液的主斑点的颜色与位置应相同。

【应用实例】 诺氟沙星的薄层色谱法鉴别

取本品与诺氟沙星对照品适量,分别加三氯甲烷-甲醇(1:1)制成每 1 mL 中约含2.5 mg 的溶液。照薄层色谱法(《中国药典》通则 0502)试验,吸取上述两种溶液各 10 $\mu L$,分别点于同一硅胶 G 薄层板上,以三氯甲烷-甲醇-浓氨溶液(15:10:3)为展开剂,展开后,晾干,置紫外灯(365 nm)下检视。供试品溶液所显主斑点的位置与荧光应与标准品溶液所显主斑点的位置与荧光相同。

> **知识链接**

色谱法从 20 世纪初发明以来,经历了整整一个世纪的发展,到今天已经成为最重要的分离分析科学,广泛应用于许多领域,如石油化工、有机合成、生理生化、医药卫生、环境保护,乃至空间探索等。将一滴含有混合色素的溶液滴在一块布或一片纸上,随着溶液的展开,可以观察到一个个同心圆环出现,这种层析现象虽然古人已有初步认识,并有一些简单的应用,但真正首先认识到这种层析现象在分离分析方面具有重大价值的是俄国植物学家 Tswett。Tswett 对色谱分离方法的研究始于 1901 年,两年后发表了其研究成果《一种新型吸附现象及其在生化分析上的应用》,并提出了应用吸附原理分离植物色素的新方法。三年后,他将这种方法命名为色谱法。

## 目标检测

一、填一填

1. 常用的鉴别方法有_____鉴别法、_____鉴别法等。化学鉴别法主要有_____鉴别试验和_____鉴别试验。仪器鉴别法主要有_____鉴别法和_____鉴别法。

2. 高效液相色谱法和气相色谱法鉴别时,一般规定按供试品含量测定项下的色谱条件进行试验,要求_____和_____色谱峰的保留时间应一致。含量测定方法为内标法时,要求供试品和对照品色谱图中_____保留时间的比值应相同。

二、选一选

1. 药物的鉴别试验是判断(　　　)。
   A. 未知药物的真伪　　　　　　　　B. 已知药物的纯度
   C. 指定药物的真伪　　　　　　　　D. 已知药物的疗效

2. 下列属于紫外-可见分光光度法鉴别的是(　　　)。
   A. 比较最大吸收波长的一致性　　　B. 比较比移值的一致性
   C. 比较保留时间的一致性　　　　　D. 比较溶液颜色的变化

3. 用来描述 TCL 板上斑点位置的参数为(　　　)。
   A. 比移值　　　　B. 展开距离　　　　C. 分离度　　　　D. 展开时间

4. 钠盐焰色反应的颜色是(　　　)。
   A. 砖红色　　　　B. 紫色　　　　　　C. 蓝色　　　　　D. 鲜黄色

5. 高效液相色谱法用于鉴别的参数是(　　　)。
   A. 保留时间　　　B. 峰面积　　　　　C. 峰高　　　　　D. 分离度

6. 鉴别水杨酸及其盐类,最常用的试液是(　　　)。
   A. 碘化钾　　　　B. 碘化汞钾　　　　C. 三氯化铁　　　D. 硫酸亚铁

7. 红外分光光度法主要用于药物的(　　　)。
   A. 性状观测　　　B. 鉴别　　　　　　C. 检查　　　　　D. 含量测定

三、判一判

1. 药物的鉴别试验是证明已知药物的真伪。　　　　　　　　　　　　　(　　　)

2. 一般鉴别试验可以通过化学反应鉴别某一种药物的真伪。　　　　　　(　　　)

3. 胺类药物常用亚硝酸钠和碱性 β-萘酚试液鉴别。　　　　　　　　　　(　　　)

4. 含有芳环或共轭双键的药物,可以用紫外-可见分光光度法进行鉴别。　(　　　)

5. 红外分光光度法主要用于组分单一、结构明确的原料药,特别适用于用其他方法不易区分的同类药物。　　　　　　　　　　　　　　　　　　　　　　　　　　　(　　　)

四、想一想

1. 鉴别的含义是什么? 什么是一般鉴别试验? 什么是专属鉴别试验?

# 任务一　阿司匹林片的鉴别

【任务要求】
本任务旨在通过训练,使学生熟悉高效液相色谱法鉴别技术,熟练使用高效液相色谱仪。

【工作场景】
① 仪器:电子天平、高效液相色谱仪、烧杯、试管、电炉、容量瓶、量筒、滤纸。
② 药品、试剂:阿司匹林片、阿司匹林对照品、三氯化铁试液、乙腈、四氢呋喃、冰醋酸、甲醇。

【工作过程】
① 取本品的细粉适量(约相当于阿司匹林 0.1 g),加水 10 mL,煮沸,放冷,加三氯化铁试液 1 滴,即显紫堇色。
② 在含量测定项下记录的色谱图中,供试品溶液主峰的保留时间应与对照品溶液主峰的保留时间一致。

附:阿司匹林片的含量测定[照高效液相色谱法(《中国药典》通则 0512)测定]。

色谱条件与系统适用性试验:用十八烷基硅烷键合硅胶为填充剂,以乙腈-四氢呋喃-冰醋酸-水(20∶5∶5∶70)为流动相,检测波长为 276 nm。理论板数按阿司匹林峰计算不低于 3 000,阿司匹林峰与水杨酸峰的分离度应符合要求。

测定法:取本品 20 片,精密称定,充分研细,精密称取适量(约相当于阿司匹林10 mg),置 100 mL 量瓶中,用 1%冰醋酸的甲醇溶液强烈振摇使阿司匹林溶解,并用 1%冰醋酸的甲醇溶液稀释至刻度,摇匀,滤膜滤过,取续滤液作为供试品溶液,精密量取 10 μL,注入液相色谱仪,记录色谱图;另取阿司匹林对照品,精密测定,用 1%冰醋酸的甲醇溶液振摇使溶解并定量稀释制成每1 mL中约含 0.1 mg 的溶液,同法测定。按外标法以峰面积计算,即得。

【数据记录】
阿司匹林片的鉴别检验记录见表 2-6。

表 2-6　阿司匹林片的鉴别检验记录

| 样品名称 | | 批　号 | |
|---|---|---|---|
| 仪器型号 | | 天平型号 | |
| 温　度 | | 湿　度 | |
| 检验日期 | | 检验项目 | |
| 检验依据 | | | |

鉴别:1. 取本品的细粉_____ g(约相当于阿司匹林 0.1 g),加水 10 mL,煮沸,放冷,加三氯化铁试液 1 滴,即显_____。
2. 配制流动相:用量筒取乙腈、四氢呋喃、冰醋酸、水各_____、_____、_____、_____ mL,混匀。
对照品溶液、供试品溶液配制:称取对照品量_____ g,片粉量_____ g。

| 对照品峰面积 $A_{对}$ | | | | | |
|---|---|---|---|---|---|
| 平均峰面积 $\bar{A}_{对}$ | | | | | |
| RSD/% | | | | | |
| 对照品保留时间/min | | | | | |
| 样品保留时间/min | | | | | |

结果:供试品溶液主峰的保留时间与对照品溶液主峰的保留时间_____。

| 结　论 | □ 符合规定 | □ 不符合规定 |
|---|---|---|

【任务评价】

阿司匹林片的鉴别任务评价见表 2-7。

表 2-7　阿司匹林片的鉴别任务评价表

| 考核内容 | 配　分 | 得　分 |
|---|---|---|
| 任务准备(实验服穿戴整齐、检查仪器) | 10 | |
| 溶液配制(称量、溶解、转移、定容) | 10 | |
| 流动相配制 | 10 | |
| 化学鉴别 | 10 | |
| 仪器使用(设定参数、平衡系统、系统适应性试验、样品溶液测试) | 30 | |
| 数据记录规范 | 10 | |
| 结论正确 | 10 | |
| 任务结束整理、冲洗仪器和色谱柱 | 10 | |
| 总　分 | 100 | |

# 任务二　布洛芬片的鉴别

【任务要求】

本任务旨在通过训练,使学生熟悉紫外-可见分光光度法鉴别技术、红外分光光度法鉴别技术、高效液相色谱法鉴别技术,熟练使用紫外-可见分光光度计、红外分光光度计、高效液相色谱仪。

【工作场景】

仪器:电子天平、紫外-可见分光光度计、红外分光光度计、高效液相色谱仪、容量瓶、烧杯、移液管、滤纸、擦镜纸。

药品、试剂:布洛芬片、0.4%氢氧化钠试液、醋酸钠缓冲溶液、丙酮、甲醇、乙腈。

【工作过程】

① 取本品的细粉适量,加 0.4%氢氧化钠溶液制成每 1 mL 中含布洛芬 0.25 mg 的溶液,滤过,取滤液,照紫外-可见分光光度法(《中国药典》通则 0401)测定,在 265 nm 与 273 nm 的波长处有最大吸收,在 245 nm 与 271 nm 的波长处有最小吸收,在 259 nm 的波长处有一肩峰。

② 取供试品 5 片,研细,加丙酮 20 mL 使溶解,滤过,取滤液挥干,真空干燥后测定。本品的红外光吸收图谱应与对照的图谱(《药品红外光谱集》943 图)一致。

③ 在含量测定项下记录的色谱图中,供试品溶液主峰的保留时间应与对照品溶液主峰的保留时间一致。

附:布洛芬片的含量测定[照高效液相色谱法(《中国药典》通则 0512)测定]。

色谱条件与系统适用性试验:用十八烷基硅烷键合硅胶为填充剂,以醋酸钠缓冲溶液(取醋酸钠 6.13 g,加水 750 mL 使溶解,用冰醋酸调节 pH 至 2.5)-乙腈(40∶60)为流动相,检测波长为 263 nm。理论板数按布洛芬峰计算不低于 2 500。

测定法:取本品 20 片(糖衣片应除去包衣),精密称定,研细,精密称取适量(约相当于布洛芬 50 mg),置 100 mL 量瓶中,加甲醇适量,振摇使布洛芬溶解,并用甲醇稀释至刻度,摇匀,滤膜滤过,精密量取续滤液 20 μL,注入液相色谱仪,记录色谱图;另取布洛芬对照品25 mg,精密测定,置 50 mL 量瓶中,加甲醇 2 mL 使溶解,用甲醇稀释至刻度,摇匀,同法测定。按外标法以峰面积计算,即得。

【数据记录】

布洛芬片的鉴别检验记录见表2-8。

表 2-8　布洛芬片的鉴别检验记录

| 样品名称 | | 批　号 | |
|---|---|---|---|
| 仪器型号 | | 天平型号 | |
| 温　度 | | 湿　度 | |
| 检验日期 | | 检验项目 | |
| 检验依据 | | | |

鉴别:1. 最大吸收波长＿＿＿＿＿nm 与＿＿＿＿＿nm,最小吸收波长＿＿＿＿＿nm 与＿＿＿＿＿nm,肩峰波长＿＿＿＿＿nm。

2. 本品的红外光吸收图谱应与对照的图谱(光谱集 943 图)＿＿＿＿＿。

3. 配制流动相:用量筒取醋酸钠缓冲溶液、乙腈各＿＿＿＿＿、＿＿＿＿＿mL,混匀。

对照品溶液、供试品溶液配制:称取对照品量＿＿＿＿＿g,片粉量＿＿＿＿＿g。

| 对照品峰面积 $A_{对}$ | | | | | |
|---|---|---|---|---|---|
| 平均峰面积 $\overline{A}_{对}$ | | | | | |
| RSD/% | | | | | |
| 对照品保留时间/min | | | | | |
| 样品保留时间/min | | | | | |

结果:供试品溶液主峰的保留时间与对照品溶液主峰的保留时间＿＿＿＿＿。

| 结　论 | □ 符合规定　　　　□ 不符合规定 |
|---|---|

【任务评价】

布洛芬片的鉴别任务评价见表2-9。

表 2-9　布洛芬片的鉴别任务评价表

| 考核内容 | 配　分 | 得　分 |
|---|---|---|
| 任务准备(实验服穿戴整齐、检查仪器) | 5 | |
| 溶液配制(称量、溶解、转移、定容) | 5 | |
| 流动相配制 | 5 | |
| 紫外-可见分光光度计使用(设定参数、空白校正、样品测试) | 15 | |
| 红外-可见分光光度计使用(设定参数、空白校正、样品测试) | 15 | |
| 高效液相色谱仪使用(设定参数、平衡系统、进样) | 25 | |
| 数据记录规范 | 10 | |
| 结论正确 | 10 | |
| 任务结束整理、冲洗仪器和色谱柱 | 10 | |
| 总　分 | 100 | |

# 任务三　维生素 C 片的鉴别

**【任务要求】**

本任务旨在通过训练,使学生熟悉薄层色谱法鉴别技术、化学法鉴别技术。

**【工作场景】**

仪器:电子天平、硅胶 $GF_{254}$ 薄层板、点样器、层析缸、烧杯、量筒、滤纸、容量瓶、移液管、漏斗、紫外光灯。

药品、试剂:维生素 C 片、乙酸乙酯、乙醇、硝酸银试液、二氯靛酚钠试液。

**【工作过程】**

取本品细粉适量(约相当于维生素 C 0.2 g),加水 10 mL,振摇使维生素 C 溶解,滤过,将滤液分成两等份,在一份中加硝酸银试液 0.5 mL,即生成银的黑色沉淀;在另一份中加二氯靛酚钠试液 1~2 滴,试液的颜色即消失。

取本品细粉适量(约相当于维生素 C 10 mg),加水 10 mL,振摇使维生素 C 溶解,滤过,取滤液作为供试品溶液;另取维生素 C 对照品,加水溶解并稀释制成 1 mL 中约含 1 mg 的溶液,作为对照品溶液。照薄层色谱法(《中国药典》通则 0502)试验,吸取上述两种溶液各 20 μL,分别点于同一硅胶 $GF_{254}$ 薄层板上,以乙酸乙酯-乙醇-水(5∶4∶1)为展开剂,展开,晾干,立即(1 h 内)置紫外光灯(254 nm)下检视。供试品溶液所显主斑点的位置和颜色应与对照品溶液的主斑点相同。

**【数据记录】**

维生素 C 片的鉴别检验记录见表 2-10。

表 2-10　维生素 C 片的鉴别检验记录

| 样品名称 | | 批　　号 | |
|---|---|---|---|
| 仪器型号 | | 天平型号 | |
| 温　　度 | | 湿　　度 | |
| 检验日期 | | 检验项目 | |
| 检验依据 | | | |

鉴别:1. 取本品细粉_____g(约相当于维生素 C 0.2 g),加水 10 mL,振摇使维生素 C 溶解,滤过,滤液分成二等份,在一份中加硝酸银试液 0.5 mL,_____;在另一份中加二氯靛酚钠试液 1~2 滴,_____。

2. 配制流动相:用量筒取乙酸乙酯、乙醇、水各_____、_____、_____mL,混匀。

对照品溶液、供试品溶液配制:称取对照品量_____g,片粉量_____g。

检视结果:供试品溶液所显主斑点的位置和颜色与对照品溶液的主斑点_____。

对照品　供试品

| 结　　论 | □ 符合规定　　　　□ 不符合规定 |
|---|---|

【任务评价】

维生素 C 片的鉴别任务评价见表 2-11。

表 2-11　维生素 C 片的鉴别任务评价表

| 考核内容 | 配分 | 得分 |
|---|---|---|
| 任务准备(实验服穿戴整齐、检查仪器) | 10 | |
| 溶液配制(称量、溶解、转移、定容) | 10 | |
| 流动相配制 | 10 | |
| 化学鉴别 | 10 | |
| 薄层色谱操作步骤(点样、展开、检视) | 30 | |
| 数据记录规范 | 10 | |
| 结论正确 | 10 | |
| 任务结束整理 | 10 | |
| 总　分 | 100 | |

# 任务四　维生素 E 片鉴别

【任务要求】

本任务旨在通过训练,使学生熟悉气相色谱法鉴别技术,熟练使用气相色谱仪。

【工作场景】

仪器:电子天平、烧杯、量筒、滤纸、容量瓶、移液管、漏斗、棕色具塞瓶、气相色谱仪。

药品、试剂:维生素 E 片、维生素 E 对照品、正三十二烷、正己烷、无水乙醇、硝酸。

【工作过程】

① 取本品 2 片,除去糖衣,研细,加无水乙醇 10 mL,振摇使维生素 E 溶解,滤过,滤液中加硝酸 2 mL,摇匀,在 75 ℃加热约 15 min,溶液显橙红色。

② 在含量测定项下记录的色谱图中,供试品溶液主峰的保留时间应与对照品溶液主峰的保留时间一致。

附:维生素 E 片的含量测定[照气相色谱法(《中国药典》通则 0521)测定]。

色谱条件与系统适用性试验:用硅酮(OV-17)为固定液,涂布浓度为 2%的填充柱,或用 100%二甲基聚硅氧烷为固定液的毛细管柱,柱温为 265 ℃。理论板数按维生素 E 峰计算不低于 500(填充柱)或 5 000(毛细管柱),维生素 E 峰与内标物质峰的分离度应符合要求。

校正因子的测定:取正三十二烷适量,加正己烷溶解并稀释成每 1 mL 中含 1.0 mg 的溶液,作为内标溶液。另取维生素 E 对照品约 20 mg,精密称定,置棕色具塞瓶中,精密加内标溶液 10 mL,密塞,振摇使溶解,作为对照品溶液,取 1~3 μL 注入气相色谱仪,计算校正因子。

测定法:取本品 20 片,精密称定,研细,精密称取适量(约相当于维生素 E 20 mg),置棕色具塞锥形瓶中,精密加内标溶液 10 mL,密塞,振摇使维生素 E 溶解,静置,作为供试品溶液,取上清液 1~3 μL 注入气相色谱仪,并依法测定校正因子,计算,即得。

【数据记录】

维生素 E 片的鉴别检验记录见表 2-12。

表 2-12 维生素 E 片的鉴别检验记录

| 样品名称 | | 批 号 | |
|---|---|---|---|
| 仪器型号 | | 天平型号 | |
| 温 度 | | 湿 度 | |
| 检验日期 | | 检验项目 | |
| 检验依据 | | | |

鉴别:1. 取本品 2 片,除去糖衣,研细,加无水乙醇 10 mL,振摇使维生素 E 溶解,滤过,滤液加硝酸 2 mL,摇匀,在 75 ℃加热约 15 min,溶液显_____色。

2. 对照品溶液、供试品溶液配制:称取对照品量_____ g,片粉量_____ g;内标溶液配制:内标物量_____ g,加溶剂及溶解并稀释至_____ mL。

结果:供试品溶液主峰的保留时间应与对照品溶液主峰的保留时间_____。

| 对照品峰面积 $A_{对}$ | | | | | |
|---|---|---|---|---|---|
| 内标物峰面积 $A_{内}$ | | | | | |
| 校正因子 | | | | | |
| RSD/% | | | | | |
| 对照品保留时间/min | | | | | |
| 样品保留时间/min | | | | | |

结果:供试品溶液主峰的保留时间与对照品溶液主峰的保留时间_____。

| 结 论 | □ 符合规定 | □ 不符合规定 |
|---|---|---|

【任务评价】

维生素 E 片的鉴别任务评价见表 2-13。

表 2-13 维生素 E 片的鉴别任务评价表

| 考核内容 | 配 分 | 得 分 |
|---|---|---|
| 任务准备(实验服穿戴整齐、检查仪器) | 10 | |
| 溶液配制(称量、溶解、转移、定容) | 10 | |
| 流动相配制 | 10 | |
| 化学鉴别 | 10 | |
| 高效液相色谱法鉴别(设定参数、平衡系统、进样) | 30 | |
| 数据记录规范 | 10 | |
| 结论正确 | 10 | |
| 任务结束整理 | 10 | |
| 总 分 | 100 | |

# 项目三　药物的杂质检查技术

## 学习目标

1. 知识目标
① 掌握药物杂质的来源和分类、杂质限量的定义和计算；
② 熟悉一般杂质的检查方法及有关物质等特殊杂质的检查方法。

2. 能力目标
能完成药物中常见的一般杂质检查和有关物质检查，能根据实验所得现象、数据做出判定并记录。

3. 素质目标
① 具有质量第一、依法检测的意识；
② 具有严谨细致的工作作风和诚实守信、认真负责的工作态度；
③ 养成严格执行药品质量标准、实事求是填写原始记录的职业习惯；
④ 具备自主学习药物检验新技术、新方法的能力。

## 案例导入

2012年4月15日，央视"每周质量报告"栏目曝光，某企业用生石灰对皮革废料进行脱色漂白和清洗，随后熬制成工业明胶，卖给某药用胶囊生产企业，最终流向药品企业。经调查发现，9家药厂的13个批次药品所用胶囊重金属铬含量超标，其中超标最多的达90多倍。

讨论：1. 什么是重金属？

2. 如何检查药物中的重金属是否超标？

药物的杂质是指存在于药物中无治疗作用或影响药物的稳定性和疗效，甚至对人体健康有害的物质。杂质的存在，不仅影响药物的质量，而且可以反映出药物生产和贮藏过程中存在的问题。对药物所含杂质进行检查既可保证用药的安全、有效，同时也为生产、流通过程的质量保证和企业管理的考核提供依据。

药品质量标准的检查项下除了杂质检查的内容，还包括安全性检查和制剂的检查。杂质检查即药物的纯度检查；安全性检查有异常毒性、热原、降压物质、无菌检查等；在药物制剂的质量标准中，还需要检查是否达到了制剂学方面的有关要求，如重量差异、崩解时限、融变时限、含量均匀度等。

## 一、概述

### （一）药物的纯度

药物的纯度即药物的纯净程度，是反映药品质量的一项重要指标。药用物质与试剂用、工业用等物质不能混淆，如试剂用氯化钾不能替代药用氯化钾使用。因为药物的纯度主要是考虑杂质的生理作用，而其他用途的物质仅考虑其杂质对化学反应、物质稳定性的影响。如工业用酒精含量可能比医用酒精高,但其中的甲醇、铅含量也比较高。

### (二)杂质的来源

药物中的杂质主要有两方面的来源:一方面是由药物生产过程中引入;另一方面是在贮存过程中受外界条件的影响,引起药物理化性质发生改变而产生的。当然,药物受到污染等也会引入杂质。

药物在生产过程中引入杂质,常常是由于原料不纯或反应不完全,以及中间产物和反应副产物存在,在精制时未能按要求除去。此外,与生产器皿的接触也会不同程度地引入重金属及砷盐等。

在药物生产过程中,常需加入试剂、溶剂、催化剂,由于溶解度、吸附、吸留、共沉淀、混晶生成等原因,不可能完全除去,使产品中存在杂质。用有机溶剂提取或精制后,在产品中就可能有残留的有机溶剂。《中国药典》规定必须检查药物在生产过程中引入的有害有机溶剂的残留量。

药物在制剂生产过程中也可能产生新的杂质。如盐酸普鲁卡因注射剂在高温灭菌的过程中,可能水解为对氨基苯甲酸和二乙氨基乙醇,因此,《中国药典》规定不仅盐酸普鲁卡因原料药要检查对氨基苯甲酸,注射剂也要检查此杂质。

药物在贮存过程中,由于受外界条件,如温度、湿度、微生物、时间等因素的影响,引起药物发生水解、氧化、分解、异构化、发霉等变化,从而使药物产生有关的杂质。水解反应是药物最容易发生的变质反应。苷类、卤烃类、酯类、酰脲类、酰肼类、酰胺类结构的药物,在水分的存在下容易水解。具有酚羟基、巯基、芳香第一胺基、肼基、醛基以及长链共轭双键等结构的药物,在空气中易被氧化,从而引进杂质,使这些药物降效或失效,甚至产生毒性。如麻醉乙醚在日光、空气及湿气的作用下,易氧化分解为醛及有毒的过氧化物。在温度、光照等因素的影响下,还可使一些药物产生异构化反应。在水分、温度适宜的条件下,微生物能使某些药物变质。

### (三)杂质的分类

药物中的杂质按来源可分为一般杂质和特殊杂质。一般杂质是指在自然界中分布较广泛,在多种药物的生产和贮藏过程中容易引入的杂质,如氯化物、硫酸盐、重金属、砷盐、干燥失重、炽灼残渣、易炭化物、酸、碱、铁盐等。特殊杂质是指在药物的生产和贮藏过程中,因药物的性质和生产工艺而引入的杂质,如阿司匹林中的游离水杨酸,甲硝唑中的2-甲基-5-硝基咪唑等。

杂质还可以分为信号杂质和有害杂质。信号杂质本身一般无害,但其含量的多少可以反映出药物的纯度水平,如果含量过多,表明药物的纯度差,提示药物的生产工艺不合理或生产控制存在问题。氯化物、硫酸盐就属于信号杂质。有害杂质如重金属、砷盐等,对人体有毒害或影响药物的稳定性,在质量标准中应严格加以控制,以保证用药安全。

杂质按其结构可分为无机杂质与有机杂质。如重金属、砷盐为无机杂质,盐酸普鲁卡因注射液检查的对氨基苯甲酸为有机杂质。

## 二、杂质的限量检查

仅从药物质量而言,其杂质的含量越低越好,但若要将杂质完全除去,势必造成生产上的困难,增加生产成本,降低效益,在经济上加重患者的负担。另一方面,除尽杂质,对药物的效用、贮存、调剂也没有必要,而且也不能完全除尽杂质。只要药物中的杂质含量在一定的限度内,对人体不产生毒害,不影响药物的疗效和稳定性,就可供医疗保健用。

药物中所含杂质的最大允许量称为杂质的限量。药物中杂质的检查,一般不要求准确测定其含量,而只检查杂质的量是否超过限量,这种杂质检查的方法叫作杂质的限量检查。药品质量标准中的杂质检查多数为限量检查。

### (一)杂质限量检查方法

药物中杂质的限量控制有 3 种方法:对照法、灵敏度法和比较法。

#### 1. 对照法

对照法系指取一定量的待检杂质对照液与一定量的供试液,在相同条件下处理后,比较反应结果(比色、比浊),从而判定供试品中所含杂质是否超过限量。

#### 2. 灵敏度法

灵敏度法系指在供试品溶液中加入试剂,在一定反应条件下,观察有无正反应出现,以不出现正反应为符合规定,即以检测条件下的灵敏度来控制杂质限量。

【应用实例】 注射用水中氯化物的检查

在 50 mL 灭菌注射用水中加入硝酸 5 滴及硝酸银试液 1 mL,要求不得发生浑浊。

#### 3. 比较法

比较法系指取供试品一定量依法测定,测得待检杂质的吸光度或旋光度等数值与规定的限量进行比较,不得超过规定值。

【应用实例】 维生素 C 中溶液颜色的检查

取本品 3.0 g,加水 15 mL,振摇使溶解,溶液应澄清无色;如显色,将溶液经 4 号垂熔玻璃漏斗滤过,取滤液,照紫外-可见分光光度法(《中国药典》通则 0401),在 420 nm 的波长处测定吸光度,不得过 0.03。

### (二)杂质限量的计算

根据杂质限量的定义,药物中的杂质限量可表示为:

$$杂质限量 = \frac{杂质最大允许量}{供试品的重量} \times 100\%$$

当供试品中的杂质限量是通过与一定量的标准溶液进行比较来确定时,杂质的最大允许量即为标准溶液的浓度($C$)与标准溶液的体积($V$)的乘积,因此,杂质限量可用下式计算:

$$杂质限量 = \frac{标准溶液的浓度 \times 标准溶液的体积}{供试品的重量} \times 100\%$$

$$L = \frac{C \times V}{S} \times 100\%$$

式中:$L$——杂质的限量;

$C$——标准溶液的浓度,g/mL;

$V$——标准溶液的体积,mL;

$S$——供试品的重量,g。

【实例解析】

取枸橼酸钠 0.6 g,依法检查氯化物。《中国药典》(通则 0801)要求与标准氯化钠溶液(每 1 mL 相当于 10 μg 的 $Cl^-$)6.0 mL 制成的对照液比较,不得更浓。试计算枸橼酸钠中氯化物的限量是多少?

解
$$L = \frac{C \times V}{S} \times 100\% = \frac{10 \times 10^{-6} \times 6.0}{0.6} \times 100\% = 0.01\%$$

## 三、一般杂质检查技术

### （一）氯化物的检查

药物的生产过程中,常常要用到盐酸,或原料、中间体呈盐酸盐等,氯化物因此极易被引入药物中。氯化物对人体虽然无害,但它的量可以反映出药物的纯净程度及生产过程是否正常。因此作为信号杂质,氯化物在很多药物中需要检查。

**1. 原理**

在硝酸酸性条件下,氯化物与硝酸银试液作用生成氯化银白色浑浊,与一定量的标准氯化钠溶液在相同条件下生成的氯化银浑浊进行比较,以判断供试品中的氯化物是否超过限量。反应式为:

$$Cl^- + Ag^+ \longrightarrow AgCl \downarrow （白色）$$

**2. 检查方法**

供试液的制备:取一定量的供试品,置 50 mL 的纳氏比色管中,加水溶解使成约 25 mL,加稀硝酸 10 mL,再加水使成约 40 mL,摇匀。

对照液的制备:取一定量的标准氯化钠溶液,置 50 mL 的纳氏比色管中,再加稀硝酸 10 mL,再加水使成约 40 mL,摇匀。

向上述两溶液中分别加入硝酸银试液（0.1 mol/L）1.0 mL,用水稀释成 50 mL,摇匀,在暗处放置 5 min,置黑色背景上,自上而下观察,比较产生的浑浊,做出判断。

结果判断:供试液管所显浑浊浅于对照液管的浑浊,判为符合规定;否则,判为不符合规定。

**3. 注意事项**

① 标准氯化钠溶液的制备:称取氯化钠 0.165 g,置 1 000 mL 量瓶中,加水适量使溶解并稀释至刻度,摇匀,作为贮备液。临用前,精密量取贮备液 10 mL,置 100 mL 量瓶中,加水稀释至刻度,摇匀,即得（每 1 mL 相当于 10 μg 的 $Cl^-$）。本法以 50 mL 溶液中含 50～80 μg 的 $Cl^-$ 为宜,在此范围内产生的浑浊梯度最为明显。

② 稀硝酸的作用:可加速生成 AgCl,产生较好的乳浊,另外还可避免碳酸银、氧化银、磷酸银沉淀的干扰,以每 50 mL 中含稀硝酸 10 mL 为宜。

③ 温度以 30～40 ℃浊度最大,室温亦可;比浊前应在暗处放置 5 min,光照将使 AgCl 分解,影响比色。

④ 溶液如果不澄清,应滤过后取续滤液检查;若滤纸中含有氯离子,应用含硝酸的蒸馏水洗涤滤纸,再滤过。

⑤ 溶液如果有颜色,通常采用内消色法处理:将供试液分成两等份,一份加硝酸银试液 1.0 mL,摇匀,放置 5 min,如显浑浊,可反复滤过,至滤液完全澄清,再加规定量的标准氯化钠溶液与水适量使成 50 mL,摇匀,在暗处放置 5 min,作为对照液;另一份加硝酸银试液 1.0 mL 与水适量使成 50 mL,摇匀,在暗处放置 5 min,与对照液同置黑色背景上,自上而下观察,比较产生的浑浊,做出判断。也可采用外消色法处理:加试剂使其褪色,但不影响氯离子的测定（如检查高锰酸钾中的氯离子可先用乙醇褪色）。

【应用实例】 乳酸钙中氯化物的检查

取本品 0.10 g,依法检查,与标准氯化钠溶液 5.0 mL 制成的对照液比较,不得更浓(0.05%)。

### (二)硫酸盐的检查

#### 1. 原理

硫酸盐在盐酸酸性溶液中与氯化钡生成白色浑浊,与一定量标准硫酸钾溶液在相同的条件下产生的浑浊比较,以判断供试品中硫酸盐是否超过限量。反应式为:

$$SO_4^{2-} + Ba^{2+} \longrightarrow BaSO_4 \downarrow (白色)$$

#### 2. 检查方法

供试液的制备:取一定量的供试品,置 50 mL 的纳氏比色管中,加水溶解使成约 40 mL(溶液如为碱性,可加盐酸使成中性),加稀盐酸 2 mL,摇匀。

对照液的制备:取一定量的标准硫酸钾溶液,置 50 mL 的纳氏比色管中,加水使成约 40 mL,加稀盐酸 2 mL,摇匀。

向上述两溶液中分别加入 25% 的氯化钡溶液 5 mL,用水稀释成 50 mL,摇匀,放置 10 min,置黑色背景上,自上而下观察,比较产生的浑浊,做出判断。

结果判断:供试液管所显浑浊浅于对照液管的浑浊,判为符合规定;否则,判为不符合规定。

#### 3. 注意事项

① 标准硫酸钾溶液的制备:称取硫酸钾 0.181 g,置 1 000 mL 量瓶中,加水适量使溶解并稀释至刻度,摇匀,即得(每 1 mL 相当于 100 $\mu g$ 的 $SO_4^{2-}$)。本法以 50 mL 溶液中含 0.1~0.5 mg 的 $SO_4^{2-}$ 为宜。

② 加入稀盐酸 2 mL(pH 约为 1.1)的目的:可避免碳酸钡、磷酸钡沉淀的干扰,如大于此酸度,灵敏度下降。

③ 温度低于 10 ℃时,应将比色管置 25~30 ℃水浴放置 10 min。温度低,浊度差。

④ 溶液如果有颜色,处理方法同氯化物。

【应用实例】 乳酸钙中硫酸盐的检查

取本品 0.40 g,依法检查(通则 0802),与标准硫酸钾溶液 3.0 mL 制成的对照液比较,不得更浓(0.075%)。

### (三)铁盐的检查

检查药品中的铁盐,《中国药典》和《美国药典》均采用硫氰酸盐法。

#### 1. 原理

铁盐在盐酸酸性溶液中与硫氰酸铵生成红色可溶性硫氰酸铁配位离子,与一定量的标准铁溶液用同法处理后进行比色,以判断供试品中铁盐是否超过限量。反应式为:

$$Fe^{3+} + 6SCN^{-} \xrightarrow{H^+} [Fe(SCN)_6]^{3-} (红色)$$

#### 2. 检查方法

供试液的制备:取一定量的供试品,置 50 mL 的纳氏比色管中,加水溶解使成约 25 mL,即得。

对照液的制备:取一定量的标准铁溶液,置 50 mL 的纳氏比色管中,加水溶解使成约 25 mL,即得。

向上述两溶液中分别加稀盐酸 4.0 mL,过硫酸铵 50 mg,用水稀释使成 30 mL,加 30% 硫氰酸铵溶液 3 mL,再加水至 50 mL,摇匀,置白色背景上,观察比较产生的颜色,做出判断。

结果判断:供试液管所显颜色浅于对照液管,判为符合规定;否则,判为不符合规定。

**3. 注意事项**

① 标准铁溶液的制备:称取硫酸铁铵[$FeNH_4(SO_4)_2 \cdot 12H_2O$]0.863 g,置 1 000 mL 量瓶中,加硫酸 2.5 mL,用水稀释至刻度,摇匀,作为贮备液。临用前,精密量取贮备液10 mL,置100 mL量瓶中,加水稀释至刻度,摇匀,即得(每 1 mL 溶液相当于 10 $\mu$g 的 $Fe^{3+}$)。本法以 50 mL 溶液中含 10~50 $\mu$g 的 $Fe^{3+}$ 为宜,在此范围内吸光度与浓度成良好的线性关系,呈色梯度明显。配制标准铁贮备液时,加入硫酸可防止铁盐水解。

② 酸度及稀盐酸的作用:以 50 mL 中含稀盐酸 4 mL 为宜,所生成的红色最深。另外,稀盐酸可防止铁水解和避免弱酸盐干扰。

③ 过硫酸铵的作用:可将供试液中的 $Fe^{2+}$ 氧化成 $Fe^{3+}$;防止光线使生成的[$Fe(SCN)_6$]$^{3-}$ 还原或分解褪色,因[$Fe(SCN)_6$]$^{3-}$ 遇光敏感,易还原或分解。另外,过量的过硫酸铵还可增加生成的配位离子的稳定性,提高反应灵敏度,还能消除氯化物等与铁盐形成配合物而引起的干扰。

④ 某些药物(葡萄糖、糊精、硫酸镁)在检查过程中需加硝酸处理,而不再加过硫酸铵。但需加热煮沸除去氧化氮($NO$、$NO_2$),因为硝酸中可能含有亚硝酸,能与硫氰酸根离子作用,生成红色亚硝酰硫氰化物,影响比色。

⑤ 若供试液管与对照液管色调不一致时,可加正丁醇或异戊醇提取,取醇层比色。因为[$Fe(SCN)_6$]$^{3-}$ 在有机溶液中溶解度大,故能增加颜色深度,且能排除某些干扰物质的影响。

⑥ 阴离子干扰的排除:氯离子、磷酸根离子、硫酸根离子等能与 $Fe^{3+}$ 形成有色配位离子而干扰检查,可适当增加酸度,增加硫氰酸铵试液的量,用正丁醇或异戊醇提取后比色。虽然氯离子有影响,但加入过量的硫氰酸铵可使氯离子干扰排除;因硫酸根离子干扰较大,故不能在硫酸酸性条件下进行。

⑦ 具有环状结构的有机药物:需炽灼破坏,使铁盐转变成三氧化二铁留在残渣中,再依法检查。

【应用实例】　乳酸钙中铁盐的检查

取本品 0.50 g,加水 25 mL,置水浴中加热溶解,放冷,依法检查(通则 0807),与标准铁溶液 2.5 mL 用同一方法制成的对照液比较,不得更深(0.005%)。

**(四) 重金属的检查**

重金属系指在实验条件下能与硫代乙酰胺或硫化钠作用显色的金属杂质。如银、锑、汞、铅、铜、铋、铬、锡、锌等。重金属影响用药安全或药物的稳定性,必须进行限量检查。由于药物在生产过程中遇到铅的机会较多,且铅在体内易积蓄中毒,故检查时以铅为代表。《中国药典》采用比色法予以检查。《中国药典》规定的重金属检查法有 3 种。

**1. 第一法:硫代乙酰胺法**

本法仅适用于供试液澄清、无色、对检查无干扰或经处理后对检查无干扰的药物。

(1)原理

硫代乙酰胺在酸性(pH3.5 的醋酸盐缓冲液)条件下水解产生硫化氢,硫化氢与微量重金属离子反应生成黄色到棕黄色的硫化物均匀混悬液,与一定量标准铅溶液经同法处理后所呈颜色进行比较,以判断供试品中的重金属是否超过限量。反应式为:

$$CH_3CSNH_2 + H_2O \longrightarrow CH_3CONH_2 + H_2S$$
$$H_2S + Pb^{2+} \longrightarrow PbS\downarrow + 2H^+$$

（2）检查方法

对照管（甲管）：取一定量的标准铅溶液，置 25 mL 的纳氏比色管中，加醋酸盐缓冲液（pH3.5）2 mL，加水适量使成 25 mL，摇匀。

供试管（乙管）：取一定量的样品，置 25 mL 纳氏比色管中，按各品种项下规定的方法制成供试液 25 mL。

监控管（丙管）：取与甲管相同量的标准铅溶液后，加入与乙管相同量的供试品，按各品种项下规定的方法制成供试液，再加醋酸盐缓冲液（pH3.5）2 mL，加水适量使成 25 mL，摇匀。

向上述 3 个管中分别加入硫代乙酰胺试液 2 mL（溶液总量为 27 mL），摇匀，放置 2 min，同置白色背景上，从上向下观察，记录现象，判断结果。

结果判断：当丙管中显出的颜色不浅于甲管时，乙管中显出的颜色不深于甲管时，判为符合规定；当乙管中显出的颜色深于甲管时，判为不符合规定；当丙管中显出的颜色浅于甲管时，试验无效，应取样按照第二法重新检查。

若供试液带颜色，可在甲管与丙管中滴加少量的稀焦糖溶液或其他无干扰的有色溶液，使之均与乙管一致；再在甲、乙、丙管中分别加硫代乙酰胺试液各 2 mL，摇匀，放置 2 min，同置白色背景上，自上向下透视，记录现象，判断结果。

结果的判断：供试液管所显颜色浅于对照液管，判为符合规定；否则，判为不符合规定。

（3）注意事项

① 标准铅溶液的制备：称取硝酸铅 0.159 9 g，置 1 000 mL 量瓶中，加硝酸 5 mL 与水 50 mL 溶解后，用水稀释至刻度，摇匀，作为贮备液。临用前，精密量取贮备液 10 mL，置 100 mL 量瓶中，加水稀释至刻度，摇匀，即得（每 1 mL 相当于 10 $\mu$g 的 Pb$^{2+}$）。配制标准铅贮备液时，为防止铅盐水解，加入 5 mL 硝酸。标准铅溶液应在临用前配制，使用不超过一周。本法以 27 mL 中含10~20 $\mu$g 的 Pb$^{2+}$ 为宜，在此范围内呈色梯度明显。

② 酸度：溶液 pH 为 3.5 时，PbS 沉淀较完全，若酸度增大，重金属离子与硫化氢呈色变浅，酸度太大时甚至不显色。供试品若用强酸溶解或在处理中用了强酸，则在加入醋酸盐缓冲液前，应先加氨水至对酚酞指示液显中性。

③ 若溶液中有微量的高铁盐存在，在弱酸性溶液中将氧化硫化氢析出硫，影响比色。可加入维生素 C 或盐酸羟胺，使 Fe$^{3+}$ 还原为 Fe$^{2+}$，再分析测定。

④ 配制供试品溶液时，如果使用的盐酸超过 1.0 mL，氨试液超过 2.0 mL，或加入其他试剂进行处理者，除另有规定外，对照液中应取同样、同量的试剂，置瓷皿中蒸干后，依法检查。

**2. 第二法：炽灼破坏法**

本法适用于在水、乙醇中难溶的药物，或能与重金属离子形成配合物的有机药物。

（1）原理

将供试品炽灼破坏后，加硝酸并加热处理，使有机物分解、破坏完全后，再按第一法进行检查。

（2）检查方法

除另有规定外，取炽灼残渣项下遗留的残渣，加硝酸 0.5 mL，蒸干，至氧化氮蒸气除尽后（或取一定量的供试品，缓缓炽灼至完全炭化，放冷，加硫酸 0.5~1.0 mL，使恰好湿润，用低温加热至硫酸除尽后，加硝酸 0.5 mL，蒸干，至氧化氮蒸气除尽后，放冷，在 500~600 ℃ 炽灼使完全灰化），放冷，加盐酸 2 mL，置水浴上蒸干后加水 15 mL，滴加氨试液至对酚酞指示液显中性；再加醋酸盐缓冲液（pH3.5）2 mL，微热溶解后，移至纳氏比色管中，加水稀释至 25 mL。另取配制供试液的试剂，置瓷皿中蒸干后，加醋酸盐缓冲液（pH3.5）2 mL 与水 15 mL，微热溶解后，移至纳氏比色管中，加一定量的标准铅溶液，再用水稀释至 25 mL，按照第一法检查。

（3）注意事项

① 炽灼温度应控制在 500～600 ℃，否则重金属将损失。

② 炽灼的残渣用硝酸加热处理时，要蒸干氧化氮，否则亚硝酸会氧化硫化氢析出硫，影响比色。

③ 蒸干后加盐酸使之成为氯化物，盐酸中带入重金属的机会较多，应做空白检查。

### 3. 第三法：硫化钠法

本法适用于难溶于稀酸，但能溶于稀碱的药物，如磺胺类、巴比妥类药物。

（1）原理

在碱性条件下，重金属杂质与硫化钠反应生成有色的硫化物（黄色到棕黑色），再与一定量标准铅溶液同法处理后所呈颜色进行比较，以判断药物中重金属是否超过限量。反应式为：

$$S^{2-}+Pb^{2+}\xrightarrow{OH^-}PbS\downarrow$$

（2）检查方法

取供试品适量，加氢氧化钠试液 5 mL 和水 20 mL 使溶解，置纳氏比色管中，加硫化钠试液 5 滴，摇匀，与一定量标准铅溶液同法处理后，同置白色背景上，自上而下透视，比较所呈现的颜色，做出判断。

结果的判断：供试液管所显颜色浅于对照液管，判为符合规定；否则，判为不符合规定。

【应用实例】　乙酰谷酰胺中重金属的检查

取本品 1.0 g，加水 23 mL，必要时加热使溶解，放冷，加醋酸盐缓冲液（pH3.5）2 mL 与水适量使成 25 mL，依法检查（通则 0821 第一法），含重金属不得过百万分之十。

### （五）砷盐的检查

砷盐是有毒物质，多由药物在生产过程中所使用的无机试剂引入。砷盐和重金属一样在多种药物中均要求检查。《中国药典》收载的方法有古蔡氏法和二乙基二硫代氨基甲酸银法。

### 1. 第一法：古蔡氏法（装置如图 2-4 所示）

（1）原理

金属锌与酸作用生成新生态的氢，与药物中微量的砷盐反应生成具有挥发性的砷化氢，遇溴化汞试纸产生黄色至棕色的砷斑，与一定量的标准砷溶液在相同条件下所产生的砷斑进行比较，以判断供试品中的砷盐是否符合限量规定。反应式如下：

$$As^{3+}+3Zn+3H^+\longrightarrow 3Zn^{2+}+AsH_3\uparrow$$
$$AsO_3^{3-}+3Zn+9H^+\longrightarrow 3Zn^{2+}+3H_2O+AsH_3\uparrow$$
$$AsO_4^{3-}+4Zn+11H^+\longrightarrow 4Zn^{2+}+4H_2O+AsH_3\uparrow$$

砷化氢与溴化汞试纸作用：

$$AsH_3+3HgBr_2\longrightarrow 3HBr+As(HgBr)_3（黄色）$$
$$AsH_3+2As(HgBr)_3\longrightarrow 3AsH(HgBr)_2（棕色）$$

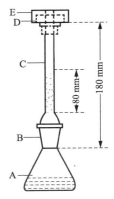

A—砷化氢发生瓶；B—中空标准磨口塞；C—导气管；D—有机玻璃旋塞；E—有机玻璃旋塞盖。

图 2-4　古蔡氏法检砷装置

（2）检查方法

标准砷斑的制备：精密吸取标准砷溶液 2 mL 置 A 瓶中，加盐酸 5 mL、水 21 mL、碘化钾试液 5 mL、酸性氯化亚锡试液 5 滴，在室温下放置 10 min，加锌粒 2 g，立即将导气管 C 密塞于 A 瓶上，并将 A 瓶置 25～40 ℃水浴中，反应 45 min，取出溴化汞试纸，即得。

样品砷斑的制备：按药品项下规定的方法制备供试液置 A 瓶中，加盐酸 5 mL、水 21 mL、碘化钾试液 5 mL、酸性氯化亚锡试液 5 滴，在室温下放置 10 min，加锌粒 2 g，立即将导气管 C 密塞于 A 瓶上，将 A 瓶置 25～40 ℃水浴中，反应 45 min，取出溴化汞试纸，即得。

结果判断：样品砷斑的颜色浅于标准砷斑的颜色，判为符合规定；否则，判为不符合规定。

（3）注意事项

① 标准砷溶液的制备：称取三氧化二砷 0.132 g，置 1 000 mL 量瓶中，加 20％氢氧化钠溶液 5 mL 溶解后，用稀硫酸适量中和，再加稀硫酸 10 mL，用水稀释至刻度，摇匀，作为贮备液。临用前，精密量取贮备液 10 mL，置 1 000 mL 量瓶中，加稀硫酸 10 mL，用水稀释至刻度，摇匀，即得（每 1 mL 相当于 1 μg 的 $As^{3+}$）。

② 标准砷斑与样品砷斑的制备应平行、同时进行。

③ 氯化亚锡的作用：能将 $As^{5+}$ 还原为 $As^{3+}$；碘化钾被 $As^{5+}$ 氧化为碘分子，又被氯化亚锡还原为碘离子；能抑制锑化氢的生成（因为锑化氢也能与溴化汞试纸作用生成锑斑，干扰试验结果）；氯化亚锡可与锌作用，在锌粒表面形成锌锡齐，起去极化作用，从而使氢气连续而均匀地发生。

④ 碘化钾的作用：能将 $As^{5+}$ 还原为 $As^{3+}$；与锌离子能形成稳定的配位化合物，有利于砷化氢的不断生成；能抑制锑化氢的生成。

⑤ 锌粒和供试品中可能含有少量硫化物，在酸性条件下产生硫化氢气体，而硫化氢能与溴化汞作用产生色斑，干扰试验结果，故用醋酸铅棉花吸收硫化氢。

⑥ 有机结合态的砷应先进行有机破坏后再检查（加酸或碱），但温度应低于 600 ℃。

⑦ 锑盐含量较多时，可改用白田道夫法检查砷，其原理为氯化亚锡在盐酸酸性条件下还原砷盐为棕褐色的胶态砷，与一定量的标准砷盐同法处理所呈的颜色比较，本法的灵敏度为 20 μg（以 $As_2O_3$ 计）。

2. **第二法：二乙基二硫代氨基甲酸银法[Ag(DDC)法]**（装置见图 2-5）

金属锌与酸作用生成新生态的氢，氢与药物中微量的砷盐反应生成具有挥发性的砷化氢，砷化氢导出后与 Ag(DDC)作用，生成红色的胶态银。取出 D 管，添加三氯甲烷至刻度，混匀，必要时可将吸收液移入吸收池，以 Ag(DDC)为空白，在 510 nm 处比色，与一定量的标准砷盐进行比较，以控制砷盐的限量。

加入有机碱可促进反应的进行，《美国药典》用 0.5％ Ag(DDC)的吡啶溶液（灵敏度高达0.5 μgAs/30 mL），《中国药典》用 0.25％ Ag(DDC)的三乙胺-三氯甲烷溶液（灵敏度略低）。

【应用实例】 氯化钠中砷盐的检查

取本品 5.0 g，加水 23 mL 溶解后，加盐酸 5 mL，依法检查（通则 0822 第一法），应符合规定（0.000 04％）。

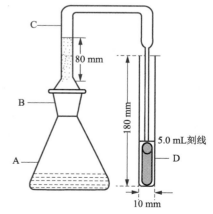

A—标准磨口锥形瓶；B—中空标准磨口塞；C—导气管；D—瓶底玻璃管。

图 2-5 Ag(DDC)法检砷装置

### （六）干燥失重测定法

**1. 基本概念**

干燥失重指药物在规定条件下,经干燥后所减失的重量。该法主要用于控制药物中的水分或挥发性物质。

**2. 测定方法**

常压恒温干燥法:适用于受热稳定的药物。

干燥剂干燥法:适用于受热易分解或易挥发的药物。常用干燥剂的吸收能力:五氧化二磷＞硅胶＞硫酸。

减压干燥法:适用于受热不稳定、熔点低或难驱除水分的药物。减压条件下,水或其他挥发性物质的沸点降低,大大缩短了干燥时间,降低了干燥温度。

**3. 干燥失重计算**

$$干燥失重(\%) = \frac{干燥减失的重量}{供试品重} \times 100\%$$

**4. 注意事项**

① 为了使水分及挥发性物质易于挥散,供试品应平铺于扁形称量瓶中,其厚度不超过 5 mm。如为疏松物质,厚度不超过 10 mm。对于大颗粒结晶药物,应先研细至粒度约 2 mm。

② 初次使用新减压干燥器时,应用厚布包好再进行减压,以防破碎伤人。开盖时,因器外压力大于内压,必须先将活塞缓缓旋开,使空气缓缓进入,勿使气流进入太快,将称量瓶中的供试品吹散。待供试品取出后,应立即关闭活塞。

### （七）水分测定法——费休氏法

**1. 原理**

本法是根据碘和二氧化硫在吡啶和甲醇溶液中能与水发生定量反应的原理来测定水分的。每消耗 1 mol 碘,就说明存在 1 mol 的水,从消耗碘的量可以测定出水分的含量。该反应是在非水溶液中进行的氧化还原反应。采用的滴定液称费休氏试液,是由碘、二氧化硫、吡啶和甲醇按照一定比例组成的。滴定的总反应式为:

$$I_2 + SO_2 + H_2O + CH_3OH + 3C_5H_5N \longrightarrow 2C_5H_5N \cdot HI + C_5H_5N \cdot HSO_4CH_3$$

**2. 费休氏试液的制备**

称取碘(置硫酸干燥器内干燥 48 h 以上)110 g,置干燥的具塞锥形瓶(或烧瓶)中,加无水吡啶 160 mL,冷却,振摇,使碘全部溶解后,加无水甲醇 300 mL,称定重量,将锥形瓶(或烧瓶)置冰浴中冷却,在避免空气中水分侵入的条件下,通入干燥的二氧化硫使重量增加 72 g,再加无水甲醇使成 1 000 mL,密塞,摇匀,在暗处放置 24 h。

**3. 费休氏试液的标定**

精密称取纯化水 $W$ g(10～30 mg),置干燥的具塞锥形瓶中,加无水甲醇 2～5 mL,用费休氏试液滴定至溶液由浅黄色变为红棕色,记下消耗的体积为 $A$;另做空白试验,消耗的体积为 $B$。按下式计算费休试剂的滴定度 $F$:

$$F = \frac{W}{A - B}$$

$F$ 在 4.0 mg/mL 上下时为宜,3.0 mg/mL 以下时,滴定不灵敏。

**4. 供试品的测定**

精密称取供试品 $W_{供}$ g(约消耗费休氏试液 1~5 mL),置干燥的具塞锥形瓶中,加无水甲醇 2~5 mL 溶解,用费休氏试液滴定至溶液由浅黄色变为红棕色,记下消耗的体积为 $A$;另做空白试验,记下空白消耗的体积为 $B$。按下式计算供试品中的水分含量:

$$供试品中水分的含量(\%)=\frac{(A-B)\times F}{W_{供}}\times100\%$$

**5. 注意事项**

试剂的纯度要求高,特别是含水量要求控制在 0.1% 以下;所用仪器应干燥,并能避免空气中的水分侵入;整个测定操作应迅速,并在干燥处进行;费休氏试液不稳定,应遮光,密封,置阴凉、干燥处保存,现用现标定;费休氏法不适用于测定氧化剂、还原剂及能与试液生成水的物质。

试剂的作用:碘、二氧化硫——反应物;吡啶和甲醇——溶剂、吸收反应的产物,使反应向右进行,提高反应程度。

【应用实例】 阿奇霉素中水分的检查

取本品,照水分测定法(通则 0832 第一法)测定,含水分不得过 5.0%。

### (八)炽灼残渣检查法

**1. 基本概念**

炽灼残渣系指有机药物经炭化或挥发性无机药物加热分解后,再经高温炽灼,所产生的非挥发性无机杂质的硫酸盐。《英国药典》称其为硫酸灰分(sulphated ash)。炽灼残渣检查用于控制非金属有机药物和挥发性无机药物中存在的非挥发性无机杂质。

**2. 检查方法**

取供试品 1.0~2.0 g 或各药品项下规定的重量,置已炽灼至恒重的坩埚中,精密称定,缓缓炽灼至完全炭化,放冷至室温;除另有规定外,加硫酸 0.5~1 mL 使湿润,低温加热至硫酸蒸气除尽后,在 700~800 ℃炽灼使完全灰化,移置干燥器内,放冷至室温,精密称定后,再在 700~800 ℃炽灼至恒重,即得。

$$炽灼残渣(\%)=\frac{炽灼至恒重后的残渣重量}{供试品重}\times100\%$$

**3. 注意事项**

炽灼残渣如需留作重金属检查时,其炽灼温度应控制在 500~600 ℃,以免温度过高,导致重金属挥发,使测定结果偏低。

恒重系指供试品连续两次炽灼或干燥后的重量差异在 0.3 mg 以下。炽灼至恒重的第二次称重应在继续炽灼 30 min 后进行。

### (九)易炭化物检查法

**1. 基本概念**

易炭化物是指药物中夹杂的遇硫酸易炭化或易氧化而呈色的有机杂质。此类杂质多数结构未知,用硫酸呈色的方法可以简便地控制此类杂质的总量。

**2. 检查方法**

取内径一致的比色管两支,甲管中加各品种项下规定的对照液 5 mL;乙管中加 94.5%~

95.5%（g/g）硫酸 5 mL 后,分次缓缓加入规定量的供试品,振摇使溶解。除另有规定外,静置 15 min 后,将甲、乙两管同置白色背景前,平视观察,乙管中所显颜色不得比甲管的颜色深。

对照液主要有 3 类:① 溶液颜色检查项下的标准比色液;② 用比色用氯化钴液、比色用重铬酸钾液和比色用硫酸铜液按规定方法配成的对照液;③ 一定浓度的高锰酸钾液。

【应用实例】 阿司匹林中易炭化物的检查

取本品 0.5 g,依法检查(通则 0842),与对照液(取比色用氯化钴液 0.25 mL、比色用重铬酸钾液 0.25 mL、比色用硫酸铜液 0.40 mL,加水使成 5 mL)比较,不得更深。

### (十) 酸碱度检查法

检查药物中的酸性、碱性杂质,《中国药典》采用测定酸度、碱度、酸碱度或 pH 等项目予以检查。《中国药典》采用的检查方法有 3 种。

1. **指示剂法**

在供试品中加入规定的指示液,根据指示液的颜色变化来控制酸、碱性杂质的限量。

【应用实例】 纯化水的酸碱度检查

取本品 10 mL,加甲基红指示液 2 滴,不得显红色,以控制酸度;另取 10 mL,加溴百里酚蓝指示液 5 滴,不得显蓝色,以控制碱度。根据甲基红的变色范围 pH4.2～6.3(红→黄)和溴麝香草酚蓝的变色范围 pH6.0～7.6(黄→蓝)判断,纯化水的 pH 应为 4.2～7.6。

2. **酸碱滴定法**

在一定指示液条件下,以消耗一定量的酸或碱滴定液来控制药物中的碱性或酸性杂质的限量,来判断供试品是否符合规定。

【应用实例】 硫唑嘌呤的酸碱度检查

取供试品 0.50 g,加水 25 mL,振摇 15 min,滤过,取滤液 20 mL,加甲基红指示液 0.1 mL,如显黄色,加盐酸滴定液(0.02 mol/L)0.1 mL,应显黄色;如显红色,加氢氧化钠滴定液(0.02 mol/L)0.1 mL,应显黄色。

3. **pH 测定法**

按照《中国药典》通则中规定用电位法测定溶液的 pH,以控制其酸碱性杂质的限量。凡对酸碱度要求较严格的药物,均要求检查 pH。电位法不受溶液颜色、浑浊度等干扰,测定更为准确。

【应用实例】 对乙酰氨基酚的酸度检查

取本品 0.10 g,加水 10 mL 使溶解,依法测定(通则 0631),pH 应为 5.5～6.5。

### (十一) 溶液澄清度检查法

澄清度可反映药物溶液中微量不溶性杂质的存在情况,在一定程度上可反映药品的质量和生产的工艺水平。该项检查对于供制备注射液用原料药物的纯度控制尤为重要。《中国药典》中溶液澄清度检查法有目视法和浊度仪法,除另有规定外,应采用目视法进行检测。

1. **原理**

乌洛托品在偏酸性条件下水解产生甲醛,甲醛与肼缩合生成不溶于水的甲醛腙白色浑浊。

2. **检查方法**

在室温条件下,将用水稀释至一定浓度的供试品溶液与等量的浊度标准液分别置配对的比浊用玻璃管(内径 15～16 mm,平底,具塞,以无色、透明、中性硬质玻璃制成)中,在浊度标准液制备 5 min 后,在暗室内垂直同置伞棚灯下,照度为 1 000 lx,从水平方向观察、比较,以检查溶液的澄清度或浑浊度。除另有规定外,供试品溶解后应立即检视。

浊度标准贮备液的制备:称取于 105 ℃ 干燥至恒重的硫酸肼 1.00 g,置 100 mL 量瓶中,加水适量使溶解,必要时可在 40 ℃ 的水浴中温热溶解,并用水稀释至刻度,摇匀,放置 4～6 h,待浊度稳定后,取此溶液和 10% 乌洛托品水溶液等容量混合,摇匀,于 25 ℃ 避光静置 24 h,即得。浊度标准贮备液应置冷处避光保存,在 2 个月内使用,用前摇匀。

浊度标准原液的制备:取浊度标准贮备液 15.0 mL,置 1 000 mL 量瓶中,加水稀释至刻度,摇匀。取适量,置 1 cm 吸收池中,照紫外-可见分光光度法,在 550 nm 的波长处测定,测得的吸光度应在 0.12～0.15。浊度标准原液应在 48 h 内使用,用前摇匀。

浊度标准液的制备:浊度标准原液与水按表 2-14 配制,充分摇匀,即得。浊度标准液应临用时制备,使用前充分摇匀。

表 2-14　不同级号浊度标准液

| 级　号 | 0.5 | 1 | 2 | 3 | 4 |
|---|---|---|---|---|---|
| 浊度标准原液/mL | 2.5 | 5.0 | 10.0 | 30.0 | 50.0 |
| 水/mL | 97.5 | 95.0 | 90.0 | 70.0 | 50.0 |

《中国药典》规定:供试品溶液的澄清度与所用溶剂相同或未超过 0.5 号浊度标准液时,为"澄清";"几乎澄清"系指供试品溶液的浊度介于 0.5～1 号浊度标准液之间。

3. **注意事项**

多数药物的澄清度检查以水为溶剂,但也有或同时有用酸、碱或有机溶剂(如乙醇、甲醇、丙酮)做溶剂的。有机酸的碱金属盐类药物强调用"新沸过的冷水",因为水中若溶有二氧化碳,将影响溶液的澄清度。当检查后的溶液还需"酸度"检查时,也应强调用"新沸过的冷水"。

【应用实例】　咖啡因的澄清度检查

取本品 1.0 g,加水 50 mL,加热煮沸,放冷,溶液应澄清。

### (十二)溶液颜色检查法

有色杂质可能在药物的生产过程中引入,也可能由贮藏过程产生。对溶液颜色进行检查,可控制药物中有色杂质的含量。《中国药典》采用的检查方法有 3 种。

1. **目视比色法**

取各药品项下规定量的供试品,加水溶解,置 25 mL 纳氏比色管中,加水稀释至 10 mL。另取规定色调和色号的标准比色液 10 mL,置另一纳氏比色管中,两管置白色背景上,自上向下透视,或置白色背景前,平视观察。供试品管呈现的颜色与对照管比较,不得更深。

《中国药典》规定:各品种项下规定的"无色"指供试品溶液的颜色相同于水或所用溶剂,"几乎无色"指供试品溶液的颜色不深于相应色调 0.5 号标准比色液。

标准比色液系由比色用重铬酸钾液、比色用氯化钴液和比色用硫酸铜液,按一定比例配成绿黄色、黄绿色、黄色、橙黄色、橙红色和棕红色 6 种不同色调的贮备液(见表 2-15),再加不同量的水稀释制成 11 个色号(见表 2-16)。检查时,根据供试品所含有色杂质的颜色及对有色杂质的限量要求,选择相应色号的标准比色液作为对照液,进行比较。

表 2-15　各种色调标准贮备液的配制

| 色　调 | 比色用氯化钴液/mL | 比色用重铬酸钾液/mL | 比色用硫酸铜液/mL | 水/mL |
|---|---|---|---|---|
| 绿黄色 | — | 27 | 15 | 58 |
| 黄绿色 | 1.2 | 22.8 | 7.2 | 68.8 |
| 黄　色 | 4.0 | 23.3 | 0 | 72.7 |
| 橙黄色 | 10.6 | 19.0 | 4.0 | 66.4 |
| 橙红色 | 12.0 | 20.0 | 0 | 68.0 |
| 棕红色 | 22.5 | 12.5 | 20.0 | 45.0 |

表 2-16　各种色号标准比色液的配制

| 色　号 | 0.5 | 1 | 2 | 3 | 4 | 5 | 6 | 7 | 8 | 9 | 10 |
|---|---|---|---|---|---|---|---|---|---|---|---|
| 贮备液/mL | 0.25 | 0.5 | 1.0 | 1.5 | 2.0 | 2.5 | 3.0 | 4.5 | 6.0 | 7.5 | 10.0 |
| 水/mL | 9.75 | 9.5 | 9.0 | 8.5 | 8.0 | 7.5 | 7.0 | 5.5 | 4.0 | 2.5 | 0 |

　　观察方式的选择原则:溶液色泽较浅时,于白色背景上自上而下透视;溶液色泽较深时,于白色背景前平视观察。无论采用何种观察方式,操作中均应遵循平行的原则。

　　当供试液的色调与标准比色液不一致时,可由上述 3 种比色原液按规定方法配制对照液,或者采用第二法(分光光度法)、第三法(色差计法)。

　　2. 分光光度法

　　除另有规定外,取规定量的供试品,加水溶解使成 10 mL,必要时滤过(除去不溶性杂质对吸光度测定的干扰),取滤液,于规定波长处测定,其吸光度不得过规定值。

　　3. 色差计法

　　本法是通过色差计直接测定溶液的色差值,对其颜色进行定量表述和分析的方法。当目视比色法较难判定供试品与标准比色液之间的差异时,应考虑采用本法进行测定与判断。本法测定颜色,不但能够精确、定量地测定颜色和色差,而且比目测法更为科学、客观,且不随时间、地点、人员的变化而发生变化。

　　【应用实例】　对乙酰氨基酚乙醇溶液的颜色检查

　　取本品 1.0 g,加乙醇 10 mL 溶解后,如显色,与棕红色 2 号或橙红色 2 号标准比色液(通则 0901 第一法)比较,不得更深。

## 四、特殊杂质检查技术

　　由于特殊杂质种类繁多,且《中国药典》中对各药物的特殊杂质的规定因药而异,有物理方法、化学方法、紫外-可见分光光度法、原子吸收分光光度法、薄层色谱法、高效液相色谱法、气相色谱法等。其中,特殊杂质还包括"有关物质",有关物质是指存在于药物中的少量与主药密切相关的原料、中间体、副产物及分解产物,其成分多数是未知的。有关物质广泛存在于多种药物中,检查方法较统一,多用薄层色谱法和高效液相色谱法。

### (一) 物理方法

　　利用药物与杂质在臭、味、挥发性、颜色、溶解性、旋光性等方面的差异,检查所含杂质是否符合限量。

　　【应用实例 1】　麻醉乙醚中异臭的检查和不挥发物的检查

异臭的检查:取本品 10 mL,置瓷蒸发皿中,使自然挥发,挥散完毕,不得有异臭。

不挥发物的检查:取本品 50 mL,置经 105 ℃ 恒重的蒸发皿中,自然挥发或微温使挥散后,在 105 ℃ 干燥至恒重,遗留残渣不得过 1 mg(供试品必须符合过氧化物检查项下的规定,才能进行本项试验)。

【应用实例 2】 盐酸胺碘酮中游离碘的检查

取本品 0.50 g,加水 10 mL,振摇 30 s,放置 5 min,滤过,滤液加稀硫酸 1 mL 与三氯甲烷 2 mL,振摇,三氯甲烷层不得显色。

### (二)化学方法

利用药物与杂质在化学性质上的差异,如酸碱性的差异、氧化还原性的差异、杂质与一定试剂反应产生沉淀或颜色等来检查杂质。

【应用实例 1】 氯硝柳胺中 5-氯水杨酸的检查

取本品 0.50 g,加水 10 mL,煮沸 2 min,放冷,滤过,滤液加三氯化铁试液数滴,不得显红色或紫色。

【应用实例 2】 乳酸钠溶液中还原糖的检查

取本品 0.5 g,加水 10 mL 混匀,加碱性酒石酸铜试液 6 mL,加热煮沸 2 min,不得生成红色沉淀。

### (三)光谱法

#### 1. 紫外-可见分光光度法

紫外-可见分光光度法是根据药物与杂质结构中紫外吸收光谱的差异,进行杂质检查。若杂质在某一波长有最大吸收,而药物在此波长无吸收,通过控制供试品溶液在杂质特征吸收波长处的吸光度来控制杂质的量。

【应用实例】 肾上腺素中酮体的检查

取本品,加盐酸溶液(9→2 000)制成每 1 mL 中含 2.0 mg 的溶液,照紫外-可见分光光度法(通则 0401),在 310 nm 的波长处测定,吸光度不得过 0.05。

若药物和杂质在紫外光区均有吸收,且杂质的紫外吸收光谱与药物的紫外吸收光谱重叠,则可通过控制供试品溶液中杂质与主药的吸光度比值来控制杂质的限量。

#### 2. 原子吸收分光光度法

原子吸收分光光度法通常采用标准加入法、标准曲线法控制金属杂质的限量。

【应用实例】 维生素 C 中铁盐的检查

取本品 5.0 g 两份,分别置 25 mL 量瓶中,一份中加 0.1 mol/L 硝酸溶液溶解并稀释至刻度,摇匀,作为供试品溶液(B);另一份中加标准铁溶液(精密称取硫酸铁铵 863 mg,置 1 000 mL 量瓶中,加 1 mol/L 硫酸溶液 25 mL,用水稀释至刻度,摇匀,精密量取 10 mL,置 100 mL 量瓶中,用水稀释至刻度,摇匀)1.0 mL,加 0.1 mol/L 硝酸溶液溶解并稀释至刻度,摇匀,作为对照溶液(A)。照原子吸收分光光度法(通则 0406),在 248.3 nm 的波长处分别测定,应符合规定。

### (四)色谱法

#### 1. 薄层色谱法

薄层色谱法具有设备简单、操作简便、方法灵敏等优点,并可同时检测多个斑点。通常有以下几种方法：

（1）杂质对照品法

该法适用于待检杂质已经确定，并且具有该杂质的对照品。检查时，取一定量浓度已知的杂质对照品溶液和供试品溶液，分别点在同一薄层板上，展开，斑点显色，定位，检视。供试品中待检杂质的斑点大小和颜色不得超过杂质对照品的斑点大小和颜色。

【应用实例】　枸橼酸乙胺嗪中 N-甲基哌嗪的检查

取本品，用甲醇制成每 1 mL 中含 50 mg 的溶液，作为供试品溶液；另取 N-甲基哌嗪对照品，用甲醇制成每 1 mL 中含 50 μg 的溶液，作为对照品溶液。照薄层色谱法（《中国药典》通则 0502）试验，吸取上述两种溶液各 10 μL，分别点于同一硅胶 G 薄层板上，以三氯甲烷-甲醇-氨溶液（13∶5∶1）为展开剂，展开，晾干，置碘蒸气中显色。供试品溶液如显与对照品溶液相应的杂质斑点，其颜色与对照品溶液的主斑点比较，不得更深（0.1%）。

（2）主成分自身对照法

适用于杂质结构难以确定，或虽然杂质结构已知但无杂质对照品的情况。此法仅限于杂质斑点的颜色与主成分斑点颜色相同或接近的情况。检查时，将供试品溶液按照限量要求定量稀释至一定浓度，作为对照品溶液。取适量对照品溶液与供试品溶液分别点于同一薄层板上，展开，斑点显色，定位，检视。供试品所显示的杂质斑点，与对照溶液所显的主斑点比较，不得更深。若显示多个杂质斑点，规定杂质斑点数目，且颜色不得深于对照液的主斑点。

【应用实例】　泼尼松龙中有关物质的检查

取本品，加三氯甲烷-甲醇（9∶1）溶解并稀释制成每 1 mL 中约含 3 mg 的溶液，作为供试品溶液；精密量取 2 mL，置 100 mL 量瓶中，加三氯甲烷-甲醇（9∶1）稀释至刻度，摇匀，作为对照溶液。照薄层色谱法（《中国药典》通则 0502）试验，吸取上述两种溶液各 5 μL，分别点于同一硅胶 G 板上，以二氯甲烷-乙醚-甲醇-水（77∶12∶6∶0.4）为展开剂，展开，晾干，在 105 ℃ 干燥 10 min，放冷，喷以碱性四氮唑蓝试液，立即检视。供试品溶液如显杂质斑点，不得多于 3 个，其颜色与对照液主斑点比较，不得更深。

（3）灵敏度法

该法是在规定的试验条件下，通过显色剂对规定杂质的最小检出量来控制杂质限量。检查时，取一定供试品溶液点于薄层板上，展开，斑点显色，定位，检视。供试品中除主斑点外，不得显其他斑点。

【应用实例】　异烟肼中游离肼的检查

取本品，加丙酮-水（1∶1）溶解并稀释制成每 1 mL 中约含 100 mg 的溶液，作为供试品溶液；另取硫酸肼对照品，加丙酮-水（1∶1）溶解并稀释制成每 1 mL 中约含 0.08 mg（相当于游离肼 20 μg）的溶液，作为对照品溶液；取异烟肼与硫酸肼各适量，加丙酮-水（1∶1）溶解并稀释制成每 1 mL 中分别含异烟肼 100 mg 及硫酸肼 0.08 mg 的混合溶液，作为系统适用性溶液。照薄层色谱法（《中国药典》通则 0502）试验，吸取上述 3 种溶液各 5 μL，分别点于同一硅胶 G 薄层板上，以异丙醇-丙酮（3∶2）为展开剂，展开，晾干，喷以乙醇制对二甲氨基苯甲醛试液，15 min 后检视。系统适用性溶液所显游离肼与异烟肼的斑点应完全分离，游离肼的 $R_f$ 值约为 0.75，异烟肼的 $R_f$ 值约为 0.56。在供试品溶液主斑点前方与对照品溶液主斑点相应的位置上，不得显黄色斑点。

（4）对照药物法

当无合适的杂质对照品，或者供试品显示的杂质斑点颜色与主成分斑点颜色有差异，难以判断限量时,选用质量符合规定的与供试品相同的药物作为对照,供试品如显杂质斑点,其颜色与对照溶液对应杂质斑点比较,不得更深,以及供试品不得显对照杂质斑点以外的斑点。

【应用实例】 马来酸麦角新碱中有关物质的检查

取本品,精密称定,加乙醇-浓氨溶液(9:1)溶解并定量稀释制成每 1 mL 中含 5 mg 的溶液与每 1 mL 中含 0.2 mg 的溶液,分别作为供试品溶液①与供试品溶液②;另取马来酸麦角新碱对照品,精密称定,用上述溶剂溶解并定量稀释制成每 1 mL 中含 5 mg 的溶液,作为对照品溶液。照薄层色谱法(《中国药典》通则 0502)试验,吸取上述 3 种溶液各 10 μL,分别点于同一硅胶 G 薄层板上,以三氯甲烷-甲醇-水(25:8:1)为展开剂,展开,晾干,置紫外光灯(365 nm)下检视。供试品溶液①主斑点的位置和颜色应与对照品溶液的主斑点相同,如显杂质斑点,其颜色与对照品溶液对应的杂质斑点比较,不得更深,并不得显对照品溶液以外的杂质斑点;供试品溶液②除主斑点外,不得显任何杂质斑点。

**2. 高效液相色谱法**

高效液相色谱法不仅分离效能高,而且可以准确地测定各组分的峰面积,在杂质检查中应用日益增多,特别是已使用高效液相色谱法测定含量的药物,可采用同一色谱条件进行杂质检查。

高效液相色谱法有多种用于杂质检查的方法,如内标法、外标法、加校正因子的主成分自身对照法、不加校正因子的主成分自身对照法、面积归一化法。

(1)内标法

该法适用于有杂质对照品,能够测定杂质校正因子的情况。配制含有内标物的供试品溶液和杂质对照品溶液,分别进样,测定对照品和供试品中杂质和内标物的峰面积,按内标法计算杂质的含量。

(2)外标法

该法适用于有杂质对照品,并且进样量能够准确控制的情况。配制含有供试品溶液和杂质对照品溶液,分别进样,测定对照品和供试品中杂质的峰面积,按外标法计算杂质的量。

(3)加校正因子的主成分自身对照法

该法适用于没有杂质对照品、杂质与主成分的响应因子可能不同的情况。检查时,将供试品溶液稀释成与杂质限度相当浓度的溶液,作为对照溶液。分别取供试品溶液和对照溶液进样,将供试品溶液中各杂质峰面积分别乘以相应的校正因子,与对照溶液主成分峰面积进行比较,以控制供试品中杂质的量。

(4)不加校正因子的主成分自身对照法

该法适用于没有杂质对照品、杂质与主成分的响应因子基本相同的情况。若杂质与主成分的响应因子超过 0.9～1.1 时,宜用加校正因子的主成分自身对照法或对照品比较法。检查时,将供试品溶液稀释成与杂质限度相当浓度的溶液,作为对照溶液。分别取供试品溶液和对照溶液进样,将供试品溶液中各杂质峰面积及其总和,与对照溶液主成分峰面积进行比较,以控制供试品中杂质的量。

【应用实例】 维生素 $B_1$ 有关物质的检查

取本品,精密称定,用流动相溶解并稀释制成每 1 mL 中约含 1 mg 的溶液,作为供试品溶液;精密量取 1 mL,置 100 mL 量瓶中,用流动相稀释至刻度,摇匀,作为对照溶液。照高效液相色谱法(《中国药典》通则 0512)试验,用十八烷基硅烷键合硅胶为填充剂,以甲醇-乙腈-0.02 mol/L 庚烷磺酸钠溶液(含 1% 三乙胺,用磷酸调节 pH 至 5.5)(9:9:82)为流动相,检测波长为254 nm。理论板数按维生素 $B_1$ 峰计算不低于 2 000,维生素 $B_1$ 峰与相邻峰的分离度应符合要求。精密量取供试品溶液与对照溶液各 20 μL,分别注入液相色谱仪,记录色谱图至主峰保留时间的 3 倍。供试品溶液色谱图中如有杂质峰,各杂质峰面积的和不得大于对照溶液主峰面积的 0.5 倍(0.5%)。

(5)面积归一化法

该法通常适用于与供试品结构相似、相对含量较高且限度范围较宽的杂质含量的粗略考察。该法在杂质结构与主成分结构相差较大时可能存在较大的测量误差,不宜用于微量杂质的检查。

检查时,取供试品溶液进样,测定各峰面积和色谱图上除溶剂峰以外的总色谱峰面积,计算各峰面积占总峰面积的百分率,其值不得过规定的限量。

【应用实例】 尼可刹米有关物质的检查

取本品,加水溶解并稀释制成每 1 mL 中约含 4 mg 的溶液,作为供试品溶液;精密量取 1 mL,置 100 mL 量瓶中,用水稀释至刻度,摇匀,作为对照溶液。照高效液相色谱法(《中国药典》通则 0512)试验,用十八烷基硅烷键合硅胶为填充剂,以甲醇-水(30:70)为流动相,检测波长为 263 nm。理论板数按尼可刹米峰计算不低于 2 000,尼可刹米峰与其相邻杂质峰的分离度应符合要求。精密量取供试品溶液与对照溶液各 10 μL,分别注入液相色谱仪,记录色谱图至主成分峰保留时间的 2 倍。供试品溶液色谱图中如有杂质峰,各杂质峰面积的和不得大于对照溶液主峰面积的(0.5%)。

### 知识链接

不同的重金属对机体造成的毒性危害不一样。常见的重金属超标有铅中毒、汞中毒等,如铅中毒患者会出现肠绞痛、贫血、肌肉瘫痪等症状,汞中毒的患者会有精神系统问题,会引起腹泻、腹痛、休克等症状,甚至尿毒症。若出现重金属超标,首先要去正规医院检测是哪种重金属超标。应该阻断重金属的继续摄入,并注意多吃蔬菜、水果,多喝水,通过尿液排出体内多余的重金属。如果是严重超标,要及时住院治疗。

### 目标检测

一、填一填

1. 药品中引入杂质的途径有_____和_____。

2.《中国药典》的杂质检查按照操作方法不同可分为 3 种类型_____、_____、_____。

3. 炽灼残渣检查时,其温度应控制在_____,若留做重金属检查,温度应控制在_____。

4. 氯化物检查是根据氯化物在_____介质中与_____作用,生成_____浑浊,与一定量标准_____溶液在_____条件和操作下生成的浑浊液比较浊度大小。

5. 干燥失重的测定方法有_____、_____、_____。

6. 古蔡氏检砷法的原理:金属锌与酸作用产生_____,与药物中微量的砷盐反应生成具有挥发性的_____,遇溴化汞试纸产生黄色到棕色的_____,与一定量的标准砷溶液在相同条件下所产生的砷斑进行比较,以此判断药物中砷盐的含量。

7.《中国药典》规定,检查药品中的重金属时,以_____为代表。多数药品是在酸性条件下检查重金属,其溶液的 pH 应在_____,所用的显色剂为_____。

二、选一选

1. 药品的杂质限量是指（　　　）。
　　A. 杂质的存在量　　　　　　　　　　B. 杂质的最小允许量
　　C. 杂质的最大允许量　　　　　　　　D. 杂质的合适含量

2. 药品杂质中的信号杂质是（　　　）。
　　A. 氯化物　　　　B. 砷盐　　　　　C. 重金属盐　　　　D. 氰化物

3. 易炭化物主要是检查药品中（　　　）。
　　A. 遇硫酸呈色的有机杂质　　　　　　B. 水分及其他挥发性物质
　　C. 表面水　　　　　　　　　　　　　D. 结晶水

4. 若炽灼残渣留做重金属检查,则炽灼温度应在（　　　）。
　　A. 400～500 ℃　　B. 350～450 ℃　　C. 500～600 ℃　　D. 700～800 ℃

5. 药品杂质限量常用的表示方法有（　　　）。
　　A. 百分之几　　　　B. mol/L　　　　C. 千分之几　　　　D. $\mu$g

6. 杂质检查中,常以（　　）代表重金属。
　　A. 锌　　　　　　B. 铜　　　　　　C. 铅　　　　　　D. 汞

7. 氯化物检查时应在（　　）条件下进行操作。
　　A. 稀盐酸　　　　B. 醋酸盐　　　　C. 稀硝酸　　　　D. 稀硫酸

8. 《中国药典》规定的一般杂质检查不包括的项目（　　　）。
　　A. 硫酸盐检查　　　　　　　　　　　B. 氯化物检查
　　C. 含量均匀度检查　　　　　　　　　D. 重金属检查

9. 古蔡氏法检砷时,在检砷导气管中塞入醋酸铅棉花的作用是（　　　）。
　　A. 吸收砷化氢　　B. 吸收溴化氢　　C. 吸收硫化氢　　D. 吸收氯化氢

10. 古蔡氏检砷法测砷时,砷化氢气体与下列（　　　）物质作用生成砷斑。
　　A. 氯化汞　　　　B. 溴化汞　　　　C. 碘化汞　　　　D. 硫化汞

11. 古蔡氏法检砷时,标准砷斑是取标准砷溶液（　　　）。
　　A. 1 mL　　　　B. 2 mL　　　　C. 3 mL　　　　D. 4 mL

12. 药品纯度合格（　　　）。
　　A. 含量符合《中国药典》的规定　　　B. 符合分析纯的规定
　　C. 绝对不存在杂质　　　　　　　　　D. 不超过该药杂质限量的规定

13. 费休氏法检查的是药品的（　　　）。
　　A. 干燥失重　　　B. 水分　　　　　C. 硫化物　　　　D. 易炭化物

14. 干燥失重主要是检查药品中（　　　）。
　　A. 水分及其他挥发性成分　　　　　　B. 水分
　　C. 易炭化物　　　　　　　　　　　　D. 表面水和灰分

15. 在自然界中分布较为广泛,在多种药品的生产和储存过程中引入的杂质是（　　　）。
　　A. 特殊杂质　　　B. 一般杂质　　　C. 有机杂质　　　D. 无机杂质

16. 检查某药品杂质限量时,取供试品 $W$,量取待测杂质的标准溶液体积为 $V$,浓度为 $C$,则该药品的杂质限量是（　　　）。
　　A. $W/(C\times V)\times100\%$　　　　　B. $C\times V\times W100\%$
　　C. $V\times C/W\times100\%$　　　　　D. $C\times W/V\times100\%$

17. 在铁盐检查中,加过硫酸铵的原因是( )。

    A. 防止 $Fe^{3+}$ 水解 B. 使 $Fe^{2+} \rightarrow Fe^{3+}$    C. 使 $Fe^{3+} \rightarrow Fe^{2+}$   D 防止干扰

18. 重金属检查中,加入硫代乙酰胺时溶液控制最佳 pH 为( )。

    A. 2.5         B. 3.0         C. 3.5         D. 4.0

三、配伍选择题

    每组题均对应同一组备选答案,每题只有一个正确答案。每个备选答案可重复选用,也可不用。

[1~4]

A. 稀盐酸         B. 稀硝酸         C. 稀硫酸         D. 醋酸盐缓冲液(pH3.5)

E. 铵盐缓冲液

1. 氯化物检查的条件是( )。

2. 硫酸盐检查的条件是( )。

3. 铁盐检查的条件是( )。

4. 重金属检查的条件是( )。

[5~8]

A. 与砷化氢形成色斑     B. 生成新生态的氢气     C. 除去硫化氢干扰

D. 使 $As^{3+} \rightarrow As^{5+}$     E. 使 $As^{5+} \rightarrow As^{3+}$

在砷盐检查中:

5. 锌和盐酸的作用( )。

6. 溴化汞试纸的作用( )。

7. 碘化钾和氯化亚锡的作用( )。

8. 醋酸铅棉花的作用( )。

[9~11]

A. 检查药品中非挥发性无机杂质     B. 控制药品中的有色杂质

C. 加硫代乙酰胺试液     D. 加稀盐酸和过硫酸铵

9. 炽灼残渣检查( )。

10. 重金属检查( )。

11. 溶液颜色检查( )。

四、判一判

1. 干燥失重检查,除另有规定外,一般在 105 ℃ 干燥至恒重。    ( )

2. 炽灼残渣留作重金属检查时,炽灼温度应为 600~700 ℃。    ( )

3. 《中国药典》规定,铁盐检查时只检查三价铁。    ( )

4. 炽灼残渣检查法主要用于检查非挥发性无机物质。    ( )

5. 药物中的杂质仅指对人体健康有害的物质。    ( )

6. 供试品放入烘箱或干燥器进行干燥时,应将称量瓶瓶盖盖紧。    ( )

7. 药物检查项目中不要求检查的杂质,说明药物中不含此类杂质。    ( )

五、算一算

1. 检查维生素 C 中的重金属:若取样量为 1.0 g,要求含重金属不得超过百万分之十,应取标准铅溶液(0.01 mgPb/mL)多少毫升?

2. 检查甲硫氨酸氯化物:取本品 0.30 g,依法检查(《中国药典》通则 0801),与标准氯化钠溶液(浓度为 10 μg Cl⁻/mL)6.0 mL 制成的对照液比较,不得更浓,求甲硫氨酸氯化物的限量为百分之几。

3. 检查苯巴比妥钠中的重金属:取本品 2.0 g,加水 32 mL 溶解后,缓缓加 1 mol/L 盐酸溶液 8 mL,充分振摇,静置数分钟,滤过;取滤液 20 mL,加酚酞指示液 1 滴与氨试液适量至溶液恰显粉红色,加醋酸盐缓冲液(pH3.5)2 mL 与水适量使成 25 mL,依法检查重金属,含重金属不得过百万分之十,问应取多少毫升浓度为 10 ug/mL 的标准铅溶液?

4. 检查某药品中的砷盐,取标准砷溶液 2 mL(每 1 mL 相当于 1 μg 的 As)制备标准砷斑,砷盐限量为 0.000 1%,应取供试品的量为多少?

5. 碘酸钾中硫酸盐检查法:取本品 3.0 g,小心加盐酸 12.5 mL,置水浴上蒸干,重复操作一次至碘完全除尽。于残渣中加水适量使溶解并稀释至 40 mL,移至 50 mL 纳氏比色管中,加稀盐酸 2 mL,摇匀,依法检查(《中国药典》通则 0802),与标准硫酸钾溶液(100 μg $SO_4^{2-}$/mL)1.5 mL 制成的对照溶液比较,不得更浓。求碘酸钾中硫酸盐的限量为百分之几。

6. 布洛芬中有关物质的检查方法:取本品,用三氯甲烷制成每 1 mL 中含 100 mg 的溶液,作为供试品溶液;精密量取适量,用三氯甲烷定量稀释制成每 1 mL 中含 1 mg 的溶液,作为对照溶液。照薄层色谱法(《中国药典》通则 0502)试验,吸取上述两种溶液各 5 μL,分别点于同一硅胶 G 薄层板上,以正己烷-乙酸乙酯-冰醋酸(15∶5∶1)为展开剂,展开,晾干,喷以 1% 高锰酸钾的稀硫酸溶液,于 120 ℃下加热 20 分钟,置紫外光灯(365 nm)下检视。供试品溶液如显杂质斑点,与对照溶液的主斑点比较,不得更深。请回答以下问题:

① 有关物质是指特殊杂质还是一般杂质?

② 本检查方法属于薄层色谱法中的(　　　　　　　　)法。

③ 请画出符合规定的薄层色谱图(假设供试液展开后在主斑点的下方任意位置有 2 个杂质斑点)。

④ 计算本品有关物质的限量。

六、想一想

1. 什么叫药物的杂质?杂质超过限量有什么害处?

2. 杂质的主要来源有哪些?请举例说明。

3. 标准砷溶液的制备:称取 0.132 g,置 1 000 mL 量瓶中……称多少?用什么级别的天平?

# 任务一　葡萄糖一般杂质的检查

【任务要求】

本任务旨在通过训练,使学生掌握葡萄糖中一般杂质的检验方法、原理、反应条件及杂质限量的计算,熟悉杂质的限量检查方法,能够进行药物的一般杂质检查。

【工作场景】

① 仪器:电子天平、电炉、50 mL 纳氏比色管、量筒、50 mL 烧杯、刻度吸管。

② 药品、试剂:葡萄糖、稀硝酸、硝酸、标准氯化钠溶液、0.1 mol/L 硝酸银溶液、稀盐酸、25% 氯化钡溶液、标准硫酸钾溶液、30% 硫氰酸铵溶液、标准铁溶液、醋酸盐缓冲液(pH3.5)、硫代乙酰胺试液、标准铅溶液。

【工作过程】

氯化物的限量检查:取本品 0.6 g,置 50 mL 纳氏比色管中,加水溶解使成 25 mL,再加稀硝酸 10 mL,溶液若不澄清,滤过,加水使成 40 mL,加硝酸银试液 1 mL,用水稀释至50 mL,摇匀,在暗处放置 5 min,如发生浑浊,与标准氯化钠溶液 6.0 mL 同法操作所制的对照液比较,不得更深(0.01%)。

硫酸盐的限量检查:取本品 2.0 g,置 50 mL 纳氏比色管中,加水溶解使成 40 mL,溶液若不澄清,滤过,加稀盐酸 2 mL,摇匀加25%氯化钡溶液 5 mL,用水稀释成 50 mL,摇匀,放置 10 min,如发生浑浊,与标准硫酸钾溶液 2.0 mL 同法操作所制的对照液比较,不得更深(0.01%)。

重金属的限量检查:取本品 4.0 g,置 50 mL 纳氏比色管中,加水 23 mL 溶解,再加醋酸盐缓冲液 2 mL、硫代乙酰胺试液 2 mL,摇匀,放置 2 min,与标准铅溶液 2 mL 同法操作所制的对照液比较,不得更深(5 ppm)。

铁盐的限量检查:取本品 2.0 g,加水 20 mL 溶解,再加硝酸 3 滴,缓缓煮沸 5 min,用水稀释至 45 mL,加硫氰酸铵溶液(30→100)3 mL,摇匀,如显色,与标准铁溶液 2.0 mL 同法操作所制的对照液比较,不得更深(0.001%)。

【数据记录】

葡萄糖中一般杂质检查检验记录见表 2-17。

表 2-17　葡萄糖中一般杂质检查检验记录

| 样品名称 | | 批　　号 | |
| --- | --- | --- | --- |
| 温　　度 | | 湿　　度 | |
| 检验日期 | | 检验项目 | |
| 检验依据 | | | |

| 项　目 | 现　象 | 结　论 |
| --- | --- | --- |
| 氯化物 | | |
| 硫酸盐 | | |
| 铁　盐 | | |
| 重金属 | | |

| 结　论 | □ 符合规定 | □ 不符合规定 |
| --- | --- | --- |

【任务评价】

葡萄糖中一般杂质检查任务评价见表 2-18。

表 2-18　葡萄糖中一般杂质检查任务评价表

| 考核内容 | 配　分 | 得　分 |
| --- | --- | --- |
| 任务准备(实验服穿戴整齐、检查仪器) | 10 | |
| 溶液配制(对照液移取、样品称量溶解) | 20 | |
| 操作步骤(对照与样品同时同法操作) | 30 | |
| 观察方式正确 | 10 | |
| 数据记录规范 | 10 | |
| 结论正确 | 10 | |
| 任务结束整理 | 10 | |
| 总　　分 | 100 | |

# 任务二 阿莫西林胶囊的水分测定——费休氏法

**【任务要求】**

本任务旨在通过训练,使学生掌握费休氏法测定水分的检验方法、原理、反应条件及计算,熟悉水分滴定仪的使用方法,了解药物中水分检查的意义。

**【工作场景】**

① 仪器:电子天平、水分滴定仪、量筒。

② 药品、试剂:阿莫西林胶囊、费休氏试剂、甲醇。

**【工作过程】**

阿莫西林胶囊的水分测定:取本品内容物,照水分测定法测定,含水分不得过 16.0%。

操作步骤:精密称取供试品适量(约消耗费休氏试液 1～5 mL),除另有规定外,溶剂为无水甲醇,用水分测定仪直接测定。或将供试品置干燥的具塞玻瓶中,加溶剂 2～5 mL,在不断振摇(或搅拌)下用费休氏试液滴定至溶液由浅黄色变为红棕色,或用永停滴定法(《中国药典》通则 0701)指示终点。另做空白试验,按下式计算:

$$水分含量(\%) = \frac{(A-B)\times F}{W} \times 100\%$$

式中:$A$——供试品消耗的体积,mL;

$B$——空白试验消耗的体积,mL;

$F$——费休氏试剂的滴定度,mg/mL;

$W$——供试品的取用量,mg。

**【数据记录】**

阿莫西林胶囊的水分测定检验记录见表 2-19。

表 2-19 阿莫西林胶囊的水分测定检验记录

| 样品名称 | | 批 号 | |
|---|---|---|---|
| 仪器型号 | | 天平型号 | |
| 温 度 | | 湿 度 | |
| 检验日期 | | 检验项目 | |
| 检验依据 | | | |
| 内容物量_____g,水分=_____。<br>内容物量_____g,水分=_____。<br>水分平均值=_____。 | | | |
| 结 论 | | □ 符合规定 | □ 不符合规定 |

**【任务评价】**

阿莫西林胶囊的水分测定任务评价见表 2-20。

表 2-20 阿莫西林胶囊的水分测定任务评价表

| 考核内容 | 配 分 | 得 分 |
|---|---|---|
| 任务准备(实验服穿戴整齐、检查仪器) | 10 | |

续表

| 考核内容 | 配　分 | 得　分 |
|---|---|---|
| 溶液配制 | 10 | |
| 水分测定操作步骤(滴定速度、终点颜色、空白试验) | 40 | |
| 数据记录规范 | 20 | |
| 结果正确 | 10 | |
| 任务结束整理 | 10 | |
| 总　　分 | 100 | |

# 任务三　干燥失重测定

**【任务要求】**

本任务旨在通过训练,使学生掌握干燥失重测定法的操作技术及计算,熟悉干燥箱、天平等的使用方法,了解药物中干燥失重检查的意义。

**【工作场景】**

① 仪器:电子天平、干燥箱、扁形水分瓶。

② 药品:葡萄糖酸亚铁胶囊。

**【工作过程】**

① 打开减压干燥箱电源开关,设置加热温度。

② 将洗涤干净的水分瓶放入干燥箱中,干燥恒温至所需温度1 h左右,取出置入干燥器中冷却,称量空瓶重 $W_0$ 并记录数值。

③ 在空水分瓶中加入葡萄糖酸亚铁胶囊内容物约1.0 g,精密称定,总重为 $W_1$。将装有供试品的水分瓶置干燥箱中,常压恒温干燥约5 h,取出置干燥器中冷却,称重为 $W_2$ 并记录数值。

④ 再次将装有供试品的水分瓶置干燥箱中,在相同条件下干燥约1 h,取出置干燥器中冷却,称重为 $W_3$ 并记录数值。直至 $W_3$ 与 $W_2$ 的差值不大于0.3 mg。计算干燥失重,减失重量不超过11.0%。

$$干燥失重(\%) = \frac{W_1 - W_3}{W_1 - W_0} \times 100\%$$

⑤ 洗涤水分瓶,关闭干燥箱电源。

**【数据记录】**

干燥失重检验记录见表2-21。

表2-21　干燥失重检验记录

| 样品名称 | | 批　　号 | |
|---|---|---|---|
| 仪器型号 | | 天平型号 | |
| 温　　度 | | 湿　　度 | |
| 检验日期 | | 检验项目 | |
| 检验依据 | | | |

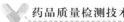 

续表

| | | |
|---|---|---|
| 干燥温度_____,干燥时间_____至恒重。 空瓶重_____g,空瓶恒重_____g,空瓶＋样品干燥前重_____g,干燥后空瓶＋样品重_____g,继续干燥 1小时后,空瓶＋样品恒重_____g。 干燥失重＝_____。 | | |
| 结　论 | □ 符合规定 | □ 不符合规定 |

【任务评价】

干燥失重测定任务评价见表2-22。

表 2-22　干燥失重测定任务评价表

| 考核内容 | 配　分 | 得　分 |
|---|---|---|
| 任务准备(实验服穿戴整齐、检查仪器) | 10 | |
| 测定操作步骤(称量、干燥、恒重) | 45 | |
| 数据记录规范 | 20 | |
| 结果正确 | 15 | |
| 任务结束整理 | 10 | |
| 总　分 | 100 | |

# 任务四　磺胺异噁唑中有关物质的检查

【任务要求】

本任务旨在通过训练,使学生掌握薄层色谱法操作技术,熟悉薄层色谱法杂质检查技术。

【工作场景】

① 仪器:电子天平、硅胶 $GF_{254}$ 薄层板、点样器、层析缸、烧杯、量筒、滤纸、容量瓶、移液管。

② 药品、试药、试剂:磺胺异噁唑、二氯甲烷、甲醇、氨水、硅胶 $GF_{254}$、羧甲基纤维素钠。

【工作过程】

(1) 工作内容

取本品,加甲醇-浓氨溶液(24∶1)的混合液制成每 1 mL 中约含 20 mg 的溶液,作为供试品溶液;精密量取适量,用甲醇-浓氨溶液(24∶1)的混合液定量稀释制成每 1 mL 中约含 0.10 mg 的溶液,作为对照溶液。照薄层色谱法(《中国药典》通则 0502)试验,吸取上述两种溶液各5 μL,分别点于同一硅胶 $GF_{254}$ 薄层板上,以二氯甲烷-甲醇-浓氨溶液(75∶25∶1)为展开剂,展开,晾干,在 100～105 ℃下干燥,置紫外光灯(254 nm)下检视。供试品溶液如显杂质斑点,与对照溶液的主斑点比较,不得更深。

(2) 操作步骤

① 薄层板的制备:将 1 份(3.0 g)硅胶 $GF_{254}$ 和 3 份(9 mL)羧甲基纤维素钠水溶液(0.3%～0.5%)在研钵中沿同一方向研磨混合,去除表面的气泡后,倒玻璃板上使其均匀分布(厚度为 0.2～0.3 mm),取下涂好薄层的玻璃板,置水平台上于室温下晾干,然后在恒温干燥箱中于 110 ℃下烘 30 min,之后立即置有干燥剂的干燥器中备用。使用前检查其均匀度(可通过透射光和反射光检视)。

② 供试品溶液的制备：精密称取磺胺异噁唑 0.2 g，加甲醇-浓氨溶液（24∶1）10 mL，振摇，使磺胺异噁唑溶解，作为供试品溶液。

③ 对照品溶液的制备：精密量取供试品溶液 1 mL，加甲醇-浓氨溶液（24∶1）稀释成 200 mL，作为对照品溶液（每 1 mL 中含 0.1 mg 供试品溶液）。

④ 点样：用微量刻度点样器取对照品溶液和供试品溶液各 5 μL，分别点于同一硅胶 $GF_{254}$ 薄层板上，应为圆点，点样基线距底边 2.0 cm，样点直径为 2 mm，点间距离约为 1.5～2.0 cm（点间距离可视斑点扩散情况，以不影响检出为宜）。点样时必须注意勿损伤薄层表面。

⑤ 展开：以二氯甲烷-甲醇-浓氨溶液（75∶25∶1）为展开剂，将点好样品的薄层板放入展开缸的展开剂中，浸入展开剂的深度为距薄层板底边 0.5～1.0 cm（切勿将样点浸入展开剂中），密封缸盖，待展开至规定距离（一般为 10～15 cm），取出薄层板，晾干，在 100～105 ℃下干燥。

⑥ 观察：取以上晾干后的玻璃板置紫外光灯（254 nm）下检视，供试品溶液如显杂质斑点，与对照溶液的主斑点比较，不得更深。

（3）注意事项

① 所用玻璃板应洗净，不挂水珠，光滑平整。

② 铺板要均匀，厚度适宜，并于室温下晾干，在 110 ℃下活化 30 min，然后置有干燥剂的干燥箱或干燥器中备用。

③ 点样点一般为圆点，不能太大，太大易造成拖尾、扩散等现象，影响分离效果。点样时必须注意勿损伤薄层表面。

④ 展开前需预先用展开剂预平衡，可在缸中加入适量的展开剂，密闭，一般保持 15～30 min。

【数据记录】

磺胺异噁唑中有关物质的检验记录见表 2-23。

表 2-23　磺胺异噁唑中有关物质的检验记录

| 样品名称 | | 批　　号 | |
|---|---|---|---|
| 仪器型号 | | 天平型号 | |
| 温　　度 | | 湿　　度 | |
| 检验日期 | | 检验项目 | |
| 检验依据 | | | |
| 配制流动相：用量筒取二氯甲烷、甲醇、浓氨溶液各 ＿＿＿＿＿＿＿＿＿＿、＿＿＿＿＿＿＿＿＿、 ＿＿＿＿＿＿＿＿＿ mL，混匀。<br>供试品溶液配制：称取样品量＿＿＿＿＿＿＿＿ g。<br>检视结果：供试品溶液如显杂质斑点，与对照溶液的主斑点比较，＿＿＿＿＿＿＿＿＿＿＿＿＿＿＿ ＿＿＿＿＿＿＿＿＿＿。 | | | 对照品　供试品 |
| 结　　论 | □ 符合规定 | □ 不符合规定 | |

【任务评价】

磺胺异噁唑中有关物质的检查任务评价见表 2-24。

表 2-24　磺胺异噁唑中有关物质的检查任务评价表

| 考核内容 | 配　分 | 得　分 |
|---|---|---|
| 任务准备(实验服穿戴整齐、检查仪器) | 10 | |
| 溶液配制 | 10 | |
| 流动相配制 | 10 | |
| 操作步骤(点样、展开、检视) | 40 | |
| 数据记录规范 | 10 | |
| 结论正确 | 10 | |
| 任务结束整理 | 10 | |
| 总　分 | 100 | |

# 任务五　盐酸氨溴索片的有关物质检查

【任务要求】

本任务旨在通过训练,使学生掌握高效液相色谱法操作技术,学会高效液相色谱法检查杂质技术,熟悉高效液相色谱仪的使用。

【工作场景】

① 仪器:电子天平、高效液相色谱仪、烧杯、量筒、滤纸、容量瓶、移液管、漏斗。

② 药品、试药、试剂:盐酸氨溴索片、盐酸氨溴索对照品、磷酸氢二铵、乙腈、甲醛。

【工作过程】

(1) 盐酸氨溴索片有关物质的测定

① 色谱条件与系统适用性试验:用十八烷基硅烷键合硅胶为填充剂,以 0.01 mol/L 磷酸氢二铵溶液(用磷酸调节 pH 至 7.0)-乙腈(50∶50)为流动相,检测波长为 248 nm。取盐酸氨溴索约 5 mg,加甲醇 0.2 mL 溶解,再加甲醛溶液(1→100)40 μL,摇匀,置 60 ℃水浴中加热 5 min,氮气吹干。残渣加水 5 mL 使溶解,用流动相稀释至 20 mL,摇匀,取 20 μL 注入液相色谱仪,氨溴索峰与杂质 I 峰(相对保留时间约为 0.8 s)间的分离度应大于 4.0。

② 测定法:取本品细粉适量,加流动相溶解并稀释制成每 1 mL 中含盐酸氨溴索 1 mg 的溶液,滤过,取续滤液,作为供试品溶液;精密量取 1 mL,置 100 mL 量瓶中,用流动相稀释至刻度,摇匀,作为对照溶液。精密量取供试品溶液与对照溶液各 20 μL,分别注入液相色谱仪,记录色谱图至主成分峰保留时间的 2 倍。供试品溶液色谱图中如有杂质峰,各杂质峰面积的和不得大于对照溶液主峰面积(1.0%)。

(2) 测定步骤

① 开启仪器→设定流速、波长→换流动相。

② 系统适用性试验:取系统适用性试验溶液连续进样 5 针,计算理论塔板数 N、分离度与 RSD。

③ 空白试验:清洗系统,取溶剂进样,至色图谱上除溶剂峰外再无别的吸收峰为止,否则继续清洗系统。

④ 样品的测定:取供试液进样,记录色谱图至主成分峰保留时间的 2 倍。

⑤ 计算：分别记下色谱图的峰面积，按要求进行计算。

【数据记录】

盐酸氨溴索片的有关物质检验记录见表 2-25。

表 2-25 盐酸氨溴索片的有关物质检验记录

| 样品名称 | | 批 号 | |
|---|---|---|---|
| 仪器型号 | | 天平型号 | |
| 温 度 | | 湿 度 | |
| 检验日期 | | 检验项目 | |
| 检验依据 | | | |

配制流动相：用量筒取以 0.01 mol/L 磷酸氢二铵溶液（用磷酸调节 pH 至 7.0）、乙腈各 _____、_____ mL，混匀。

供试品溶液配制：称取样品量 _____ g。

| 对照品峰面积 $A_{对}$ | | | | | |
|---|---|---|---|---|---|
| 内标物峰面积 $\overline{A}_{内}$ | | | | | |
| RSD/% | | | | | |
| 供试品峰面积 $A_{样}$ | | | | | |
| 杂质含量/% | | | | | |

| 结 论 | □ 符合规定　　　　□ 不符合规定 |
|---|---|

【任务评价】

盐酸氨溴索片的有关物质检查任务评价见表 2-26。

表 2-26 盐酸氨溴索片的有关物质检查任务评价表

| 考核内容 | 配 分 | 得 分 |
|---|---|---|
| 任务准备（实验服穿戴整齐、检查仪器） | 10 | |
| 溶液配制 | 10 | |
| 流动相配制 | 10 | |
| 操作步骤（设定参数、平衡系统、进样） | 40 | |
| 数据记录规范 | 10 | |
| 结果正确 | 10 | |
| 任务结束整理 | 10 | |
| 总 分 | 100 | |

# 项目四　制剂常规项目检查技术

 学习目标

1. 知识目标
① 掌握制剂常规检查项目的概念、检查目的、适用范围、操作方法和结果判定标准；
② 熟悉制剂常规检查项目的标准操作规范。

2. 能力目标
① 能熟记制剂常规项目检查的常规技术要求；
② 能完成制剂常规项目检查，并填写检验记录，正确进行结果判断。

3. 素质目标
① 具有爱岗敬业、诚实守信、奉献社会的职业道德；
② 具有严谨的工作作风和实事求是的工作态度以及药品质量观念。

案例导入

**不溶性微粒的考察**

2006 年 12 月至 2007 年 1 月,某医院小儿科连续发生 9 例因静脉输液而引起的药品不良反应,便对其不良反应涉及的 11 种儿科常用注射剂进行不溶性微粒测定。9 例患儿所使用的 8 组配伍输液中,5 组微粒超标,2 组接近不合格限,仅 1 组配伍液符合《中国药典》对大输液的质量限度。对于循环系统尚未成熟的婴幼儿,特别是对有过敏体质的患儿而言,输液中不溶性微粒可能对其造成严重的危害。

讨论:1. 不溶性微粒检测的重要性。

2. 防止微粒危害的措施。

## 一、片剂常规项目检查技术

片剂系指原料药物与适宜的辅料制成的圆形或异形的片状固体制剂。片剂以口服普通片为主,另有含片、舌下片、口腔贴片、咀嚼片、分散片、可溶片、泡腾片、阴道片、阴道泡腾片、缓释片、控释片与肠溶片与口崩片等。

《中国药典》规定片剂的常规检查包括:重量差异检查、崩解时限检查、含量均匀度检查、溶出度检查、微生物限度检查。

### 知识链接

片剂在生产与贮藏期间应符合以下规定:

1. 原料药物与辅料应混合均匀。含药量小或含毒、剧毒药的片剂,应根据原料药物的性质采用适宜的方法使其分散均匀。

2. 凡属挥发性或对光、热不稳定的原料药物,在制片过程中应采取遮光、避热等适宜的方法,以避免成分损失或失效。

3. 压片前的物料、颗粒或半成品应控制水分,以适应制片工艺的需要,防止片剂在贮存期间发霉、变质。

4. 根据依从性需要,片剂中可加入矫味剂、芳香剂和着色剂等,一般指含片、口腔贴片、咀嚼片、分散片、泡腾片、口崩片等。

5. 为增加稳定性、掩盖原料药物的不良臭味、改善片剂外观等,可对制成的药片包糖衣或薄膜衣。对一些遇胃液易破坏、刺激胃黏膜或需要在肠道内释放的口服药片,可包肠溶衣。必要时,薄膜包衣片剂应检查残留溶剂。

6. 片剂外观应完整光洁,色泽均匀,有适宜的硬度和耐磨性,以免包装、运输过程中发生磨损或破碎,除另有规定外,非包衣片应符合片剂脆碎度检查法(《中国药典》通则0923)的要求。

7. 片剂的微生物限度应符合要求。

8. 根据原料药物和制剂的特性,除来源于动、植物多组分且难以建立测定方法的片剂外,溶出度、释放度、含量均匀度等应符合要求。

9. 除另有规定外,片剂应密封贮存。生物制品原液、半成品和成品的生产及质量控制应符合相关品种的要求。

除药典品种项下规定的检验项目外,片剂还应进行重量差异和崩解时限检查。此外,阴道片应检查融变时限;阴道泡腾片应检查发泡量;分散片应检查分散均匀性;以动物、植物、矿物来源的非单体成分制成的片剂,生物制品片剂以及黏膜或皮肤炎症或腔道等局部用片剂(如口腔贴片、外用可溶片、阴道片、阴道泡腾片等)应照非无菌产品检查微生物限度。除另有规定外,非包衣片应符合片剂脆碎度检查法的要求。

### (一)重量差异检查

**1. 基本概念**

重量差异检查是指按规定称量方法测定片剂每片的重量与平均片重之间的差异程度。

**2. 检查的意义**

在片剂生产中,由于颗粒的均匀度和流动性,以及工艺、设备和管理等原因,都会引起片剂的重量差异。本项检查的目的在于控制各片重量的一致性,保证用药剂量的准确性。

**3. 重量差异限度**

《中国药典》规定片剂重量差异不得过表2-27的限度规定。

表2-27 片剂重量差异限度

| 平均重量/g | 重量差异限度/% |
| --- | --- |
| <0.30 | ±7.5 |
| ≥0.30 | ±5 |

**4. 检查法**

取供试品20片,精密称定总重量,求得平均片重后,再分别精密称定每片的重量,每片重量与平均片重相比较(凡无含量测定的片剂或有标示片重的中药片剂,每片重量应与标示量片重比较),超出重量差异限度的不得多于2片,并不得有1片超出限度1倍。

**5. 注意事项**

① 糖衣片的片芯应检查重量差异并符合规定,包糖衣后不再检查重量差异。

② 薄膜衣片应在包薄膜衣后检查重量差异并符合规定。

③ 凡规定检查含量均匀度的片剂,一般不再进行重量差异检查。

④ 薄膜衣片在包衣后也应检查重量差异。

【实例解析】

盐酸左氧氟沙星片(规格 0.1 g)的重量差异检查:测得 20 片总重为 4.806 0 g,每片的测定数据见表 2-28。

表 2-28　片剂重量差异限度检查数据　　　　　　　　　　　　单位/g

| 0.238 0 | 0.254 1 | 0.241 7 | 0.231 6 | 0.248 8 | 0.258 4 | 0.250 5 | 0.251 3 | 0.252 2 | 0.254 2 |
| 0.259 1 | 0.241 8 | 0.240 7 | 0.259 8 | 0.231 8 | 0.224 7 | 0.242 2 | 0.243 2 | 0.253 8 | 0.244 7 |

该供试品重量差异是否符合规定?请写出计算过程。

解析:平均片重($\overline{m}$)为 4.806 0/20＝0.240 3 g,修约为 0.240 g。

允许片重范围($\overline{m}\pm\overline{m}\times$重量差异限度)＝0.240±0.240×7.5%,即 0.222～0.258 g。

有 3 片超出允许片重范围,分别是 0.258 4 g、0.259 8 g、0.259 1 g。

结果判定:超出重量差异限度的药品有 3 片,本品的重量差异不符合规定。

## (二)崩解时限检查

### 1. 基本概念

本法系用于检查口服固体制剂在规定条件下的崩解情况。崩解系指口服固体制剂在规定条件下全部崩解溶散或成碎粒,除不溶性包衣材料或破碎的胶囊壳外,应全部通过筛网。如有少量不能通过筛网,但已软化或轻质上浮且无硬芯者,可认为符合规定。

### 2. 检查方法

① 将温度低于 37 ℃的纯化水加入崩解仪的水箱,保持水箱内水位高于烧杯内的水位。打开电源开关,检查气泵是否工作。仪器温度设为 37 ℃,打开加热开关。将吊篮通过上端的不锈钢轴悬挂于金属支架上,保证吊篮下降至最低处时,筛网距烧杯底部 25 mm。烧杯内加入温度为(37±1)℃的纯化水(或规定介质),液面高度按仪器说明书执行,保证吊篮上升至最高处时,筛网在液面下 15 mm 处。金属支架上下移动的距离为(55±2)mm,往返速度为每分钟 30～32 次。

② 用温度计测定烧杯内纯化水(或规定介质)的温度,俟温度达到(37±1)℃时,取供试品 6 片,分别置吊篮的玻璃管中,每管各加 1 片,立即启动崩解仪。

③ 观察并记录各片崩解的时间。

④ 到规定时限后,如有 1 片不能完全崩解,应另取 6 片复试。复试时将烧杯及吊篮清洗干净,并重新换水(或规定介质),重复上述操作。

### 3. 结果判定

除另有规定外,取药片 6 片,分别置上述吊篮的玻璃管中,每管各加 1 片,按上述方法检查,各片均应在 15 min 内全部崩解。如有 1 片不能完全崩解,应另取 6 片复试,均应符合规定。

### 4. 注意事项

① 糖衣片应在 1 h 内全部崩解。如有 1 片不能完全崩解,应另取 6 片复试,均应符合规定。

② 薄膜衣片可改在盐酸溶液中(9→1 000)进行检查,各片均应在 30 min 内全部崩解。如

有 1 片不能完全崩解，应另取 6 片复试，均应符合规定。

③ 肠溶衣片先在盐酸溶液（9→1 000）中检查 2 h，每片均不得有裂缝、崩解或软化等现象；继而将吊篮取出，用少量水洗涤后，每管各加入挡板 1 块，再按上述方法，在磷酸盐缓冲液（pH 为 6.8）中进行检查，1 h 内应全部崩解。如有 1 片不能完全崩解，应另取 6 片复试，均应符合规定。

④ 凡规定检查溶出度的片剂，可不进行崩解时限检查。

**任务练习**

查阅《中国药典》（第四部）崩解时限检查法，完成甲硝唑片的崩解时限检查。

### （三）含量均匀度检查

#### 1. 基本概念

含量均匀度系指单剂量的固体制剂、半固体或非均相液体制剂中的每片（个）含量符合标示量的程度。

除另有规定外，片剂、硬胶囊剂、颗粒剂或散剂等，每一个单剂标示量小于 25 mg 或主药含量小于每一个单剂重量 25% 者；药物间或药物与辅料间采用混粉工艺制成的注射用无菌粉末；内充非均相溶液的软胶囊；单剂量包装的口服混悬液、透皮贴剂和栓剂等品种项下规定含量均匀度应符合要求的制剂，均应检查含量均匀度。复方制剂仅检查符合上述条件的组分，多种维生素或微量元素一般不检查含量均匀度。

凡检查含量均匀度的制剂，一般不再检查重（装）量差异；当全部主成分均进行含量均匀度检查时，复方制剂一般亦不再检查重（装）量差异。

#### 2. 检查方法

除另有规定外，取供试品 10 片（个），照各药品项下规定的方法，分别测定每片（个）以标示量为 100 的相对含量 $X$，求其平均值 $\overline{X}$ 和标准差 $S$ 以及标示量与平均值之差的绝对值 $A$。

$$A = |100 - \overline{X}|$$

$$S = \sqrt{\frac{\sum (X - \overline{X})^2}{n - 1}}$$

#### 3. 结果判定（表 2-29 中限度为 $L$）

表 2-29　初试判断标准

| 计算结果 | $A + 2.2S \leqslant L$ | $A + S > L$ | $A + 2.2S > L$，且 $A + S \leqslant L$ |
| --- | --- | --- | --- |
| 判　断 | 符合规定 | 不符合规定 | 不确定，应复试 |

若 $A + 2.2S > L$，且 $A + S \leqslant L$，则应另取 20 片（个）复试。根据初试、复试结果，计算 30 片（个）的平均值 $\overline{X}$、标准差 $S$ 和标示量与平均值之差的绝对值 $A$，然后按表 2-30 进行判断。

表 2-30　复试判断标准

| 计算结果 | | 符合规定 | 不符合规定 |
| --- | --- | --- | --- |
| | $A \leqslant 0.25L$ 时 | $A^2 + S^2 \leqslant 0.25L^2$ | $A^2 + S^2 > 0.25L^2$ |
| | $A > 0.25L$ 时 | $A + 1.7S \leqslant L$ | $A + 1.7S > L$ |
| 判　断 | | 符合规定 | 不符合规定 |

### 4．注意事项

① 上述公式中：$L$ 为规定值，除另有规定外，$L=15.0$。单剂量包装的混悬液，内充非均相溶液的软胶囊，胶囊型或泡囊型粉雾剂，单剂量包装的眼用、耳用、鼻用混悬液，固体或半固体制剂的 $L=20.0$；透皮制剂、栓剂的 $L=25.0$。如该药品项下规定含量均匀度的限度为 $\pm20\%$ 或其他值时，$L=20.0$ 或其他相应的数值。

② 当各品种正文项下含量限度规定的上下限平均值 $(T)$ 大于 $100.0(\%)$ 时，若 $\overline{X}<100.0$，则 $A=100-\overline{X}$；若 $100.0\leqslant\overline{X}\leqslant T$ 时，则 $A=0$；若 $\overline{X}>T$，则 $A=\overline{X}-T$。同上法计算，判定结果，即得。当 $T<100.0(\%)$ 时，应按各品种正文中规定的 $A$ 计算。

③ 凡检查含量均匀度的制剂，不再检查重量差异。

**【实例解析】** 盐酸三氟拉嗪片含量均匀度的测定

避光操作。取盐酸三氟拉嗪片 10 片（规格为 1 mg），分别置 10 个乳钵中，加盐酸溶液（1→20）适量，研磨，使盐酸三氟拉嗪溶解，除去不溶物，用盐酸溶液（1→20）定量稀释至 100 mL，照紫外-可见分光光度法（通则 0401），在 256 nm 的波长处测定，测得 10 片片剂的吸光度分别为 0.641、0.634、0.629、0.627、0.631、0.625、0.622、0.643、0.612、0.619。$C_{21}H_{24}F_3N_3S\cdot2HCl$ 的百分吸收系数 $(E_{1\,cm}^{1\%})$ 为 630。请判断该药物含量均匀度是否符合规定。

解

$$标示量\%=\frac{A\times D\times V}{E_{1\,cm}^{1\%}\times L\times100\times标示量}\times100\%=\frac{A\times100}{E_{1\,cm}^{1\%}\times L\times100\times1\times10^{-3}}\times100\%$$

$$=\frac{0.641\times100}{630\times1\times100\times1\times10^{-3}}\times100\%=101.75\%$$

其余 9 片的相对含量分别为：100.63%、99.84%、99.52%、100.16%、99.21%、98.73%、102.06%、97.14%、98.25%。

利用计算器的统计功能得 $\overline{X}=99.73\%$，$A=0.27$，$S=1.52$。

$$A+2.2S=0.27+2.2\times1.52=3.6<15.0。$$

结果判定：该药物的含量均匀度符合规定。

### （四）溶出度检查

#### 1．基本概念

溶出度系指在规定条件下活性药物从片剂、胶囊剂或颗粒剂等普通制剂中溶出的速率和程度。在缓释制剂、控释制剂、肠溶制剂、透皮贴剂等制剂中也称释放度。

固体制剂中的药物只有溶解之后才能被机体吸收，而崩解只是药物溶出的最初阶段，还不能客观反映药物在体内溶出的全过程。药物在体内吸收的速度通常由溶解的快慢决定，因此，溶出度是控制固体制剂内在质量的重要指标之一，是观察生物利用度的一种体外试验方法。

#### 2．检查方法

《中国药典》规定溶出度和释放度的测定方法有 5 种：第一法（转篮法）、第二法（桨法）、第三法（小杯法）、第四法（桨碟法）、第五法（转筒法）。其中，第三法（小杯法）主要用于测定小剂量制剂的溶出度，第四法（桨碟法）、第五法（转筒法）主要用于测定透皮贴剂的溶出度。所使用的仪器如图 2-6 所示。

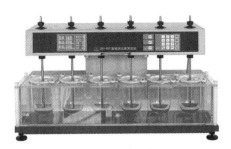

图 2-6　溶出仪

（1）第一法（转篮法）

量取经脱气处理的溶剂，注入每个溶出杯内，加温使溶剂温度保持在（37±0.5）℃，取供试品 6 片（粒、袋），分别投入 6 个转篮内，将转篮降入容器中，立即按各品种项下规定的转速启动仪器开始计时，至规定的取样时间，在规定取样点吸取溶液适量，立即经不大于 0.8 μm 的微孔滤膜滤过，自取样至滤过应在 30 s 内完成。取滤液，照各药品项下规定的方法测定，算出每片（粒、袋）的溶出量。

（2）第二法（桨法）

量取经脱气处理的溶剂，注入每个溶出杯内，加温使溶剂温度保持在（37±0.5）℃。取供试品 6 片（粒、袋），分别投入 6 个溶出杯内，立即按各品种项下规定的转速启动仪器并开始计时，至规定的取样时间，在规定取样点吸取溶液适量，立即经 0.8 μm 的微孔滤膜滤过，自取样至滤过应在 30 s 内完成。取澄清滤液，照各药品项下规定的方法测定，算出每片（粒、袋）的溶出量。

（3）第三法（小杯法）

量取经脱气处理的溶剂 100～250 mL，注入每个溶出杯内，其余操作同第二法（桨法）。

（4）第四法（桨碟法）和第五法（转筒法）

量取经脱气处理的溶剂，注入每个溶出杯内，加温使溶剂温度保持在（32±0.5）℃。按照《中国药典》规定，将透皮贴剂固定，立即按各品种项下规定的转速启动仪器并开始计时，至规定的取样时间，在规定取样点吸取溶液适量，照各药品项下规定的方法测定，算出每片（粒、袋）的溶出量。

（5）第六法（流池法）

取玻璃珠置品种正文项下规定的流通池中。按品种正文项下规定，取 1 片（粒）样品放在玻璃珠上，或置于支架上。装好滤头并将所有部件用夹子固定好，加热使溶出介质温度保持在（37±0.5）℃或正文规定的温度，并以品种正文项下规定的溶出介质与流速经流通池底部连续泵入池内，流速的测定应准确至 5%。至规定的每一次取样时间，取出适量溶液，按各品种正文项下规定的方法测定，计算溶出量。

（6）第七法（往复筒法）

量取各品种项下规定体积的溶出介质置于各溶出杯中，待溶出介质温度恒定在（37±0.5）℃，取供试品 6 片（粒）置于 6 个往复筒中，注意避免供试品表面产生气泡，立即按各品种正文项下规定的试验参数进行试验，计时；在向上和向下的运动过程中，往复筒移动的距离为（10±0.1）cm；至各品种项下规定的取样时间，吸取规定体积的溶出，立即用适当的微孔滤膜过滤，自取样至滤过应在 30s 内完成。按照各品种项下规定的方法测定，计算每片（粒）的溶出量。

### 3. 溶出度的计算

$$溶出度 = \frac{溶出量}{标示量} \times 100\%$$

采用吸收系数时的计算：

$$溶出度 = \frac{A \times 10 \times S}{E_{1\,cm}^{1\%} \times W} \times 100\%$$

式中：$A$——供试品吸光度；

$S$——供试品溶出介质的体积(mL)及稀释倍数；

$W$——供试品的标示规格，mg。

用对照品时的计算：

$$溶出度 = \frac{A \times W_r \times S}{A_r \times W \times S_r} \times 100\%$$

式中：$A$——供试品溶液的吸光度或峰面积；

$W_r$——对照品的取用量，mg；

$S_r$——对照品的溶解体积及稀释倍数；

$A_r$——对照品溶液的吸光度或峰面积；

$S$——供试品溶出介质的体积及稀释倍数；

$W$——供试品的标示规格，mg。

### 4. 结果判定

普通制剂符合下列条件之一者，可判为符合规定：

① 6 片(粒、袋)中，每片(粒、袋)的溶出量按标示量计算，均应不低于规定限度($Q$)。

② 6 片(粒、袋)中，如有 1～2 片(粒、袋)低于 $Q$，但不低于 $Q-10\%$，且其平均溶出量不低于 $Q$。

③ 6 片(粒、袋)中，有 1～2 片(粒、袋)低于 $Q$，其中仅有 1 片(粒、袋)低于 $Q-10\%$，但不低于 $Q-20\%$，且其平均溶出量不低于 $Q$，应另取 6 片(粒、袋)复试；初试、复试的 12 片(粒、袋)中有 1～3 片(粒、袋)低于 $Q$，其中仅有 1 片(粒、袋)低于 $Q-10\%$，但不低于 $Q-20\%$，且其平均溶出量不低于 $Q$。

### 4. 注意事项

① 仪器装置的调试。

测定前，应调整仪器装置。第一法使转篮底部距溶出杯的内底部$(25\pm2)$ mm，第二法使桨叶底部距溶出杯的内底部$(25\pm2)$ mm，第三法使桨叶底部距溶出杯的内底部$(15\pm2)$ mm。

② 溶出介质的制备。

溶出介质要求脱气处理。可采用的脱气方法：取溶出介质，在缓慢搅拌下加热至约 41 ℃，并在真空条件下不断搅拌 5 min 以上；或采用煮沸、超声、抽滤等其他有效的除气方法。如果溶出介质为缓冲液，当需要调节溶液的 pH 时，一般调节 pH 至规定值的$\pm0.05$ 范围之内。

③ 凡检查溶出度、释放度的制剂，不再进行崩解时限检查。

④ 应按照各品种项下规定的取样时间取样，自取样至滤过应在 30 s 内完成，6 个溶出杯完成取样的时间应在 1 min 内。

⑤ 取样位置。

第一法应在转篮的顶端至液面的中点，并距溶出杯内壁 10 mm 处。

第二法应在桨叶顶端至液面的中点,并距溶出杯内壁 10 mm 处。

第三法应在桨叶顶端至液面的中点,并距溶出杯内壁 6 mm 处。

【实例解析】　异烟肼片溶出度的测定

取本品,照溶出度与释放度测定法(《中国药典》通则 0931 第一法),以水 1 000 mL 为溶出介质,转速为 100 r/min,依法操作。30 min 时,取溶液滤过,精密量取续滤液,用水定量稀释 10 倍,照紫外-可见分光光度法(《中国药典》通则 0401),在 263 nm 的波长处测定,测得的吸光度分别为 0.304、0.310、0.311、0.309、0.307 和 0.305,按百分吸收系数为 307 计算,计算每片的溶出量。限度为标示量的 60%,应符合规定。(规格为 100 mg)

解

$$溶出量 = \frac{A \times 1\% \times D \times V}{E_{1\,cm}^{1\%} \times L \times 标示量} \times 100\%$$

$$= \frac{A \times 1\% \times 10 \times 1\,000}{307 \times 1 \times 0.1} \times 100\% = A \times 325.73\%$$

将 6 片片剂分别测得的吸光度代入公式计算,溶出量分别是 99.02%、101.0%、101.3%、100.7%、100.0% 和 99.35%。

## 二、注射剂常规项目检查技术

注射剂系指原料药物或与适宜的辅料制成的供注入体内的无菌制剂。注射剂可分为注射液、注射用无菌粉末与注射用浓溶液等。

《中国药典》规定注射剂的常规检查包括装量检查、装量差异检查、可见异物检查、不溶性微粒检查、渗透压摩尔浓度检查、无菌检查、细菌内毒素或热原检查。

### 知识链接

注射剂在生产与贮藏期间应符合以下规定:

1. 溶液型注射液应澄清;除另有规定外,混悬型注射液中原料药物的粒径应控制在 15 $\mu$m 以下,含 15～20 $\mu$m(间有个别 20～50 $\mu$m)者,不应超过 10%,若有可见沉淀,振摇时应容易分散均匀。混悬型注射液不得用于静脉注射或椎管内注射;乳状液型注射液不得有相分离现象,不得用于椎管注射;静脉用乳状液型注射液中 90% 的乳滴粒径应在 1 $\mu$m 以下,不得有大于 5 $\mu$m 的乳滴。除另有规定外,输液应尽可能与血液等渗。

2. 注射剂所用的原辅料应从来源及生产工艺等环节进行严格控制并应符合注射用的质量要求。除另有规定外,制备中药注射剂的饮片等原料药物应严格按各品种项下规定的方法提取、纯化,制成半成品、成品,并应进行相应的质量控制。生物制品原液、半成品和成品的生产及质量控制应符合相关品种的要求。

3. 注射剂所用溶剂应安全无害,并与其他药用成分兼容性良好,不得影响活性成分的疗效和质量。一般分为水性溶剂和非水性溶剂。水性溶剂最常用的为注射用水,也可用 0.9% 氯化钠溶液或其他适宜的水溶液。非水性溶剂常用植物油,主要为供注射用的大豆油,其他还有乙醇、丙二醇和聚乙二醇等。

4. 配制注射剂时,可根据需要加入适宜的附加剂,如渗透压调节剂、pH 调节剂、增溶剂、助溶剂、抗氧剂、抑菌剂、乳化剂、助悬剂等。所用附加剂应不影响药物疗效,避免对检验产生干扰,使用浓度不得引起毒性或明显的刺激性。

5. 注射剂常用的容器有玻璃安瓿、玻璃瓶、塑料安瓿、塑料瓶（袋）、预装式注射器等。容器的密封性须用适宜的方法确证。除另有规定外，容器应足够透明，以便检视内容物。

6. 在注射剂的生产过程中应尽可能缩短配制时间，防止微生物与热原的污染及原料药物变质。输液的配制过程更应严格控制。注射用无菌粉末应按无菌操作制备。必要时，注射剂应进行相应的安全性检查，如异常毒性、过敏反应、溶血与凝聚、降压物质等，均应符合要求。

7. 灌装标示装量为不大于 50 mL 的注射剂时，应按要求适当增加装量。除另有规定外，多剂量包装的注射剂，每容器的装量一般不得超过 10 次注射量，增加的装量应能保证每次注射用量。注射剂灌装后应尽快熔封或严封。接触空气易变质的原料药物，在灌装过程中，应排除容器内的空气，可填充二氧化碳或氮气等，立即熔封或严封。

8. 注射剂熔封或严封后，一般应根据原料药物的性质选用适宜的方法进行灭菌，必须保证制成品无菌。注射剂应采用适宜的方法进行容器检漏。

9. 除另有规定外，注射剂应避光贮存。生物制品原液、半成品和成品的生产及质量控制应符合相关品种的要求。

10. 注射剂的标签或说明书中应标明其中所用辅料的名称，如有抑菌剂还应标明抑菌剂的种类及浓度；注射用无菌粉末应标明配制溶液所用的溶剂种类，必要时还应标注溶剂量。

注射剂除应按药典品种项下规定的检验项目外，还应检查装量或装量差异、可见异物和无菌。静脉输液及椎管注射用注射液应加查渗透压摩尔浓度；静脉注射、静脉滴注、鞘内注射、椎管内注射的溶液型注射液、注射用无菌粉末及注射用浓溶液应加查不溶性微粒；静脉注射剂应加查细菌内毒素或热原。

**（一）装量检查**

1. 检查方法

标示装量不大于 2 mL 的注射液，取供试品 5 支进行检查；2 mL 以上至 50 mL 的注射液，取供试品 3 支进行检查。开启时注意避免损失，将每支内容物分别用相应体积的干燥注射器及注射针头抽尽，然后注入经标化的量具内（量具的大小应使待测体积至少占其额定体积的 40%，不排尽针头中的液体），在室温下检视。测定油溶液、乳状液或混悬液的装量时，应先加温摇匀，再用干燥注射器及注射针头抽尽后，同前法操作，放冷，检视。每支的装量均不得少于其标示量。

标示装量为 50 mL 以上的注射液及注射用浓溶液，按照最低装量检查法（《中国药典》通则 0942）检查，应符合规定。

2. 注意事项

所用注射器及量筒必须洁净、干燥并经定期校准；其最大容量应与供试品的标示装量相一致，量筒的体积应使待测体积至少占其额定体积的 40%。

注射器应配上适宜号数的注射针头，其大小与临床使用情况相近为宜。

**任务练习**

请完成维生素 $B_{12}$ 注射液（2 mL：0.5 mg）的装量检查。

**（二）装量差异检查**

除另有规定外，注射用无菌粉末按照下述方法检查，应符合规定。

### 1. 检查方法

取供试品 5 瓶(支),除去标签、铝盖,容器外壁用乙醇洗净,干燥。开启时,注意避免玻璃屑等异物落入容器中,分别迅速精密称定。倾出内容物,容器可用水、乙醇洗净,在适宜条件下干燥后,再分别精密称定每一容器的重量,求出每瓶(支)的装量与平均装量。每瓶(支)中的装量与平均装量相比较(如有标示装量,则与标示装量相比较),应符合规定。如有 1 瓶(支)不符合,应另取 10 瓶(支)复试,均符合规定。

凡规定检查含量均匀度的注射用无菌粉末,一般不再进行装量差异检查。

### 2. 结果判定

除另有规定外,注射用无菌粉末的装量差异限度应符合表 2-31 的要求。

表 2-31　注射用无菌粉末装量差异限度

| 平均装量 | 装量差异限度/% |
| --- | --- |
| 0.05 g 及 0.05 g 以下 | ±15 |
| 0.05 g 以上至 0.15 g | ±10 |
| 0.15 g 以上至 0.50 g | ±7 |
| 0.50 g 以上 | ±5 |

**任务练习**

请完成注射用青霉素钠(规格为 0.12 g)的装量差异检查。

### 3. 注意事项

开启安瓿装粉针时,应避免玻璃屑落入或溅失;开启橡皮塞铝盖玻璃瓶装粉针时,应先稍稍打开橡皮内塞使瓶内外的气压平衡,再盖紧后称重。

用水、乙醇洗涤倾去内容物后的容器时,应避免将瓶外编号的字迹擦掉,以免影响称量结果;并将空容器与原橡皮塞或安瓿颈部配对放于原固定位置。

空容器的干燥,一般可于 60~70℃加热 1~2 小时,也可在干燥器内干燥较长时间。

称量空容器时,应注意瓶身与瓶塞(或折断的瓶颈部分)的配对。

### (三) 可见异物检查

可见异物是指存在于注射剂、眼用液体制剂和无菌原料药中,在规定条件下目视可以观测到的不溶性物质,其粒径或长度通常大于 50 μm。

可见异物检查法(《中国药典》通则 0904)有灯检法和光散射法。一般常用灯检法,也可采用光散射法。灯检法不适用的品种,如用深色透明容器包装或液体色泽较深(一般深于各标准比色液 7 号)的品种应选用光散射法;混悬型、乳状液型注射液或滴眼液不能使用光散射法。

### 1. 灯检法

灯检法按各类供试品的要求,取规定量供试品,除去容器标签,擦净容器外壁,必要时将药液转移至洁净、透明的适宜容器内。将供试品置遮光板边缘处,在明视距离(指供试品至人眼的清晰观测距离,通常为 25 cm),手持容器颈部,轻轻旋转和翻转容器(但应避免产生气泡),使药液中可能存在的可见异物悬浮,并分别在黑色和白色背景下目视检查,重复观察,总检查时限为 20 s。供试品装量每支(瓶)在 10 mL 及 10 mL 以下的,每次检查可手持 2 支(瓶)。50 mL 或 50 mL 以上大容量注射液按直、横、倒三步法旋转检视。供试品溶液中有大量气泡产生影响观察时,需静置足够的时间,直至气泡消失后再检查。

用无色透明容器包装的无色供试品溶液,检查时被观察供试品所在处的光照度应为1 000～1 500 lx;用透明塑料容器包装、棕色透明容器包装的供试品或有色供试品溶液,光照度应为2 000～3 000 lx;混悬型供试品或乳状液,光照度应增加至约4 000 lx。

**2. 结果判定**

各类注射剂在静置一定时间后,轻轻旋转时不得检出烟雾状微粒柱,且不得检出金属屑、玻璃屑、长度或最大粒径超过2 mm的纤毛和块状物等明显可见异物。混悬型注射液亦不得检出色块等可见异物。

**3. 注意事项**

检查时注意气泡通常是向上走的,且速度较快,但对于略黏稠的液体来说,气泡会停止不动或向上走得很慢,在这种情况下,应注意区别气泡和可见异物。

对于颜色较深的样品,可适当增加光照度。

对于一名检测人员判断不明确的样品,可由2～3名检测人员共同进行判断。

**(四) 不溶性微粒检查**

供静脉滴注用注射剂(溶液型注射液、注射用无菌粉末、注射用浓溶液)及供静脉注射用无菌原料药需要检查不溶性微粒的大小和数量。其测定方法包括光阻法和显微计数法。当光阻法测定结果不符合规定或供试品不适于用光阻法测定时,应采用显微计数法进行测定,并以显微计数法的测定结果作为判定依据。

**1. 光阻法**

原理:当液体中的微粒通过一窄小的检测区时,与流体流向垂直的入射光,由于被微粒阻挡而减弱,因此由传感器输出的信号降低,这种信号变化与微粒的截面积成正比。

光阻法测量微粒的范围为2～50 $\mu$m,检测微粒浓度为0～5 000 个/mL。光阻法不适用于黏度过高和易析出结晶的制剂,也不适用于进入传感器时容易产生气泡的注射剂。对于黏度过高,采用两种方法都无法直接测定的注射液,可用适宜的溶剂稀释后再测定。

**(1) 试验环境及检测**

试验操作环境应不得引入外来微粒,测定前的操作应在洁净的工作台上进行。玻璃仪器和其他所需的用品均应洁净、无微粒。本法所用的微粒检查用水(或其他适宜溶剂),使用前须经不大于1.0 $\mu$m的微孔滤膜滤过。

微粒检查用水(或其他适宜溶剂)应符合要求:光阻法取50 mL进行测定时,要求每10 mL含10 $\mu$m及10 $\mu$m以上的不溶性微粒数应在10粒以下,含25 $\mu$m及25 $\mu$m以上的不溶性微粒数应在2粒以下。显微计数法取50 mL进行测定时,要求含10 $\mu$m及10 $\mu$m以上的不溶性微粒数应在20粒以下,含25 $\mu$m及25 $\mu$m以上的不溶性微粒数应在5粒以下。

**(2) 检查方法**

① 标示装量为25 mL或25 mL以上的静脉用注射液或注射用浓溶液,除另有规定外,取至少4个供试品,分别进行测定:用水将容器外壁洗净,小心翻转20次,使溶液混合均匀。立即小心开启容器,先倒出部分供试品溶液冲洗仪器开启口及取样杯,再将供试品溶液倒入取样杯中,静置2 min或适当时间脱气,然后将取样杯置取样器上(或将供试品容器直接置取样器上)。开启搅拌,使溶液混匀(避免气泡产生)。每个供试品依法测定至少3次,每次取样应不少于5 mL,记录数据。弃第一次测定数据,取后续测定数据的平均值作为测定结果。

②标示装量为 25 mL 以下的静脉用注射液或注射用浓溶液,除另有规定外,取至少 4 个供试品,分别进行测定:用水将容器外壁洗净,小心翻转 20 次,使溶液混合均匀,静置 2 min 或适当时间脱气。小心开启容器,直接将供试品容器置取样器上,开启搅拌或用手缓缓转动,使溶液混匀(避免产生气泡)。由仪器直接抽取适量溶液(以不吸入气泡为限),测定并记录数据。弃第一次测定数据,取后续测定数据的平均值作为测定结果。

①、②项下的注射用溶液如果黏度太大,不便直接测定,可经适当稀释,再依法测定。也可采用适宜的方法,在洁净的工作台上小心合并至少 4 个供试品的内容物(使总体积不少于 25 mL),置取样杯中,静置 2 min 或适当时间脱气,然后将取样杯置取样器上。开启搅拌,使溶液混匀(避免气泡产生),依法测定至少 4 次,每次取样应不少于 5 mL。弃第一次测定数据,取后续 3 次测定数据的平均值作为测定结果,根据取样体积与每个容器的标示装置体积,计算每个容器所含的微粒数。

③静脉注射用无菌粉末,除另有规定外,取至少 4 个供试品,分别进行测定:用水将容器外壁洗净,小心开启瓶盖,精密加入适量的微粒检查用水(或适宜的溶剂),小心盖上瓶盖,缓缓振摇使内容物溶解,静置 2 min 或适当时间脱气。小心开启容器,直接将供试品容器置取样器上,开启搅拌或用手缓缓转动,使溶液混匀(避免气泡产生)。由仪器直接抽取适量溶液(以不吸入气泡为限),测定并记录数据。弃第一次测定数据,取后续测定数据的平均值作为测定结果。

也可采用适宜的方法,取至少 4 个供试品,在洁净的工作台上用水将容器外壁洗净,小心开启瓶盖,分别精密加入适量微粒检查用水(或适宜的溶剂),缓缓振摇使内容物溶解。小心合并容器中的溶液(使总体积不少于 25 mL),置取样杯中,静置 2 min 或适当时间脱气,然后将取样杯置取样器上。开启搅拌,使溶液混匀(避免气泡产生),依法测定至少 4 次,每次取样应不少于 5 mL。弃第一次测定数据,取后续测定数据的平均值作为测定结果。

④供注射用无菌原料药,按各品种项下规定,取供试品适量(相当于单个制剂的最大规格量),分别置取样杯或适宜的容器中,依照上述③法,自"精密加入适量的微粒检查用水(或适宜的溶剂),缓缓振摇使内容物溶解"起,依法操作,测定并记录数据。弃第一次测定数据,取后续测定数据的平均值作为测定结果。

(3)结果判定

①标示装量为 100 mL 或 100 mL 以上的静脉用注射液,除另有规定外,每 1 mL 中含 10 $\mu$m 及 10 $\mu$m 以上的微粒数不得过 25 粒,含 25 $\mu$m 及 25 $\mu$m 以上的微粒数不得过 3 粒。

②标示装量为 100 mL 以下的静脉用注射液、静脉注射无菌粉末、注射用浓溶液及供注射用无菌原料药,除另有规定外,每个供试品容器(份)中含 10 $\mu$m 及 10 $\mu$m 以上的微粒数不得过 6 000 粒,含 25 $\mu$m 及 25 $\mu$m 以上的微粒数不得过 600 粒。

**2. 显微计数法**

对仪器的一般要求通常包括洁净的工作台、显微镜、微孔滤膜及其滤器、平皿等。

洁净的工作台:高效空气滤过器孔径为 0.45 $\mu$m,气流方向由里向外。

显微镜:双筒大视野显微镜,目镜内附标定的测微尺(每格 5～10 $\mu$m)。坐标轴前后、左右移动范围均应大于 30 mm,显微镜装置内附有光线投射角度、光强度均可调节的照明装置。检测时放大 100 倍。

微孔滤膜:孔径 0.45 $\mu$m,直径 25 mm 或 13 mm,一面印有间隔 3 mm 的格栅。膜上如有 10 $\mu$m 及 10 $\mu$m 以上的不溶性微粒,应在 5 粒以下,并不得有 25 $\mu$m 及 25 $\mu$m 以上的微粒,必要时,可用微粒检查用水冲洗使之符合要求。

检查前的准备:在洁净的工作台上将滤器用微粒检查用水(或其他适宜溶剂)冲洗至洁净,用平头无齿镊子夹取测定用滤膜,用微粒检查用水(或其他适宜溶剂)冲洗后,置滤器托架上;固定滤器,倒置,反复用微粒检查用水(或其他适宜溶剂)冲洗滤器内壁,控干后安装在抽滤瓶上,备用。

(1)检查方法

① 标示装量为 25 mL 或 25 mL 以上的静脉用注射液或注射用浓溶液,除另有规定外,取供试品至少 4 个,分别进行测定:用水将容器外壁洗净,在洁净的工作台上小心翻转 20 次,使溶液混合均匀。立即小心开启容器,用适宜的方法抽取或量取供试品溶液 25 mL,沿滤器内壁缓缓注入经预处理的滤器(滤膜直径 25 mm)中。静置 1 min,缓缓抽滤至滤膜近乎干燥,再用微粒检查用水 25 mL 沿滤器内壁缓缓注入,洗涤并抽滤至滤膜近乎干燥,然后用平头无齿镊子将滤膜移置平皿上(必要时,可涂抹一层极薄的甘油使滤膜平整),微启盖子使滤膜适当干燥后,将平皿闭合,置显微镜载物台上。调好入射光,放大 100 倍进行显微测量,调节显微镜至滤膜格栅清晰,移动坐标轴,分别测定有效滤过面积上最长粒径大于 10 μm 和 25 μm 的微粒数。计算 3 个供试品测定结果的平均值。

② 标示装量为 25 mL 以下的静脉用注射液或注射用浓溶液,除另有规定外,取供试品 4 个,分别进行测定:用水将容器外壁洗净,在洁净的工作台上小心翻转 20 次,使混合均匀。立即小心开启容器,用适宜的方法直接抽取每个容器中的全部溶液,沿滤器内壁缓缓注入经预处理的滤器(滤膜直径 13 mm)中,按上述①同法测定。

③ 静脉注射用无菌粉末及供注射用无菌原料药,除另有规定外,按光阻法中检查方法③或④制备供试品溶液,同上述①操作进行测定。

(2)结果判定

① 标示装量为 100 mL 或 100 mL 以上的静脉用注射液,除另有规定外,每 1 mL 中含 10 μm 及 10 μm 以上的微粒数不得过 12 粒,含 25 μm 及 25 μm 以上的微粒数不得过2粒。

② 标示装量为 100 mL 以下的静脉用注射液、静脉注射用无菌粉末、注射用浓溶液及供注射用无菌原料药,除另有规定外,每个供试品容器(份)中含 10 μm 及 10 μm 以上的微粒数不得过 3 000 粒,含 25 μm 及 25 μm 以上的微粒数不得过 300 粒。

### (五)渗透压摩尔浓度检查

**1. 基本概念**

溶剂通过半透膜由低浓度向高浓度扩散的现象称为渗透,阻止渗透所需施加的压力称为渗透压。

生物膜,如人体的细胞膜或毛细管壁,一般具有半透膜的性质,在制备注射剂、眼用制剂等药物制剂时,必须考虑其渗透压。除另有规定外,静脉输液及椎管注射用注射液按各品种项下的规定,照渗透压摩尔浓度测定法(《中国药典》通则 0632)测定,应符合规定。

渗透压摩尔浓度的单位,通常以每千克溶剂中溶质的毫渗透压摩尔来表示,即 mOsmol/kg。

$$毫渗透压摩尔浓度(mOsmol/kg) = \frac{每千克溶剂中溶解的溶质克数(g/kg)}{分子量(g)} \times n \times 1\,000$$

式中,$n$ 为一个溶质分子溶解时形成的粒子数,在理想溶液中,如葡萄糖 $n=1$,氯化钠或

硫酸镁 $n=2$，氯化钙 $n=3$，枸橼酸钠 $n=4$。

**2. 检查方法**

用一定体积(按仪器说明书规定)新鲜制备的水调节仪器零点,再用两个不同浓度的标准溶液校正仪器(它们的毫渗透压摩尔浓度应跨越供试品溶液浓度的两侧),然后测定供试品溶液的毫渗透压摩尔浓度。

当供试品溶液的毫渗透压摩尔浓度大于仪器的测定范围时,应先用适宜的溶剂稀释至可测定的毫渗透压摩尔浓度范围内。当供试品为固体时,应先溶于适宜的溶剂中,再进行测定。

**3. 渗透压校正用标准溶液的制备**

精密称取经 $500\sim650$ ℃干燥 $40\sim50$ min 并置硅胶干燥器中放冷至室温的基准氯化钠适量(按表 2-32 中每个标准溶液相当的重量),溶于 1 kg 水中,即得。

表 2-32　渗透压摩尔浓度测定仪校正用溶液

| 每 1 kg 水中 NaCl 的重量/g | 实际值[毫渗透压摩尔浓度, /(mOsmol·kg⁻¹)] | 理论值[毫渗透压摩尔浓度, /(mOsmol·kg⁻¹)] | 渗透效率 | 冰点下降温度 $\Delta t$/℃ |
|---|---|---|---|---|
| 3.087 | 100 | 105.67 | 0.946 3 | 0.186 |
| 6.260 | 200 | 214.20 | 0.933 7 | 0.372 |
| 9.463 | 300 | 323.83 | 0.926 4 | 0.558 |
| 12.684 | 400 | 434.07 | 0.921 5 | 0.744 |
| 15.916 | 500 | 544.66 | 0.918 0 | 0.930 |
| 19.147 | 600 | 655.24 | 0.915 7 | 1.116 |
| 22.380 | 700 | 765.86 | 0.914 0 | 1.302 |

## (六) 无菌检查

照无菌检查法(《中国药典》通则 1101)进行无菌实验,均应符合规定。

## (七) 细菌内毒素或热原检查

供静脉滴注用注射剂,按各品种项下的规定,照热原检查法(《中国药典》通则 1142)或内毒素检查法(《中国药典》通则 1143)进行检查,应符合规定。

注:以上(六)、(七)两项属于微生物检定的范围。

🧑 **拓展阅读**

### 欣弗事件

某生物药业有限公司在 2006 年 6—7 月生产的克林霉素磷酸酯葡萄糖注射液(以下简称欣弗),在病人输注过程中引发严重的输液反应,甚至造成数位病人死亡。经中国食品药品检定研究院(中检院)抽样检验,涉案欣弗的无菌检查和热原检查均不符合规定,是造成这起药品安全事故的根本原因。2006 年 10 月份,国家食品药品监督管理局公布了欣弗事件的处理结果:根据《中华人民共和国药品管理法》的有关规定,对该公司生产的欣弗药品按劣药论处,没收该企业违法所得,并处 2 倍罚款;责成该企业停产整顿,收回该企业的大容量注射剂 GMP证书;撤销该企业欣弗药品的批准文号。同时,对该公司主要责任人和直接责任人分别给予撤销职务、记大过处分。

目标检测

一、填一填

1. 片剂应进行的常规检查有_____、_____、_____、_____。

2. 注射剂应进行的常规检查有_____、_____、_____、_____、_____。

3. 片剂常规检查中,一般重量差异检查_____片,崩解时限检查_____片,溶出度初试检查_____片,复试检查_____片。

二、选一选

1. 下列说法不正确的是( )。

    A. 凡规定检查溶出度的制剂,不再进行崩解时限检查

    B. 凡规定检查释放度的制剂,不再进行崩解时限检查

    C. 凡规定检查重量差异的制剂,不再进行崩解时限检查

    D. 凡规定检查含量均匀度的制剂,不再进行重量差异检查

2. 需做含量均匀度检查的药品有( )。

    A. 主药单剂标示量小于 25 mg 或小于单剂重量25%,分散性不好,且难于混合均匀的药品

    B. 主药单剂标示量小于 15 mg,而辅料较多的药品

    C. 溶解性能差,或体内吸收不良的口服固体制剂

    D. 贵重药品

3. 下列关于溶出度的叙述错误的是( )。

    A. 溶出度检查主要适用于难溶性药品

    B. 溶出度检查法分为转篮法、浆法和小杯法

    C. 溶出度检查法规定的温度为$(37 \pm 0.5)$℃

    D. 凡检查溶出度的片剂,不再进行崩解时限检查

4. 片剂重量差异限度检查法中应取药片( )片。

    A. 6 片            B. 10 片            C. 15 片            D. 20 片

5. 对于平均片重在 0.30g 以下片剂,《中国药典》规定其重量差异限度( )。

    A. $\pm 3\%$        B. $\pm 5\%$        C. $\pm 7.5\%$        D. $\pm 10\%$

6. 《中国药典》含量均匀度检查法的一个判别式为 $A + 2.2S \leq L$,其中 $A$ 是( )。

    A. 初试中以 mg 表示的标示量与测定均值之差。

    B. 复试中以 mg 表示的标示量与测定均值之差。

    C. 初试中以 100 表示的标示量与测定均值之差。

    D. 复试中以 100 表示的标示量与测定均值之差。

三、判一判

1. 要求做含量均匀度检查的品种,不必再做重量差异的检查。    ( )

2. 要求做溶出度检查的品种,必须再做崩解时限的检查。    ( )

3. 片重是指片剂中含有药物的重量。    ( )

4. 胶囊剂由于胶囊壳的存在,所以不用检查装量差异。    ( )

5. 糖衣片的崩解时限为 30 min。    ( )

四、算一算

1. 取奋乃静片(规格为 2 mg)10 片,按《中国药典》的规定检查含量均匀度。分别将每片配

成50 mL溶液,滤过,再将续滤液溶液稀释10倍后作为供试品溶液。照紫外-可见分光光度法(《中国药典》通则0401),在255 nm的波长处测定吸光度,其值分别为0.353、0.354、0.368、0.376、0.396、0.393、0.368、0.345、0.421、0.368。另取奋乃静对照品,配成每1 mL中含4.0 μg的对照品溶液,在同一波长处测得的吸光度为0.371。判断其含量均匀度是否符合规定。

2.取西咪替丁片(规格为0.2 g),照溶出度与释放度测定法(《中国药典》通则0931第一法),以盐酸溶液(0.9→1 000)900 mL为溶出介质,转速为100 r/min,依法操作,15 min时,取溶液约10 mL,滤过,精密量取续滤液2 mL,用同一溶出介质稀释制成50.00 mL的溶液。照紫外-可见分光光度法(《中国药典》通则0401),在218 nm的波长处测定吸光度,其值分别为0.411、0.429、0.496、0.497、0.486、0.490。按西咪替丁的百分吸收系数为774,计算每片的溶出量和6片的平均溶出量,限度为标示量的60%,判断溶出度是否符合规定。

3.取碳酸锂片(规格为0.25 g)6片,照溶出度与释放度测定法(《中国药典》通则0931第一法),以水900 mL为溶出介质,转速为100 r/min,依法操作,溶出30 min时,取溶液25 mL,滤过,精密量取续滤液20 mL,加甲基红-溴甲酚绿指示剂5滴,用盐酸滴定液(0.010 21 mol/L)滴定溶液呈暗紫色。终点时分别消耗滴定液11.52 mL、11.81 mL、11.43 mL、10.02 mL、9.98 mL、14.20 mL。每1 mL盐酸滴定液(0.01 mol/L)相当于0.369 5 mg的碳酸锂。计算每片的溶出量,并判断该片剂的溶出度是否符合规定(限度为65%)。

# 任务一　重量差异与胶囊装量差异检查

## 【任务要求】

本任务旨在通过训练,使学生学会片剂重量差异和胶囊装量差异的检查方法及判定方法。

## 【工作场景】

① 仪器:电子天平、镊子。

② 药品:药片、胶囊。

## 【工作过程】

(1)检查步骤

片重差异的检查:天平调零→取药片20片→精密称取总重并记录→求出平均片重→依次称取每片的重量并记录→比较→下结论。

胶囊装量差异的检查:天平调零→取胶囊20粒→精密称取总重并记录→放1粒胶囊于天平托盘上→调零→弃去内容物,用镊子夹脱脂棉将壳内擦拭干净,再将空壳放在天平托盘上,天平显示的负值即内容物的重量→记下此重量,保留好囊壳→照此法依次称其他19粒胶囊的重量→再称20粒的囊壳→记下总重→求出内容物的总重→求出平均装量→比较→下结论。

(2)结果判定

超出重量差异限度的不得多于2片(粒),且不得有1片(粒)超出限度的1倍。片剂的重量差异限度见表2-33,胶囊剂的装量差异限度见表2-34。

表2-33　片剂的重量差异限度

| 平均重量/g | 重量差异限度/% |
| --- | --- |
| <0.30 | ±7.5 |
| ≥0.30 | ±5 |

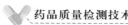

表 2-34　胶囊剂的装量差异限度

| 平均装量/g | 装量差异限度/% |
|---|---|
| <0.30 | ±10 |
| ≥0.30 | ±7.5 |

【数据记录】

片剂的重量差异和胶囊剂的装量差异检验记录见表 2-35。

表 2-35　片剂的重量差异和胶囊剂的装量差异检验记录

| 样品名称 | | 批　号 | |
|---|---|---|---|
| 仪器型号 | | 天平型号 | |
| 温　度 | | 湿　度 | |
| 检验日期 | | 检验项目 | |
| 检验依据 | | | |

1. 片剂的重量差异检查。

平均片重(g)：＿＿＿＿＿＿＿＿＿＿＿＿。

每片重(g)：＿＿＿＿、＿＿＿＿、＿＿＿＿、＿＿＿＿、＿＿＿＿、＿＿＿＿、＿＿＿＿、＿＿＿＿、＿＿＿＿、＿＿＿＿、＿＿＿＿、＿＿＿＿、＿＿＿＿、＿＿＿＿、＿＿＿＿、＿＿＿＿、＿＿＿＿、＿＿＿＿。

重量差异限度：＿＿＿＿＿＿＿；允许片重范围(g)：＿＿＿＿＿＿＿～＿＿＿＿＿＿＿。

2. 胶囊的装量差异检查。

平均装量(g)：＿＿＿＿＿＿＿＿＿＿＿＿。

每粒装量(g)：＿＿＿＿、＿＿＿＿、＿＿＿＿、＿＿＿＿、＿＿＿＿、＿＿＿＿、＿＿＿＿、＿＿＿＿、＿＿＿＿、＿＿＿＿、＿＿＿＿、＿＿＿＿、＿＿＿＿、＿＿＿＿、＿＿＿＿、＿＿＿＿、＿＿＿＿、＿＿＿＿。

装量差异限度：＿＿＿＿＿＿＿；允许装量范围(g)：＿＿＿＿＿＿＿～＿＿＿＿＿＿＿。

| 结　论 | □ 符合规定　　　　□ 不符合规定 |
|---|---|

【任务评价】

片剂的重量差异检查与胶囊剂的装量差异检查任务评价分别见表 2-36、表 2-37。

表 2-36　片剂的重量差异检查任务评价表

| 考核内容 | 配　分 | 得　分 |
|---|---|---|
| 正确穿戴工作服 | 5 | |
| 正确选择天平 | 10 | |
| 称量总重 | 10 | |
| 称量每片的重量 | 10 | |
| 计算平均片重 | 10 | |
| 允许的片重范围,计算正确 | 20 | |
| 正确判断重量差异是否符合规定 | 15 | |
| 结束后清场 | 10 | |
| 态度认真,操作规范有序 | 10 | |
| 总　分 | 100 | |

表 2-37　胶囊剂的装量差异检查任务评价表

| 考核内容 | 配　分 | 得　分 |
|---|---|---|
| 制定工作方案 | 10 | |
| 准备工作 | 10 | |
| 正确选择天平 | 10 | |
| 称量总重 | 10 | |
| 精密称定每一粒内容物的重量 | 10 | |
| 计算平均装量 | 10 | |
| 允许的装量范围,计算正确 | 10 | |
| 正确判断装量差异是否符合规定 | 10 | |
| 结束后清场 | 10 | |
| 态度认真,操作规范有序 | 10 | |
| 总　分 | 100 | |

# 任务二　崩解时限检查

【任务要求】

本任务旨在通过训练,使学生学会崩解仪的使用方法和崩解时限的检查方法及结果判定方法。

【工作场景】

① 仪器:升降式崩解仪。

② 药品:对乙酰氨基酚片。

【工作过程】

将吊篮通过上端的不锈钢轴悬挂于金属支架上,浸入 1 000 mL 烧杯中,并调节吊篮位置,使其下降时筛网距烧杯底部 25 mm,烧杯内盛有温度为(37±1) ℃的水,调节水位高度使吊篮上升时筛网在水面下 15 mm 处。除另有规定外,取供试品 6 片,分别置上述吊篮的玻璃管中,加挡板,启动崩解仪进行检查。各片均应在规定时限内全部崩解。如有 1 片崩解不完全,应另取 6 片,按上述方法复试,均应符合规定。各类片剂的崩解时限见表 2-38。

表 2-38　各类片剂的崩解时限

| 片剂类型 | 检查法 | 时间限度/min |
|---|---|---|
| 普通片 | 崩解时限 | 15 |
| 薄膜衣片 | 崩解时限 | 30 |
| 糖衣片 | 崩解时限 | 60 |
| 肠溶衣片 | 崩解时限或释放度(第二法) | 应符合规定 |
| 泡腾片 | 崩解时限 | 5 |

【数据记录】

崩解时限检验记录见表 2-39。

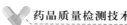

表 2-39  崩解时限检验记录

| 样品名称 | | 批　号 | |
|---|---|---|---|
| 仪器型号 | | 天平型号 | |
| 温　度 | | 湿　度 | |
| 检验日期 | | 检验项目 | |
| 检验依据 | | | |
| 崩解时间：_____min。 | | | |
| 结　论 | | □ 符合规定　　　　□ 不符合规定 | |

【任务评价】

崩解时限检查任务评价见表 2-40。

表 2-40  崩解时限检查任务评价表

| 考核内容 | 配　分 | 得　分 |
|---|---|---|
| 制定工作方案 | 10 | |
| 准备仪器、药品 | 10 | |
| 安装吊篮，调节吊篮位置 | 10 | |
| 调节水位高度 | 10 | |
| 参数设置 | 10 | |
| 启动仪器，观察现象 | 15 | |
| 结果判断 | 15 | |
| 结束后清场 | 10 | |
| 态度认真，操作规范有序 | 10 | |
| 总　分 | 100 | |

# 任务三　乙胺嘧啶片的含量均匀度检查

【任务要求】

本任务旨在通过训练，使学生学会含量均匀度的检查方法及结果判定方法。

【工作场景】

① 仪器：容量瓶（100 mL、25 mL）、移液管、胶头滴管、紫外-可见分光光度计、滤纸、漏斗。

② 药品、试剂：乙胺嘧啶片、0.1 mol/L 盐酸溶液。

【工作过程】

（1）工作内容

取本品 1 片，置 100 mL 量瓶中，加 0.1 mol/L 盐酸溶液适量，超声使乙胺嘧啶溶解，放冷，用 0.1 mol/L 盐酸溶液稀释至刻度，摇匀，滤过，精密量取续滤液 5 mL，置 25 mL 量瓶中，用 0.1 mol/L 盐酸溶液稀释至刻度，摇匀，照紫外-可见分光光度法（《中国药典》通则 0401），在 272 nm 的波长处测定吸光度，按乙胺嘧啶（$C_{12}H_{13}ClN_4$）的百分吸收系数（$E_{1\text{ cm}}^{1\%}$）为 319 计算，即得。

（2）操作步骤

① 定容：取本品 1 片，置 100 mL 量瓶中，加 0.1 mol/L 盐酸溶液适量，超声使乙胺嘧啶溶解，放冷，用 0.1 mol/L 盐酸溶液稀释至刻度，摇匀。

② 滤过：用干滤纸滤过，弃去初滤液，精密量取续滤液 5 mL，置 25 mL 量瓶中，用 0.1 mol/L 盐酸溶液稀释至刻度，摇匀。

③ 照紫外-分光光度法，在 272 nm 的波长处测溶液的吸光度 $A$。（$E_{1\,cm}^{1\%}=319$）

④ 计算：$A=|100-\overline{X}|$，$S=\sqrt{\dfrac{\sum(X-\overline{X})^2}{n-1}}$。

其中，$X$ 为单剂含量；$\overline{X}$ 为平均含量；$n$ 为自由度。

结果判断：

$A+2.2S\leqslant L$，符合规定；

$A+S>L$，不符合规定；

$A+2.2S>L$，且 $A+S\leqslant L$，则应另取 20 片（个）复试。根据初试、复试结果，计算 30 片（个）的均值 $\overline{X}$、标准差 $S$ 和标示量与均值之差的绝对值 $A$，然后按下面的标准判断：

$A\leqslant 0.25L$ 时，$A^2+S^2\leqslant 0.25L^2$，符合规定；$A^2+S^2>0.25L^2$，不符合规定；

$A>0.25L$ 时，$A+1.7S\leqslant L$，符合规定；$A+1.7S>L$，不符合规定。

【数据记录】

① 写出其含量计算公式。

② 数据记录见表 2-41。

表 2-41　乙胺嘧啶片的含量均匀度检验记录

| 样品名称 | | | | | 批　号 | | | | | |
| 仪器型号 | | | | | 天平型号 | | | | | |
| 温　度 | | | | | 湿　度 | | | | | |
| 检验日期 | | | | | 检验项目 | | | | | |
| 检验依据 | | | | | | | | | | |

规格：_____。

| 序　号 | 1 | 2 | 3 | 4 | 5 | 6 | 7 | 8 | 9 | 10 |
|---|---|---|---|---|---|---|---|---|---|---|
| 吸光度 | | | | | | | | | | |
| $X$ | | | | | | | | | | |
| $\overline{X}$ | | | | | | | | | | |
| $A$ | | | | | | | | | | |
| $S$ | | | | | | | | | | |
| 计算结果 | | | | | | | | | | |
| 判　定 | | | | | | | | | | |

| 结　论 | □ 符合规定 | | □ 不符合规定 |
|---|---|---|---|

【任务评价】

乙胺嘧啶片的含量均匀度检查任务评价见表2-42。

表 2-42  乙胺嘧啶片的含量均匀度检查任务评价表

| 考核内容 | 配　分 | 得　分 |
|---|---|---|
| 制定工作方案 | 5 | |
| 准备仪器、药品 | 5 | |
| 溶液的制备 | 10 | |
| 仪器的使用 | 10 | |
| 吸光度的测定 | 20 | |
| 数据计算 | 20 | |
| 结果判断 | 10 | |
| 结束后清场 | 10 | |
| 态度认真,操作规范有序 | 10 | |
| 总　分 | 100 | |

# 任务四　对乙酰氨基酚片的溶出度检查

【任务要求】

本任务旨在通过训练,使学生学会溶出仪的使用方法和溶出度的检查方法及结果判定方法。

【工作场景】

① 仪器:容量瓶、胶头滴管、紫外-可见分光光度计、滤纸、漏斗、溶出仪、移液管、试管、试管架。

② 药品、试剂:对乙酰氨基酚片、稀盐酸、0.04%氢氧化钠溶液。

【工作过程】

(1) 工作内容

取本品,照溶出度与释放度测定法(《中国药典》通则0931第一法),以稀盐酸24 mL,加水至1 000 mL为溶出介质,转速为100 r/min,依法操作,30 min时,取溶液滤过,精密量取续滤液适量,用0.04%氢氧化钠溶液稀释成每1 mL含对乙酰氨基酚5~10 μg的溶液。照紫外-可见分光光度法(《中国药典》通则0401),在257 nm的波长处测定吸光度,按对乙酰氨基酚($C_8H_9NO_2$)的百分吸收系数($E_{1cm}^{1\%}$)为715计算每片的溶出量。限度为标示量的80%,应符合规定。

(2) 检查方法

① 方法:转篮法。

② 条件:以稀盐酸24 mL,加水至1 000 mL为溶剂,转速为100 r/min,时间为30 min。

(3) 溶出度测定前的准备

测定前,应对仪器装置进行必要的调试,使转篮底部距溶出杯的内底部(25±2) mm。

溶出介质的制备:溶出介质要求脱气处理。可采用的脱气方法:取溶出介质,在缓慢搅拌下加热至约41 ℃,并在真空条件下不断搅拌5 min以上;或采用煮沸、超声、抽滤等其他有效的脱气方法。如果溶出介质为缓冲液,当需要调节溶液的pH时,一般调节pH至规定值的

±0.05 范围之内。

将该品种项下所规定的溶出介质经脱气,并按规定量置溶出杯中,开启仪器的预制温度,一般应根据室温情况,可稍高于 37 ℃,以使溶出杯中溶出介质的温度保持在(37±0.5)℃。并应使用 0.1 分度的温度计,逐一在溶出杯中测量,6 个溶出杯之间的差异应在0.5 ℃之内。

（4）取样位置

应在转篮的顶端至液面的中点,并距溶出杯内壁 10 mm 处。

（5）测定

分别量取经脱气处理的溶出介质,置各溶出杯内,待溶出介质温度恒定在(37±0.5)℃后,取供试品 6 片（粒、袋）,分别投入 6 个干燥的转篮内,将转篮降入溶出杯中,注意供试品表面上不要有气泡,按各品种项下规定的转速启动仪器,计时。至规定的取样时间,吸取溶出液适量,立即经适当的微孔滤膜滤过,自取样至滤过应在 30 s 内完成。精密量取续滤液适量,用 0.04％氢氧化钠溶液稀释成每 1 mL 含对乙酰氨基酚 5～10 μg 的溶液,在 257 nm 的波长处测定吸光度,计算每片（粒、袋）的溶出量。

【数据记录】

① 写出计算公式。

② 数据记录见表 2-43。

表 2-43　对乙酰氨基酚片的溶出度检验记录

| 样品名称 | | 批　　号 | |
| --- | --- | --- | --- |
| 仪器型号 | | 天平型号 | |
| 温　　度 | | 湿　　度 | |
| 检验日期 | | 检验项目 | |
| 检验依据 | | | |

规格：_____。

| 项　　目 | | 吸光度 | 溶出量 |
| --- | --- | --- | --- |
| | 1 | | |
| | 2 | | |
| | 3 | | |
| | 4 | | |
| | 5 | | |
| | 6 | | |
| 平　　均 | | | |
| 规定限度 | | | |

| 结　　论 | □ 符合规定 | □ 不符合规定 |
| --- | --- | --- |

【任务评价】

对乙酰氨基酚片的溶出度检查任务评价见表 2-44。

表 2-44 对乙酰氨基酚片的溶出度检查任务评价表

| 考核内容 | 配 分 | 得 分 |
|---|---|---|
| 制定工作方案 | 5 | |
| 准备仪器、药品 | 5 | |
| 安装、调试仪器 | 5 | |
| 加入溶出介质,加热 | 5 | |
| 参数设置,溶出过程 | 10 | |
| 取样,配制药品溶液 | 10 | |
| 吸光度的测定 | 20 | |
| 数据记录与计算 | 10 | |
| 正确判断溶出度是否符合规定 | 10 | |
| 结束后清场 | 10 | |
| 态度认真,操作规范有序 | 10 | |
| 总 分 | 100 | |

# 任务五 头孢氨苄片的溶出度检查

【任务要求】

本任务旨在通过训练,使学生学会溶出仪的使用方法和溶出度的检查方法及结果判定方法。

【工作场景】

① 仪器:容量瓶、胶头滴管、紫外-可见分光光度计、滤纸、漏斗、溶出仪、1 000 mL 大烧杯、1 000 mL 量筒、试管、试管架、移液管、刻度吸管。

② 药品:头孢氨苄片、头孢氨苄对照品。

【工作过程】

(1)工作内容

取本品,照溶出度测定法(《中国药典》通则 0931 第一法),以水为溶剂,转速为100 r/min,依法操作,45 min 时,取溶液适量,滤过,精密量取续滤液适量,用水稀释成每 1 mL 中约含 25 μg 的溶液;另取头孢氨苄对照品,精密称取适量加水溶解并稀释成每 1 mL 中约含 25 μg 的溶液。取上述两种溶液,照分光光度法(《中国药典》通则 0401),在 262 nm 的波长处分别测定吸光度,按二者吸光度的比值计算每粒的溶出量。限度为80%,应符合规定。

(2)操作步骤

① 方法:转篮法。

② 条件:以水为溶剂,转速为 100 r/min,时间为 45 min。

③ 对照液的制备:精密称取对照品 0.25 g→加水溶解至 250 mL→精密量取 2.5 mL→制成100 mL溶液(25 μg/mL)。

④ 检查方法。

量取经脱气处理的溶剂 900 mL,注入每个操作容器内,加温使溶剂温度保持在(37±0.5)℃,调整转速使其稳定。取供试品 6 片,分别投入 6 个转篮内,将转篮降入容器中,立即开始计时,除另有规定外,至 45 min 时,在规定取样点吸取溶液适量,立即经不大于 0.8 μm 的微孔滤膜滤过,自取样至滤过应在 30 s 内完成。取滤液,照药品项下规定的方法测定,算出每片的溶出量。

【数据记录】

① 写出计算公式。

② 数据记录见表 2-45。

表 2-45　头孢氨苄片的溶出度检验记录

| 样品名称 | | 批　号 | |
| --- | --- | --- | --- |
| 仪器型号 | | 天平型号 | |
| 温　度 | | 湿　度 | |
| 检验日期 | | 检验项目 | |
| 检验依据 | | | |

对照液 $A_{对}$:_____;规格:_____。

| 项　目 | 吸光度 | 溶出量 |
| --- | --- | --- |
| 1 | | |
| 2 | | |
| 3 | | |
| 4 | | |
| 5 | | |
| 6 | | |
| 平　均 | | |
| 规定限度 | | |
| 备　注 | | |

| 结　论 | □ 符合规定　　　　　□ 不符合规定 |
| --- | --- |

【任务评价】

头孢氨苄片的溶出度检查任务评价见表 2-46。

表 2-46　头孢氨苄片的溶出度检查任务评价表

| 考核内容 | 配　分 | 得　分 |
| --- | --- | --- |
| 制定工作方案 | 5 | |
| 准备仪器、药品 | 5 | |
| 安装、调试仪器 | 5 | |
| 加入溶出介质、加热 | 5 | |
| 参数设置,溶出过程 | 10 | |
| 取样,配制药品溶液 | 10 | |

| 考核内容 | 配　分 | 得　分 |
|---|---|---|
| 吸光度的测定 | 20 | |
| 数据记录与计算 | 10 | |
| 正确判断溶出度是否符合规定 | 10 | |
| 结束后清场 | 10 | |
| 态度认真,操作规范有序 | 10 | |
| 总　分 | 100 | |

# 任务六　脆碎度检查

【任务要求】

本任务旨在通过训练,使学生学会硬度测试仪的使用方法和硬度的检查方法及结果判定方法。

【工作场景】

① 仪器:脆碎度检查仪。

② 药品:普通片剂。

【工作过程】

(1) 装置

内径约为 286 mm,深度为 39 mm,内壁抛光,一边有可打开的透明耐磨塑料圆筒,筒内有一自中心轴套向外壁延伸的弧形隔片上[内径为$(80\pm1)$ mm,内弧表面与轴套外壁相切],使圆筒转动时,片剂产生滚动(见图)。圆筒直立固定于水平转轴上,转轴与电动机相连,转速为$(25\pm1)$转/min。每转动一圈,片剂滚动或滑动至筒壁或其他片剂上。

(2) 检查方法

片重为 0.65 g 或以下者取若干片,使其总重约为 6.5 g;片重大于 0.65 g 者取 10 片。用吹风机吹去脱落的粉末,精密称重,置圆筒中,转动 100 次。取出,同法除去粉末,精密称重并记录所有的数据和观察到的现象。

(3) 碎片

一旦经脆碎度仪测定后,药片出现脱帽现象,或已破碎,则必须及时记录,并作结果超出控制限度处理。

(4) 计算

根据下面的公式计算脆碎度的百分率:

$$脆碎度(\%)=(a-b)\div a\times100$$

式中:$a$——测定前样品重,g;

　　　$b$——测定后样品重量,g。

(5) 结论

① 减失重量不得超过 1%,且不得检出断裂、龟裂及粉碎的供试品,判为符合规定。

② 如减失重量超过 1% 时,但未检出断裂、龟裂及粉碎片的供试品,应复检 2 次。3 次的平均减失重量未超过 1%,判为符合规定;否则,判为不符合规定。

（6）注意事项

① 如供试品的形状或大小使片剂在圆筒中形成不规则滚动时，可调节圆筒的底座，使之与桌面成约 10°的角，试验时片剂不再聚集，能顺利下落。

② 对于形状或大小在圆筒中形成严重不规则滚动或特殊生产工艺生产的片剂，不适用于本法检查，可不进行脆碎度检查。

③ 对泡腾片及咀嚼片等易吸水的制剂，操作时应注意防止吸湿（通常控制相对湿度＜40%）。

④ 每次测试后，应用软布将圆桶内残存的颗粒及粉末擦净，以保证圆桶内壁光滑。

【数据记录】

脆碎度检验记录见表 2-47。

表 2-47  脆碎度检验记录

| 样品名称 | | | 批　号 | |
|---|---|---|---|---|
| 仪器型号 | | | 天平型号 | |
| 温　度 | | | 湿　度 | |
| 检验日期 | | | 检验项目 | |
| 检验依据 | | | | |

对照液 $A_{对}$：_____；规格：_____。

| 测定前/g | 测定后/g | 减失重量/g | 是否检出断裂、龟裂及粉碎片 | 判　定 |
|---|---|---|---|---|
| | | | | |

| 结　论 | □ 符合规定 | □ 不符合规定 |
|---|---|---|

【任务评价】

脆碎度检查任务评价见表 2-48。

表 2-48  脆碎度检查任务评价表

| 考核内容 | 配　分 | 得　分 |
|---|---|---|
| 制定工作方案 | 5 | |
| 准备工作仪器、药品 | 10 | |
| 设定仪器参数 | 5 | |
| 供试品的取用量 | 10 | |
| 精密称定（$W_1$） | 10 | |
| 启动仪器 | 5 | |
| 观察现象 | 10 | |
| 精密称定（$W_2$） | 10 | |
| 数据记录 | 15 | |
| 结果判定 | 10 | |
| 任务结束清理 | 10 | |
| 总　分 | 100 | |

# 任务七 装量检查

**【任务要求】**

本任务旨在通过训练,使学生学会注射剂装量的检查方法。

**【工作场景】**

① 仪器:注射器及注射针头、2 mL 容量瓶。

② 药品:维生素 $B_{12}$ 注射液(规格为 2 mL 规格)。

**【工作过程】**

(1) 按表 2-49 规定的取用量抽取供试品。

**表 2-49 注射液装量检查取用量的规定值**

| 标示装量/mL | 供试品取用量/支 |
|---|---|
| ≤2 | 5 |
| 2~50 | 3 |

(2) 检查方法

取供试品,擦净瓶外壁,轻弹瓶颈部使液体全部下落,小心开启,将每支内容物分别用相应体积的干燥注射器(包括注射器针头)抽尽,注入预经标化的量具内,在室温下检视。

(3) 结果判定

每支注射液的装量均不得少于其标示装量(准确至标示装量的1%);如有少于其标示装量者,即判为不符合规定。

**【数据记录】**

装量检验记录见表 2-50。

**表 2-50 装量检验记录**

| 样品名称 | | 批　号 | |
|---|---|---|---|
| 仪器型号 | | 天平型号 | |
| 温　度 | | 湿　度 | |
| 检验日期 | | 检验项目 | |
| 检验依据 | | | |
| 结　果 | | | |
| 结　论 | | □ 符合规定 | □ 不符合规定 |

**【任务评价】**

装量检查任务评价见表 2-51。

**表 2-51 装量检查任务评价表**

| 考核内容 | 配　分 | 得　分 |
|---|---|---|
| 制定工作方案 | 10 | |
| 准备工作 | 10 | |
| 正确选择注射器 | 10 | |

续表

| 考核内容 | 配　分 | 得　分 |
|---|---|---|
| 开启供试品 | 10 | |
| 测定每支装量 | 20 | |
| 正确记录结果 | 10 | |
| 正确判断装量差异是否符合规定 | 10 | |
| 结束后清场 | 10 | |
| 态度认真,操作规范有序 | 10 | |
| 总　分 | 100 | |

# 任务八　不溶性微粒检查

【任务要求】

本任务旨在通过训练,使学生学会不溶性微粒的检查方法。

【工作场景】

① 仪器:GWJ-5E 型微粒检测仪。

② 药品、试剂:氯化钠注射液(规格为 250 mL)、微粒检查用水(使用前须经不大于 0.45 $\mu$m的微孔滤膜滤过)

【工作过程】

(1)检查方法

标示装量为 25 mL 或 25 mL 以上的静脉用注射液或注射用浓溶液,除另有规定外,取供试品,用水将容器外壁洗净,小心翻转 20 次,使溶液混合均匀,立即小心开启容器,先倒出部分供试品溶液冲洗开启口及取样杯,再将供试品溶液倒入取样杯中,静置 2 min 或适当时间脱气,然后将取样杯置于取样器上(或将供试品容器直接置于取样器上)。开启搅拌或用手缓缓转动,使溶液混匀(避免气泡产生),依法测定至少 3 次,每次取样应不少于 5 mL,记录数据;另取至少 2 个供试品,同法测定。每个供试品第一次数据不计,取后续测定结果的平均值计算。

(2)结果判定

标示装量为 100 mL 或 100 mL 以上的静脉用注射液,除另有规定外,每 1 mL 中含 10 $\mu$m 及 10 $\mu$m 以上的微粒不得超过 25 粒,含 25 $\mu$m 及 25 $\mu$m 以上的微粒不得超过 3 粒。

【数据记录】

不溶性微粒检验记录见表 2-52。

表 2-52　不溶性微粒检验记录

| 样品名称 | | 批　号 | |
|---|---|---|---|
| 仪器型号 | | 天平型号 | |
| 温　度 | | 湿　度 | |
| 检验日期 | | 检验项目 | |
| 检验依据 | | | |
| 结　果 | 10 $\mu$m 及 10 $\mu$m 以上的微粒_____粒,25 $\mu$m 及 25 $\mu$m 以上的微粒_____粒。 | | |
| 结　论 | □ 符合规定　　　　　　□ 不符合规定 | | |

【任务评价】

不溶性微粒检查任务评价见表2-53。

表2-53  不溶性微粒检查任务评价表

| 考核内容 | 配　分 | 得　分 |
|---|---|---|
| 任务准备(实验服穿戴整齐、检查仪器) | 15 | |
| 检查操作 | 50 | |
| 结论正确 | 20 | |
| 任务结束后整理 | 15 | |
| 总　分 | 100 | |

# 任务九　渗透压摩尔浓度测定

【任务要求】

本任务旨在通过训练,使学生学会渗透压摩尔浓度的测定方法。

【工作场景】

① 仪器:STY-1A 渗透压测定仪。

② 药品、试剂:氯化钠注射液(规格为 250 mL)、渗透压仪校正用标准溶液、新鲜制备的水。

【工作过程】

(1)校正仪器

首先取适量新沸放冷的水,调节仪器零点,然后从表2-54中选择两种标准溶液(供试品溶液的渗透压摩尔浓度应介于两者之间)校正仪器,再测定供试品溶液的渗透压摩尔浓度或冰点下降值。

表2-54  渗透压摩尔浓度测定仪校正用标准溶液

| 每 1 kg 水中氯化钠的重量/g | 毫渗透压摩尔浓度/(mOsmol·kg$^{-1}$) | 冰点下降温度 $\Delta t$/℃ |
|---|---|---|
| 3.087 | 100 | 0.186 |
| 6.260 | 200 | 0.372 |
| 9.463 | 300 | 0.558 |
| 12.684 | 400 | 0.744 |
| 15.916 | 500 | 0.93 |
| 19.147 | 600 | 1.116 |
| 22.380 | 700 | 1.302 |

(2)测定

取本品,依法检查(《中国药典》通则 0632),渗透压摩尔浓度应为 260~320 mOsmol/kg。

【数据记录】

渗透压摩尔浓度检验记录见表2-55。

表 2-55 渗透压摩尔浓度检验记录

| 样品名称 | | 批　号 | |
| --- | --- | --- | --- |
| 仪器型号 | | 天平型号 | |
| 温　度 | | 湿　度 | |
| 检验日期 | | 检验项目 | |
| 检验依据 | | | |
| 结　果 | | | |
| 结　论 | | □ 符合规定 | □ 不符合规定 |

【任务评价】

渗透压摩尔浓度测定任务评价见表 2-56。

表 2-56 渗透压摩尔浓度测定任务评价表

| 考核内容 | 配　分 | 得　分 |
| --- | --- | --- |
| 任务准备（实验服穿戴整齐、检查仪器） | 15 | |
| 检查操作 | 50 | |
| 结论正确 | 20 | |
| 任务结束整理 | 15 | |
| 总　分 | 100 | |

# 项目五　药品含量测定技术与计算

## 学习目标

1. 知识目标

① 熟悉容量分析法、紫外-可见分光光度法、色谱法含量测定技术；

② 灵活运用含量计算公式；

③ 熟悉制剂辅料干扰排除措施。

2. 能力目标

① 能完成原料药、制剂的含量测定与计算、有效数字运算和修约；

② 能按照药品质量标准及标准操作规程，独立完成含量测定任务；

③ 能独立按照 SOP 准备实验、配制溶液、规范填写相关记录。

3. 素质目标

① 具有较强的质量意识和严谨求实、客观公正的职业素质；

② 具备统筹工作内容、制订工作计划并实施的能力；

③ 具备自主学习的能力、可持续发展的能力。

**维生素 C 的含量测定**

某制药厂生产维生素 C 原料药,药物检验工小李在该药物出厂前负责对维生素 C 进行质量检验,其中含量测定项目的操作如下:取本品约 0.2 g,精密称定,加新沸过的冷水 100 mL 与稀醋酸 10 mL 使溶解,加淀粉指示液 1 mL,立即用碘滴定液(0.1 mol/L)滴定,至溶液显蓝色并在 30 s 内不褪色。每 1 mL 碘滴定液(0.1 mol/L)相当于 8.806 mg 的 $C_6H_8O_6$。经测定,维生素 C 的含量为 99.5%,符合《中国药典》规定。

讨论:1. 含量的测定方法是什么?

2. 样品中为什么加入稀醋酸?

3. 含量测定结果如何计算和判断?

## 一、概述

药品的含量测定是指准确测定药品有效成分或指标性成分的含量。含量测定是评价药品质量、判断药物优劣和保证药品疗效的重要手段。含量测定需在鉴别无误和杂质检查符合规定的基础上进行。除个别品种不收载含量测定外,原则上均按药品质量标准进行含量测定,应根据所测成分的理化性质选择相应的测定方法。原料药含量测定,强调准确度、精密度,首选容量分析法;制剂含量测定,强调选择性,要求灵敏度高,首选仪器分析法。

### (一)含量的表示方式

原料药的含量用百分含量表示,除另有注明者外,均按重量计,即有效成分的实测量占总量(取样量)的百分率,可表示为:

$$含量(\%) = \frac{实测量}{取样量} \times 100\%$$

而药物制剂的含量用百分标示量表示。标示量是指每一支(片)或其他每一个单位制剂中含有主药的量。如维生素 C 片规格为 50 mg,表示每片维生素片中含主药维生素 C 为 50 mg,即标示量为 50 mg。百分标示量即单位制剂中药物实际含量(实测量)与标示量的比值,可表示为:

$$标示量(\%) = \frac{实测量}{标示量} \times 100\%$$

### (二)含量限度范围

《中国药典》对原料药及制剂都规定了含量限度范围。原料药是较纯的物质,其含量限度的要求比较严格,如《中国药典》规定阿司匹林的含量不得少于 99.5%。而对于制剂而言,其含量限度范围系根据主药含量的多少、测定方法误差、生产过程不可避免的偏差和贮存期间可能产生降解的可接受程度而制定的。因为在生产中要控制每个制剂中的主要成分含量绝对准确是不可能的,一般允许有 ±5% ~ ±10% 的误差;从给药方面来说,多或少了 ±5% ~ ±10% 对药效的影响不大,因此制剂的含量限度较为宽松。如《中国药典》规定阿司匹林片应为标示量的 95.0% ~ 105.0%,阿司匹林肠溶片应为标示量的 93.0% ~ 107.0%。

原料药的含量如规定上限为 100% 以上时,系指用质量标准规定的分析方法测定时可能达到的数值,它为标准规定的限度或允许偏差,并非真实含有量;如未规定上限时,系指不超过 101.0%。

**课堂互动**

① 药物及其制剂的含量一般是如何表示的？

② 药物及其制剂的含量限度范围有何不同？

### (三) 含量测定要求

① 所用器具均应经过校正后使用,所用试液均应按《中国药典》规定配制。

② 称取或量取药品的量应符合规定要求。

③ 称量挥发性或吸湿性的物质,必须用密封性好的容器进行操作。

④ 测定必须排除干扰。

⑤ 结果至少测定2次,其结果应在允许的相对偏差范围内,以算术平均值为测定结果。

⑥ 计算过程可多保留1位有效数字。

## 二、常用含量测定技术

药物含量测定方法很多,包括化学分析法、仪器分析法、生物测定法等。化学分析法包括重量分析法、容量分析法,仪器分析法包括光谱法、色谱法和电化学分析法等。近年来发展起来的现代分析技术,如毛细管电泳法、气相色谱-质谱联用技术、液相色谱-质谱联用技术等在药物检测中的应用越来越广泛。而容量分析法、紫外-可见分光光度法、高效液相色谱法、气相色谱法是《中国药典》收载最多的方法。

### (一) 容量分析法

容量分析法也称滴定分析法,是将已知浓度的滴定液由滴定管滴加到被测药物的溶液中,直至滴定液与被测药物反应完全,然后根据滴定液的浓度和被消耗的体积,按化学计量关系计算出被测药物的含量。

容量分析法所用仪器价格低廉,操作简便、快速,测定结果准确,相对误差在0.2%以下,但专属性较差,一般用于化学原料药的含量测定。

### (二) 仪器分析方法

#### 1. 紫外-可见分光光度法(UV)

紫外-可见分光光度法是基于物质分子对紫外光区和可见光区单色光辐射的吸收特性建立的方法。测定含量的方法有对照品比较法、吸收系数法、比色法和计算分光光度法,其中前两种方法最常用。

紫外-可见分光光度法用于测定分子结构中含有共轭体系结构、苯环或杂环、在紫外光区有特征吸收的药物,以及有色药物或与显色剂反应后在可见区有特征吸收的药物。

紫外-可见分光光度法具有灵敏度高(可达 $10^{-7}\sim10^{-4}$ g/mL)、准确度高(相对误差为2%～5%)、仪器价格较低廉、操作简便等特点。

#### 2. 色谱法

(1) 高效液相色谱法(HPLC)

高效液相色谱法是采用高压输液泵将流动相泵入到装有填充剂的色谱柱,注入的供试品被流动相带入色谱柱内进行分离的一种色谱法,供试品被流动相带入色谱柱内,各组分在柱内被分离后,依次进入检测器,由记录仪记录色谱信号。测定的方法有面积归一化法、内标法、外标法。

高效液相色谱法具有灵敏度高($10^{-15}\sim10^{-12}$ g/mL)、分离效能高、分离速度快、应用范围广、流出组分容易收集等特点。高效液相色谱法常用于测定杂质或干扰因素较多的品种的含量。

（2）气相色谱法（GC）

气相色谱法是采用气体为流动相（载气）流经装有填充剂的色谱柱进行分离的一种色谱法。注入进样口的供试品被加热气化，并被载气带入色谱柱进行分离，各组分先后进入检测器，由记录仪记录色谱信号。

气相色谱法具有灵敏度高（pg级，$10^{-12}$ g/mL 或更低）、分离效能高、分离速度快等特点。气相色谱法常用于测定易挥发杂质或易挥发品种的含量。

### 三、辅料的干扰与排除

制剂和原料药不同，除含主药外，还含有附加剂，如片剂的稀释剂、润滑剂、崩解剂，注射剂的助溶剂、抗氧剂等。制剂中的附加剂有时会对药物的质量检测造成影响，需要加以排除或选择专属性强的方法。

#### （一）片剂常用辅料的干扰及排除

片剂中常用的赋形剂有淀粉、糊精、糖类、羧甲基纤维素钠、硬脂酸镁、滑石粉等，当它们对主药的含量测定有干扰时，应根据它们的性质和特点设法排除干扰。

1. 糖类的干扰及排除

淀粉、糊精、糖类等经水解后均生成葡萄糖，葡萄糖具有还原性，能够干扰氧化还原滴定。排除干扰的措施：可以使用氧化电位稍低的氧化剂，避免使用氧化还原性强的滴定剂。例如，硫酸亚铁的含量测定用高锰酸钾滴定法，而硫酸亚铁片用硫酸铈滴定法。

2. 硬脂酸镁的干扰及排除

硬脂酸镁为片剂润滑剂，可干扰配位滴定法或非水滴定法。

① 碱性溶液中（pH＞9.7），硬脂酸镁中的 $Mg^{2+}$ 可以与 EDTA-2Na 反应，从而使含量偏高。消除干扰的措施：

a. 加掩蔽剂消除干扰。常用的掩蔽剂有草酸、硼酸和酒石酸等，其中酒石酸最佳。在 pH 为 6～7.5 的条件下，酒石酸可以与 $Mg^{2+}$ 形成稳定的配位化合物而将其掩蔽。

b. 选择合适的 pH，消除干扰。如 pH＜9 时，$Mg^{2+}$ 不再与 EDTA-2Na 反应；pH＞12时，$Mg^{2+}$ 与水形成 $Mg(OH)_2$ 沉淀。

② 在非水滴定法中，硬脂酸根离子可以与高氯酸反应，干扰非水碱量法。消除干扰的措施：

a. 加掩蔽剂。常用的掩蔽剂有草酸和酒石酸等。这些有机酸与硬脂酸镁反应，生成在冰醋酸和醋酐中难溶的酒石酸镁沉淀，同时产生的硬脂酸不会干扰含量的测定。

b. 提取分离。若药物是脂溶性的，可先采用适当的有机溶剂提取出药物，然后再测定含量。如硫酸奎宁原料药及片剂都采用非水滴定法，但硫酸奎宁片先用 0.1 mol/L 氢氧化钠溶液碱化，用氯仿提取药物后，再用高氯酸滴定液滴定。

c. 采用紫外-可见分光光度法测定药物。因硬脂酸镁无紫外吸收，故不干扰测定。

③ 滑石粉的干扰及排除。

滑石粉在水中不易溶解，使溶液浑浊，干扰紫外-可见分光光度法、旋光法、比色法及比浊度法等方法的测定。消除干扰的措施：

a. 滤过。若药物是水溶性的，制成水溶液后，通过滤过，滤去滑石粉，可消除干扰。

b. 提取分离。若药物是脂溶性的,可先采用适当的有机溶剂提取出药物,然后再测定含量。

### (二) 注射剂常用辅料的干扰及排除

注射剂中常加入一些附加成分,如有时加入助溶剂防止药物结晶析出,用适当的盐调节等,必要时加入抗氧剂、抑菌剂、止疼剂等。这些附加成分可能对含量测定产生干扰,应设法消除。

1. **抗氧剂的干扰及排除**

注射剂中常加的抗氧剂有亚硫酸钠、亚硫酸氢钠、焦亚硫酸钠,它们会干扰氧化还原滴定。消除干扰的措施:

① 加入掩蔽剂(丙酮或甲醛)。应注意的是,甲醛也是还原剂,其做掩蔽剂时,宜选用氧化电位低的氧化剂测定药物的含量。如用碘量法测定维生素 C 注射液的含量时,因注射液中含有焦亚硫酸钠抗氧剂,对测定有干扰,需加入丙酮做掩蔽剂,消除其对碘量法的干扰。

② 加酸、加热使抗氧剂分解。

③ 加入弱氧化剂,使抗氧剂被氧化成硫酸而消除干扰。常用的弱氧化剂有过氧化氢、硝酸。

④ 当使用维生素 C 做抗氧剂时,对测定主药有干扰,应选择一个合适的波长测定,在此波长处维生素 C 没有吸收。

2. **溶剂水的干扰及排除**

注射剂一般以水做溶剂,当用非水溶液滴定法测定主药时,溶剂水会对测定产生干扰。消除干扰的措施:

① 加热除去溶剂水。如果主药对热稳定,可在水浴上加热蒸发或在 105 ℃ 干燥,除去溶剂水后再测定。如乳酸钠注射液的含量测定。

② 有机溶剂提取。如果主药遇热易分解,可在适当的 pH 下,用有机溶剂提取后再测定。

3. **溶剂油的干扰及排除**

对于脂溶性药物,其注射液必须做成油溶液,同时,油溶液进行肌肉注射时,可以延长作用时间。注射用的植物油,我国多采用麻油或茶油。植物油中往往含有甾醇和三萜类物质,对含量测定有干扰。消除干扰的措施:

① 用合适的溶剂稀释。对某些主药含量较高,而测定方法取样量较少的制剂,可经溶剂稀释后,使油溶液的干扰影响较小。

② 溶剂提取。用合适的溶剂提取分离后,再进行测定。

**课堂互动**

请各举一个实例,说明药物含量测定中赋形剂、抗氧剂和油溶剂的干扰与排除方法。

## 四、药品的含量计算

应根据药物的性质、含量的高低以及辅料对测定是否有干扰来设计和选择含量测定方法。主药含量较低时,可选灵敏度高的方法,如紫外-可见分光光度法、高效液相色谱法等。主药含量高,辅料含量低,干扰影响较小,可选容量分析法;反之,辅料对测定有干扰时,应选择专属性强的方法。

### (一) 容量分析法

1. **原料药含量测定结果的计算**

(1) 直接滴定法

$$含量(\%)=\frac{V\times F\times T}{m\times 1\,000}\times 100\%$$

（2）剩余滴定法

$$含量(\%)=\frac{(V_0-V)\times F\times T}{m\times 1\,000}\times 100\%$$

式中：$T$——滴定度，每 1 mL 滴定液相当于被测组分的 mg 数；

　　　$V$——滴定时，供试品消耗滴定液的体积，mL；

　　　$V_0$——滴定时，空白试验消耗滴定液的体积，mL；

　　　$F$——浓度校正因子，$F=c_{实际}/c_{标准}$；

　　　$m$——供试品的取用量，g。

【实例解析 1】　乳酸钙的含量测定

精密称取本品 0.219 8 g，加水 100 mL，加热使乳酸钙溶解，放冷，加氢氧化钠试液 15 mL 与钙紫红素指示剂约 0.1 g，用乙二胺四乙酸二钠滴定液（0.050 22 mol/L）滴定至溶液由紫红色转变为纯蓝色，消耗滴定液 20.00 mL。每 1 mL 乙二胺四乙酸二钠滴定液（0.05 mol/L）相当于 10.91 mg 的乳酸钙。计算乳酸钙的含量。按干燥品计算，本品含乳酸钙（$C_6H_{10}CaO_6$）应为 $98.0\%\sim103.0\%$。

解　已知：$T=10.91$ mg/mL，$c_{理论}=0.05$ mol/L，$c_{实际}=0.050\,22$ mol/L，$V=20.00$ mL，$m=0.219\,8$ g。

$$乳酸钙的含量=\frac{V\times F\times T}{m\times 1\,000}\times 100\%=\frac{20.00\times\dfrac{0.050\,22}{0.05}\times 10.91}{0.219\,8\times 1\,000}\times 100\%=99.71\%$$

结果：符合规定。

【实例解析 2】　依他尼酸的含量测定

精密称取依他尼酸供试品 0.152 1 g，置碘瓶中，加冰醋酸 40 mL 溶解后，精密加入溴滴定液（0.05 mol/L）25 mL，加盐酸 3 mL，立即密塞，摇匀，在暗处放置 1 h。注意微开瓶塞，加碘化钾试液 10 mL，立即密塞，摇匀，再加水 100 mL，用硫代硫酸钠滴定液（0.100 5 mol/L）滴定，至终点时，加入淀粉指示液 2 mL，继续滴定至蓝色消失，消耗硫代硫酸钠滴定液（0.100 5 mol/L）15.02 mL。将结果用空白试验校正，空白试验消耗硫代硫酸钠滴定液（0.100 5 mol/L）24.98 mL。求供试品的含量。每 1 mL 溴滴定液（0.05 mol/L）相当于 15.16 mg 的依他尼酸。按干燥品计算，本品含依他尼酸（$C_{13}H_{12}Cl_{12}O_4$）不得少于 98.0%。

解　已知：$T=15.16$ mg/mL，$c_{理论}=0.1$ mol/L，$c_{实际}=0.100\,5$ mol/L，$V_0=24.98$ mL，$V=15.02$ mL，$m=0.152\,1$ g。

$$依他尼酸的含量=\frac{(V_0-V)\times F\times T}{m\times 1\,000}\times 100\%$$

$$=\frac{(24.98-15.02)\times\dfrac{0.100\,5}{0.1}\times 15.16}{0.152\,1\times 1\,000}\times 100\%$$

$$=99.77\%$$

结果：符合规定。

**2. 片剂含量测定结果的计算**

片剂的含量按标示量的百分含量计算，其含义是：

$$标示量(\%)=\frac{每片实测量}{标示量}\times100\%$$

由于每片除含主药外,还含有赋形剂,故每片的实际重量超过标示量,且每片片重又不可能一致,因此,在含量测定时,一般取 10 片或 20 片,精密称定其总重量,以平均片重来代替片重进行计算。

（1）直接滴定法

$$标示量(\%)=\frac{V\times F\times T\times 平均片重}{m\times1\,000\times标示量}\times100\%$$

（2）剩余滴定法

$$标示量(\%)=\frac{(V_0-V)\times F\times T\times 平均片重}{m\times1\,000\times标示量}\times100\%$$

式中:$T$——滴定度,每 1 mL 滴定液相当于被测组分的 mg 数;

$V$——滴定时,供试品消耗滴定液的体积,mL;

$V_0$——滴定时,空白试验消耗滴定液的体积,mL;

$F$——浓度校正因子,$F=c_{实际}/c_{标准}$;

$m$——片剂研细后的取样量,g。

【实例解析 1】　异戊巴比妥片(规格为 0.1 g)的含量测定

取本品 20 片,精密称定,称得总重为 2.422 1 g。研细,精密称取片粉 0.268 7 g,加甲醇 40 mL,使异戊巴比妥溶解,再加新制的 3％碳酸钠溶液 15 mL,照电位滴定法(《中国药典》通则 0701),用硝酸银滴定液(0.101 2 mol/L)滴定至终点,消耗滴定液 9.67 mL。每 1 mL 硝酸银滴定液(0.1 mol/L)相当于 22.63 mg 的 $C_{11}H_{18}N_2O_3$。计算异戊巴比妥片标示量的百分含量。本品含异戊巴比妥($C_{11}H_{18}N_2O_3$)应为标示量的 94.0％～106.0％。

解　已知:$T=22.63$ mg/mL,$c_{理论}=0.1$ mol/L,$c_{实际}=0.101\,2$ mol/L,$V=9.67$ mL, $m=0.268\,7$ g,$W_{20}=2.422\,1$ g,标示量为 0.1 g。

$$异戊巴比妥片的标示量(\%)=\frac{V\times F\times T\times 平均片重}{m\times1\,000\times标示量}\times100\%$$

$$=\frac{9.67\times\dfrac{0.101\,2}{0.1}\times22.63\times\dfrac{2.422\,1}{20}}{0.268\,7\times1\,000\times0.1}\times100\%$$

$$=99.81\%$$

结果:符合规定。

【实例解析 2】　依他尼酸片(规格为 25 mg)的含量测定

取本品 20 片,精密称定,称得总重为 0.561 1 g。研细,精密称取片粉 0.168 8 g,置分液漏斗中,加 0.1 mol/L 盐酸 25 mL 摇匀,用二氯甲烷振摇提取 3 次,每次 50 mL,合并提取液。滤过,置 250 mL 碘瓶中,在水浴上蒸发至干,加冰醋酸 40 mL 溶解后,精密加入溴滴定液(0.05 mol/L) 25 mL,再加盐酸 3 mL,立即密塞,摇匀,在暗处放置 1 h。注意微开瓶塞,加碘化钾试液 10 mL,立即密塞,摇匀,再加水 100 mL,用硫代硫酸钠滴定液(0.101 5 mol/L)滴定,至终点时,加入淀粉指示液 2 mL,继续滴定至蓝色消失,消耗硫代硫酸钠滴定液(0.101 5 mol/L)14.97 mL。将结果用空白试验校正,空白试验消耗硫代硫酸钠滴定液(0.101 5 mol/L)24.92 mL。求依他尼酸片标示量的百分含量。每 1 mL 溴滴定液(0.05 mol/L)相当于 15.16 mg 的依他尼酸。本品含依他尼酸应为标示量的 90.0％～110.0％。

解　已知：$T=15.16$ mg/mL，$c_{理论}=0.1$ mol/L，$c_{实际}=0.101\ 5$ mol/L，$V_0=24.92$ mL，$V=14.97$ mL，$m=0.168\ 8$ g，$W_{20}=0.561\ 1$ g，标示量为 25 mg。

$$依他尼酸片的标示量(\%)=\frac{(V_0-V)\times F\times T\times 平均片重}{m\times 1\ 000\times 标示量}\times 100\%$$

$$=\frac{(24.92-14.97)\times\dfrac{0.101\ 5}{0.1}\times 15.16\times\dfrac{0.561\ 1}{20}}{0.168\ 8\times 1\ 000\times\dfrac{25}{1\ 000}}\times 100\%$$

$$=101.8\%$$

结果：符合规定。

### 3. 注射剂含量测定结果的计算

注射剂的含量按标示量的百分含量计算，其含义是：

$$标示量(\%)=\frac{每支实测量}{标示量}\times 100\%$$

（1）直接滴定法

$$标示量(\%)=\frac{V\times F\times T\times 每支容量}{V_s\times 1\ 000\times 标示量}\times 100\%$$

（2）剩余滴定法

$$标示量(\%)=\frac{(V_0-V)\times F\times T\times 每支容量}{V_s\times 1\ 000\times 标示量}\times 100\%$$

式中：$T$——滴定度，每 1 mL 滴定液相当于被测组分的 mg 数；

　　　$V$——滴定时，供试品消耗滴定液的体积，mL；

　　　$V_0$——滴定时，空白试验消耗滴定液的体积，mL；

　　　$F$——浓度校正因子，$F=c_{实际}/c_{标准}$；

　　　$V_s$——注射液的取样体积，mL。

【实例解析】　维生素 C 注射液（规格为 5 mL：0.5 g）的含量测定

精密量取维生素 C 注射液 2 mL，置锥形瓶中，加水 15 mL 与丙酮 2 mL，放置 5 min，加稀醋酸 4 mL 与淀粉指示液 1 mL，用碘（0.050 02 mol/L）滴定，至溶液显蓝色并持续 30 s 不褪，消耗碘（0.050 02 mol/L）22.05 mL。每 1 mL 碘滴定液（0.05 mol/L）相当于 8.806 mg 的维生素 C。计算维生素 C 注射液标示量的百分含量。本品含维生素 C（$C_6H_8O_6$）应为标示量的 93.0%～107.0%。

解　已知：$T=8.806$ mg/mL，$c_{理论}=0.05$ mol/L，$c_{实际}=0.050\ 02$ mol/L，$V=22.05$ mL，$V_s=2$ mL，标示量为 0.5 g/5 mL。

$$维生素 C 的标示量(\%)=\frac{V\times F\times T\times 每支容量}{V_s\times 1\ 000\times 标示量}\times 100\%$$

$$=\frac{22.05\times\dfrac{0.050\ 02}{0.05}\times 8.806\times 5}{2\times 1\ 000\times 0.5}\times 100\%$$

$$=97.12\%$$

结果：符合规定。

### （二）紫外-可见分光光度法

#### 1. 吸收系数法

吸收系数法由于受仪器精度、操作及环境因素等影响较对照品法比较显著,不用于原料药的含量测定。当应用吸收系数法时,必须注意分光光度计的检定、校正,并严格执行各项操作规程。

测定时,配制试样溶液,在一定波长下测其吸光度,根据 $A=KCL$,先求出供试品中被测药物的浓度 $C$,进而再求百分含量。

$$A=E_{1\,\mathrm{cm}}^{1\%}CL \Rightarrow C(\mathrm{g}/100\ \mathrm{mL})=\frac{A}{E_{1\,\mathrm{cm}}^{1\%}L}\ \text{或}\ C(\mathrm{g}/\mathrm{mL})=\frac{A}{E_{1\,\mathrm{cm}}^{1\%}\times L\times 100}$$

（1）原料药含量测定结果的计算

$$含量(\%)=\frac{A\times D\times V}{E_{1\,\mathrm{cm}}^{1\%}\times L\times m\times 100}\times 100\%$$

式中:$A$——供试品溶液的吸光度;

　　　$D$——供试品的稀释倍数;

　　　$V$——定容体积,mL;

　　　$L$——吸收池的厚度,cm;

　　　$m$——供试品的取用量,g。

【实例解析】　对乙酰氨基酚的含量测定

取本品约 40 mg,精密称定,置 250 mL 量瓶中,加 0.4％氢氧化钠溶液 50 mL 溶解后,加水至刻度,摇匀,精密量取 5 mL,置 100 mL 量瓶中,加 0.4％氢氧化钠溶液 10 mL,加水至刻度,摇匀,照紫外-可见分光光度法(《中国药典》通则 0401),在 257 nm 的波长处测定吸光度,按乙酰氨基酚的百分吸收系数($E_{1\,\mathrm{cm}}^{1\%}$)为 715 计算,即得。若样品称样量 $m$ 为 0.041 05 g,测得的吸光度($A$)为 0.582,计算对乙酰氨基酚的含量。按干燥品计算,本品含乙酰氨基酚应为 98.0％～102.0％。

解　已知:$A=0.582$,$m=0.041\ 05$ g,$E_{1\mathrm{cm}}^{1\%}=715$,$V=250$ mL。

$$
\begin{aligned}
对乙酰氨基酚的含量&=\frac{A\times D\times V}{E_{1\,\mathrm{cm}}^{1\%}\times L\times m\times 100}\times 100\%\\[2mm]
&=\frac{0.582\times \dfrac{100}{5}\times 250}{715\times 1\times 0.041\ 05\times 100}\times 100\%\\[2mm]
&=99.15\%
\end{aligned}
$$

结果:符合规定。

（2）片剂含量测定结果的计算

$$标示量(\%)=\frac{A\times D\times V\times 平均片重}{E_{1\,\mathrm{cm}}^{1\%}\times L\times m\times 100\times 标示量}\times 100\%$$

式中:$A$——供试品溶液的吸光度;

　　　$D$——供试品的稀释倍数;

　　　$V$——定容体积,mL;

　　　$L$——吸收池的厚度,cm;

　　　$m$——供试品的取用量,g。

【实例解析】　呋塞米片的含量测定

取本品(规格为 20 mg)20 片,精密称定,研细,精密称取适量(约相当于呋塞米20 mg),置 100 mL 量瓶中,加 0.4% 氢氧化钠溶液约 60 mL,振摇 10 min 使呋塞米溶解,用 0.4% 氢氧化钠溶液稀释至刻度,摇匀,滤过,精密量取续滤液 5 mL,置另一 100 mL 量瓶中,用 0.4% 氢氧化钠溶液稀释至刻度,摇匀,照紫外-可见分光光度法(《中国药典》通则 0401),在 271 mn 的波长处测定吸光度,按呋塞米的百分吸收系数($E_{1cm}^{1\%}$)为 580 计算,即得。若 20 片呋塞米的总重为 0.482 1 g,称取细粉量为 0.023 05 g,测得的吸光度为 A 为 0.569,计算呋塞米片标示量的百分含量。本品含呋塞米应为标示量的 90.0%~110.0%。

解 已知:$A=0.569, m=0.023\ 05\ \text{g}, E_{1\ cm}^{1\%}=580, V=100\ \text{mL}, W_{20}=0.482\ 1\ \text{g}$,标示量为 20 mg。

$$呋塞米片的标示量(\%)=\frac{A \times D \times V \times 平均片重}{E_{1\ cm}^{1\%} \times L \times m \times 100 \times 标示量} \times 100\%$$

$$=\frac{0.569 \times \dfrac{100}{5} \times 100 \times \dfrac{0.482\ 1}{20}}{580 \times 1 \times 0.023\ 05 \times 100 \times 0.02} \times 100\%$$

$$=102.6\%$$

结果:符合规定。

(3) 注射剂含量测定结果的计算

$$标示量(\%)=\frac{A \times D \times V \times 每支容量}{E_{1\ cm}^{1\%} \times L \times V_s \times 100 \times 标示量} \times 100\%$$

式中:$A$——供试品溶液的吸光度;

$D$——供试品的稀释倍数;

$V$——定容体积,mL;

$L$——吸收池的厚度,cm;

$V_s$——注射液的取样体积,mL。

【实例解析】 氟尿嘧啶注射液(规格为 10 mL:0.25 g)的含量测定

精密量取本品 2 mL,用 0.1 mol/L 盐酸溶液定量稀释成 100 mL,精密量取 2 mL,用 0.1 mol/L 盐酸溶液定量稀释成 100 mL,制成每 1 mL 中含氟尿嘧啶 10 μg/mL 的溶液,作为供试品溶液,照紫外-可见分光光度法(《中国药典》通则 0401),在 265 mn 的波长处测得的吸光度为 0.545,按氟尿嘧啶的百分吸收系数($E_{1cm}^{1\%}$)为 552,计算氟尿嘧啶注射液标示量的百分含量。本品含氟尿嘧啶($C_4H_3FN_2O_2$)应为标示量的 93.0%~107.0%。

解 已知:$A=0.545, V_s=2\ \text{mL}, E_{1\ cm}^{1\%}=552, V=100\ \text{mL}$,标示量为 0.25 g/10 mL。

$$氟尿嘧啶注射液的标示量(\%)=\frac{A \times D \times V \times 每支容量}{E_{1\ cm}^{1\%} \times L \times V_s \times 100 \times 标示量} \times 100\%$$

$$=\frac{0.545 \times \dfrac{100}{2} \times 100 \times 10}{552 \times 1 \times 2 \times 0.25} \times 100\%$$

$$=98.73\%$$

结果:符合规定。

2. 对照品比较法

对照品比较法由于采用对照品和供试品同时操作的方式,具有消除仪器和方法误差,以及降低不同实验室间测定结果的变异系数等优点,因此应用较广泛。

测定时,在相同条件下,配制标准溶液和试样溶液,在同一波长下,分别测其吸光度。根据 $A=E_{1\ cm}^{1\%}CL$,$A_{对}/A_{供}=C_{对}/C_{供}$,先求出供试品中被测药物的浓度 $C_{供}$,进而再求百分含量。

$$\frac{A_{供}}{A_{对}}=\frac{E_{1\ cm}^{1\%}C_{供}L}{E_{1\ cm}^{1\%}C_{对}L}\Rightarrow\frac{A_{供}}{A_{对}}=\frac{C_{供}}{C_{对}}\Rightarrow C_{供}=C_{对}\times\frac{A_{供}}{A_{对}}$$

（1）原料药含量测定结果的计算

$$含量(\%)=\frac{C_{对}\times\dfrac{A_{供}}{A_{对}}\times D\times V}{m}\times100\%$$

式中:$A_{供}$——供试品溶液的吸光度;

$A_{对}$——对照品溶液的吸光度;

$C_{对}$——对照品溶液的浓度,g/mL;

$D$——供试品的稀释倍数;

$V$——定容体积,mL;

$m$——供试品的取用量,g。

【实例解析】　水杨酸镁的含量测定

取本品 0.201 5 g,精密称定,置 100 mL 量瓶中,加水溶解并稀释至刻度,摇匀,精密量取 1 mL,置 100 mL 量瓶中,加水稀释至刻度,摇匀,作为供试品溶液,照紫外-可见分光光度法（《中国药典》通则 0401）,在 296 nm 的波长处测得的吸光度为 0.552。另取水杨酸镁对照品 0.202 6 g,同法操作,测得的吸光度为 0.561。计算水杨酸镁的含量。按干燥品计算,本品含水杨酸镁（$C_{14}H_{10}MgO_6$）应为 98.0%～103.0%。

解　已知:$A_{供}=0.552$,$A_{对}=0.561$,$m=0.201\ 5\ g$,$m_{对}=0.202\ 6\ g$,$V=100\ mL$。

$$
\begin{aligned}
水杨酸镁的含量&=\frac{C_{对}\times\dfrac{A_{供}}{A_{对}}\times D\times V}{m}\times100\%\\[2mm]
&=\frac{\dfrac{0.202\ 6}{100}\times\dfrac{1}{100}\times\dfrac{0.552}{0.561}\times\dfrac{100}{1}\times100}{0.201\ 5}\times100\%\\[2mm]
&=98.93\%
\end{aligned}
$$

因为供试品与对照品操作方法相同,也可按下式计算含量:

$$水杨酸镁的含量=\frac{m_{对}\times\dfrac{A_{供}}{A_{对}}}{m}\times100\%=\frac{0.202\ 6\times\dfrac{0.552}{0.561}}{0.201\ 5}\times100\%=98.93\%$$

结果:符合规定。

（2）片剂含量测定结果的计算

$$标示量(\%)=\frac{C_{对}\times\dfrac{A_{供}}{A_{对}}\times D\times V\times平均片重}{m\times标示量}\times100\%$$

式中:$A_{供}$——供试品溶液的吸光度;

$A_{对}$——对照品溶液的吸光度;

$C_{对}$——对照品溶液的浓度,g/mL;

$D$——供试品的稀释倍数;

$V$——定容体积,mL;

$m$——供试品的取用量,g。

【实例解析】 水杨酸镁片(规格为 0.25 g)的含量测定

取本品 20 片,精密称定,总重为 5.662 6 g,研细,精密称取细粉 0.282 5 g,置 250 mL 量瓶中,加水适量,振摇使水杨酸镁溶解并稀释至刻度,摇匀,滤过,精密量取续滤液 2 mL,置 200 mL 量瓶中,用水稀释至刻度,摇匀,照紫外-可见分光光度法(《中国药典》通则 0401),在 296 nm 的波长处测得的吸光度为 0.567。另取水杨酸镁对照品 0.251 1 g,同法操作,测得的吸光度为 0.554。计算水杨酸镁片标示量的百分含量。本品含无水水杨酸镁($C_{14}H_{10}MgO_6$) 应为标示量的 95.0%～105.0%。

解 已知:$A_供=0.567$,$A_对=0.554$,$m=0.282\ 5$ g,$m_对=0.251\ 1$ g,$V=250$ mL, $W_{20}=5.662\ 6$ g,标示量为 0.25 g。

$$水杨酸镁的含量 = \frac{C_对 \times \dfrac{A_供}{A_对} \times D \times V \times 平均片重}{m \times 标示量} \times 100\%$$

$$= \frac{\dfrac{0.251\ 1}{250} \times \dfrac{2}{200} \times \dfrac{0.567}{0.554} \times \dfrac{200}{2} \times 250 \times \dfrac{5.662\ 6}{20}}{0.282\ 5 \times 0.25} \times 100\%$$

$$= 103.0\%$$

结果:符合规定。

(3)注射剂含量测定结果的计算

$$标示量(\%) = \frac{C_对 \times \dfrac{A_供}{A_对} \times D \times V \times 每支容量}{V_s \times 标示量} \times 100\%$$

式中:$A_供$——供试品溶液的吸光度;

$A_对$——对照品溶液的吸光度;

$C_对$——对照品溶液的浓度,g/mL;

$D$——供试品的稀释倍数;

$V$——定容体积,mL;

$V_s$——注射液的取样体积,mL。

【实例解析】 盐酸美西律注射液的含量测定

精密量取本品(规格为 2 mL:100 mg)2 mL,置 200 mL 量瓶中,加 0.01 mol/L 盐酸溶液稀释至刻度,摇匀,作为供试品溶液,照紫外-可见分光光度法(《中国药典》通则 0401),在 261 nm 的波长处测得的吸光度为 0.645;另取盐酸美西律对照品 0.101 2 g,精密称定,置 200 mL 量瓶中,加 0.01 mol/L 盐酸溶液溶解并稀释至刻度,摇匀,作为对照品溶液,同法操作,测得的吸光度为 0.661。计算盐酸美西律注射液标示量的百分含量。本品含盐酸美西律 ($C_{11}H_{17}NO \cdot HCl$)应为标示量的 95.0%～105.0%。

解 已知:$A_供=0.645$,$A_对=0.661$,$V_s=2$ mL,$m_对=0.101\ 2$ g,$V=200$ mL,标示量为 100 mg/2 mL。

$$盐酸美西律注射液的标示量(\%) = \frac{C_对 \times \dfrac{A_供}{A_对} \times D \times V \times 每支容量}{V_s \times 标示量} \times 100\%$$

$$= \frac{\frac{0.101\,2}{200} \times \frac{0.645}{0.661} \times 1 \times 200 \times 2}{2 \times 100 \times 10^{-3}} \times 100\%$$

$$= 98.75\%$$

结果:符合规定。

### (三) 色谱法

在《中国药典》中,采用高效液相色谱法和气相色谱法测定各品种含量的方法有内标法和外标法。

#### 1. 内标法

测定时,精密称(量)取对照品和内标物质,分别配成溶液,精密量取各溶液,配成校正因子测定用的对照溶液。取一定量注入仪器,记录色谱图。测量对照品和内标物质的峰面积或峰高,按下式计算校正因子 $f$:

$$f = \frac{A_内 / C_内}{A_对 / C_对}$$

式中:$f$ ——校正因子;

　　$C_内$ ——内标溶液的浓度,g/mL;

　　$C_对$ ——对照品溶液的浓度,g/mL;

　　$A_内$ ——内标物质峰面积(或峰高);

　　$A_对$ ——对照品峰面积(或峰高)。

再取含有内标物质的供试品溶液,注入仪器,记录色谱图。测量供试品中被测药物和内标物质的峰面积或峰高,按下式计算供试品中被测药物的浓度 $C_供$,进而计算含量。

$$C_供 = f \times C_内 \times \frac{A_供}{A'_内}$$

(1) 原料药含量测定结果的计算

$$含量(\%) = \frac{f \times C_内 \times \frac{A_供}{A'_内} \times D \times V}{m} \times 100\%$$

式中:$f$ ——校正因子;

　　$C_内$ ——内标溶液的浓度,g/mL;

　　$A_供$ ——供试品溶液中被测药物的峰面积(或峰高);

　　$A'_内$ ——内标物质峰面积(或峰高);

　　$D$ ——供试品的稀释倍数;

　　$V$ ——定容体积,mL;

　　$m$ ——供试品的取用量,g。

【实例解析】　丙酸倍氯米松的含量测定

色谱条件与系统适用性试验:用十八烷基硅烷键合硅胶为填充剂,以甲醇-水(74∶26)为流动相,检测波长为 240 nm。理论板数按丙酸倍氯米松峰计算不低于 2 500,丙酸倍氯米松峰与内标物质峰的分离度应大于 4.0。

内标溶液的制备:取甲睾酮,加流动相溶解并稀释制成浓度为 0.122 3 mg/mL 的溶液。

测定法:取本品 12.60 mg,精密称定,置 100 mL 量瓶中,加甲醇 74 mL 使溶解,用水稀释至刻度,摇匀,精密量取该溶液 10 mL 与内标溶液 10 mL,置 50 mL 量瓶中,用流动相稀释至刻度,摇匀,作为供试品溶液,取 20 μL 注入液相色谱仪,记录色谱图,供试品和内标物的峰面积分别为 4 487 和 4 082;另取丙酸倍氯米松对照品 12.51 mg,精密称定,同法测定,对照品和内标物的峰面积分别为 4 346 和 4 084。按外标法计算丙酸倍氯米松的含量。按干燥品计算,本品含丙酸倍氯米松($C_{28}H_{37}ClO_7$)应为 97.0%~103.0%。

解 已知:$A_内 = 4\ 084$,$A_对 = 4\ 346$,$A'_内 = 4\ 082$,$A_供 = 4\ 487$,$C_内 = 0.122\ 3\ \text{mg/mL}$,$m_对 = 12.51\ \text{mg}$,$m = 12.60\ \text{mg}$,$V = 100\ \text{mL}$。

$$f = \frac{A_内/C_内}{A_对/C_对} = \frac{A_内 \times C_对}{A_对 \times C_内} = \frac{4\ 084 \times \dfrac{12.51}{100}}{4\ 346 \times 0.122\ 3} = 0.961\ 2$$

$$\text{丙酸倍氯米松的含量} = \frac{f \times C_内 \times \dfrac{A_供}{A'_内} \times D \times V}{m} \times 100\%$$

$$= \frac{0.961\ 2 \times 0.122\ 3 \times \dfrac{4\ 487}{4\ 082} \times 100}{12.60} \times 100\%$$

$$= 102.6\%$$

结果:符合规定。

(2) 片剂含量测定结果的计算

$$\text{标示量}(\%) = \frac{f \times C_内 \times \dfrac{A_供}{A'_内} \times D \times V \times \text{平均片重}}{m \times \text{标示量}} \times 100\%$$

式中:$f$——校正因子;

$C_内$——内标溶液的浓度,g/mL;

$A_供$——供试品溶液中被测药物的峰面积(或峰高);

$A'_内$——内标物质峰面积(或峰高);

$D$——供试品的稀释倍数;

$V$——定容体积,mL;

$m$——供试品的取用量,g。

【实例解析】 维生素 E 片(规格为 10 mg)的含量测定

色谱条件与系统适用性试验:用硅酮(OV-17)为固定液,涂布浓度为 2% 的填充柱,或用 100% 二甲基聚硅氧烷为固定液的毛细管柱,柱温为 265 ℃。理论板数按维生素 E 峰计算不低于 500(填充柱)或 5 000(毛细管柱),维生素 E 峰与内标物质峰的分离度应符合要求。

校正因子的测定:取正三十二烷 10.27 mg,精密称定,置 10 mL 容量瓶中,加正己烷溶解并稀释,配成 1.027 mg/mL 的溶液,作为内标溶液。另取维生素 E 对照品约 20.12 mg,精密称定,置棕色具塞瓶中,精密加内标溶液 10 mL,密塞,振摇使溶解,作为对照品溶液。取 1 μL 注入气相色谱仪,测定,对照品和内标物的峰面积分别为 215 768 和 118 617。

测定法:取本品 20 片,精密称定,总重为 1.617 2 g,研细,精密称取 0.168 6 g,置棕色具塞锥形瓶中,精密加内标溶液 10 mL,密塞,振摇使维生素 E 溶解,静置,作为供试品溶液,取上

清液 $1\ \mu L$ 注入气相色谱仪,记录色谱图,供试品和内标物的峰面积分别为 214 568 和 115 436。本品含维生素 $E(C_{31}H_{52}O_3)$ 应为标示量的 90.0% ~110.0%。

**解**　已知: $A_{内}=118\ 617, A_{对}=215\ 768, A'_{内}=115\ 436, A_{供}=214\ 568, C_{内}=1.027\ \text{mg/mL}, m_{对}=20.12\ \text{mg}, m=0.168\ 6\ \text{g}, V=100\ \text{mL}, W_{20}=1.617\ 2\ \text{g}$,标示量为 10 mg。

$$f=\frac{A_{内}/C_{内}}{A_{对}/C_{对}}=\frac{A_{内}\times C_{对}}{A_{对}\times C_{内}}=\frac{118\ 617\times2.012}{215\ 768\times1.027}=1.077$$

$$维生素 E 片的标示量(\%)=\frac{f\times C_{内}\times\dfrac{A_{供}}{A'_{内}}\times D\times V\times 平均片重}{m\times 标示量}\times100\%$$

$$=\frac{1.077\times1.027\times10^{-3}\times\dfrac{214\ 568}{115\ 436}\times10\times\dfrac{1.617\ 2}{20}}{0.168\ 6\times10\times10^{-3}}\times100\%$$

$$=98.60\%$$

结果:符合规定。

（3）注射剂含量测定结果的计算

$$标示量(\%)=\frac{f\times C_{内}\times\dfrac{A_{供}}{A'_{内}}\times D\times V\times 每支容量}{V_s\times 标示量}\times100\%$$

式中: $f$ ——校正因子;

　　 $C_{内}$ ——内标溶液的浓度,g/mL;

　　 $A_{供}$ ——供试品溶液中被测药物的峰面积(或峰高);

　　 $A'_{内}$ ——内标物质峰面积(或峰高);

　　 $D$ ——供试品的稀释倍数;

　　 $V$ ——定容体积,mL;

　　 $V_s$ ——注射液的取样体积,mL。

**【实例解析】**　维生素 E 注射液(规格为 1 mL : 5 mg)的含量测定

色谱条件与系统适用性试验:用硅酮(OV-17)为固定液,涂布浓度为 2% 的填充柱,或用 100% 二甲基聚硅氧烷为固定液的毛细管柱,柱温为 265 ℃。理论板数按维生素 E 峰计算不低于 500(填充柱)或 5 000(毛细管柱),维生素 E 峰与内标物质峰的分离度应符合要求。

校正因子的测定:取正三十二烷 10.54 mg,精密称定,置 10 mL 容量瓶中,加正己烷溶解并稀释,配成 1.054 mg/mL 的溶液,作为内标溶液。另取维生素 E 对照品约 20.03 mg,精密称定,置棕色具塞瓶中,精密加内标溶液 10 mL,密塞,振摇使溶解,作为对照品溶液,取 1 μL 注入气相色谱仪,测定,对照品和内标物的峰面积分别为 224 857 和 123 765。

测定法:精密量取本品 2 mL,置棕色具塞锥形瓶中,精密加内标溶液 5 mL,密塞,摇匀,作为供试品溶液,取 1 μL 注入气相色谱仪,记录色谱图,供试品和内标物的峰面积分别为 221 626 和 121 765。本品含维生素 $E(C_{31}H_{52}O_3)$ 应为标示量的 90.0% ~110.0%。

**解**　已知: $A_{内}=123\ 765, A_{对}=224\ 857, A'_{内}=121\ 765, A_{供}=221\ 626, C_{内}=1.054\ \text{mg/mL}, m_{对}=20.03\ \text{mg}, V_s=2\ \text{mL}, V=5\ \text{mL}$,标示量为 5 mg/mL。

$$f=\frac{A_{内}/C_{内}}{A_{对}/C_{对}}=\frac{A_{内}\times C_{对}}{A_{对}\times C_{内}}=\frac{123\ 765\times2.003}{224\ 857\times1.054}=1.046$$

$$维生素 E 注射液的标示量(\%)=\frac{f \times C_内 \times \dfrac{A_供}{A'_内} \times D \times V \times 平均片重}{V_s \times 标示量} \times 100\%$$

$$=\frac{1.046 \times 1.054 \times 10^{-3} \times \dfrac{221\ 626}{121\ 765} \times 5 \times 1}{2 \times 5 \times 10^{-3}} \times 100\%$$

$$=100.3\%$$

结果:符合规定。

2. **外标法**

外标法是以待测成分的对照品作为对照物质,相对比较以求供试品中被测药物的含量的方法。

测定时,精密称(量)取对照品和供试品,分别配成对照品溶液和供试品溶液,再分别精密取一定量,注入仪器,记录色谱图,测量对照品溶液和供试品溶液被测药物的峰面积或峰高,按下式计算供试品中被测药物的浓度。

$$C_供 = C_对 \times \frac{A_供}{A_对}$$

式中:$C_供$——供试品溶液中被测药物的浓度,g/mL;

$C_对$——对照品溶液的浓度,g/mL;

$A_供$——供试品溶液中被测药物的峰面积(或峰高);

$A_对$——对照品峰面积(或峰高)。

(1) 原料药含量测定结果的计算

$$含量(\%)=\frac{C_对 \times \dfrac{A_供}{A_对} \times D \times V}{m} \times 100\%$$

式中:$C_对$——对照品溶液的浓度,g/mL;

$A_供$——供试品溶液中被测药物的峰面积(或峰高);

$A_对$——对照品峰面积(或峰高);

$D$——供试品的稀释倍数;

$V$——定容体积,mL;

$m$——供试品的取用量,g。

【实例解析】 氧氟沙星的含量测定

色谱条件与系统适用性试验:用十八烷基硅烷键合硅胶为填充剂,以醋酸铵高氯酸钠溶液(取醋酸铵 4.0 g 和高氯酸钠 7.0 g,加水 1 300 mL 使溶解,用磷酸调节 pH 至 2.2)-乙腈(85∶15)为流动相,检测波长为 294 nm。取氧氟沙星对照品、环丙沙星对照品和杂质 E 对照品各适量,加 0.1 mol/L 盐酸溶液溶解并稀释制成每 1 mL 中约含氧氟沙星 0.12 mg,环丙沙星和杂质 E 各 6 μg 的混合溶液,取 10 μL 注入液相色谱仪,记录色谱图,氧氟沙星峰的保留时间约为 15 min,氧氟沙星峰与杂质 E 峰和氧氟沙星峰与环丙沙星峰间的分离度应分别大于2.0 与 2.5。

测定法:取本品约 60.13 mg,精密称定,置 50 mL 量瓶中,加 0.1 mol/L 盐酸溶液溶解并稀释至刻度,摇匀,精密量 5 mL,置 50 mL 量瓶中,用 0.1 mol/L 盐酸溶液稀释至刻度,摇匀,作为供试品溶液,精密量取 1 μL 注入液相色谱仪,记录色谱图;另取氧氟沙星对照品 60.54 mg,同法测定,氧氟沙星供试品与氧氟沙星对照品的峰面积分别为 13 966 和 14 125。按外标法以峰面积计算氧氟沙星的含量。按干燥品计算,本品含氧氟沙星($C_{18}H_{20}FN_3O_4$)不得少于 97.5%。

解　已知:$A_{对}=14\ 125$,$A_{供}=13\ 966$,$m_{对}=60.54$ mg,$m=60.13$ mg,$V=50$ mL。

$$氧氟沙星的含量=\dfrac{C_{对}\times\dfrac{A_{供}}{A_{对}}\times D\times V}{m}\times100\%$$

$$=\dfrac{\dfrac{60.54}{50}\times\dfrac{5}{50}\times\dfrac{13\ 966}{14\ 125}\times\dfrac{50}{5}\times50}{60.13}\times100\%$$

$$=99.55\%$$

结果:符合规定。

(2) 片剂含量测定结果的计算

$$标示量(\%)=\dfrac{C_{对}\times\dfrac{A_{供}}{A_{对}}\times D\times V\times 平均片重}{m\times 标示量}\times100\%$$

式中:$C_{对}$——对照品溶液的浓度,g/mL;

$\quad A_{供}$——供试品溶液中被测药物的峰面积(或峰高);

$\quad A_{对}$——对照品峰面积(或峰高);

$\quad D$——供试品的稀释倍数;

$\quad V$——定容体积,mL;

$\quad m$——供试品的取用量,g。

【实例解析】　利巴韦林片的含量测定

色谱条件与系统适用性试验:用磺化交联的苯乙烯-二乙烯基共聚物的氢型阳离子交换树脂为填充剂,以水(用稀硫酸调节 pH 至 $2.5\pm0.1$)为流动相,检测波长为 207 nm。理论板数按利巴韦林峰计算不低于 2 000。

测定法:取本品(规格为 100 mg)20 片,精密称定,总重为 2.613 5 g,研细,精密称取 0.126 8 g,置 100 mL 量瓶中,加流动相溶解并稀释至刻度,摇匀,滤过,精密量取续滤液 5 mL,置 100 mL 量瓶中,用加流动相稀释至刻度,摇匀,作为供试品溶液,精密量取 20 μL 注入液相色谱仪,记录色谱图;另取利巴韦林对照品 0.101 6 g,同法测定,利巴韦林供试品与对照品的峰面积分别为 61 021 和 64 315。按外标法以峰面积计算利巴韦林片的含量。本品含利巴韦林($C_8H_{12}N_4O_5$)应为标示量的 90.0%~110.0%。

解　已知:$A_{对}=64\ 315$,$A_{供}=61\ 021$,$m_{对}=0.101\ 6$ g,$m=0.126\ 8$ g,$V=500$ mL,$W_{20}=2.613\ 5$ g,标示量为 100 mg。

$$利巴韦林片的标示量(\%)=\dfrac{C_{对}\times\dfrac{A_{供}}{A_{对}}\times D\times V\times 平均片重}{m\times 标示量}\times100\%$$

$$=\dfrac{\dfrac{0.101\ 6}{100}\times\dfrac{5}{100}\times\dfrac{61\ 021}{64\ 315}\times\dfrac{100}{5}\times100\times\dfrac{2.613\ 5}{20}}{0.126\ 8\times100\times10^{-3}}\times100\%$$

$$=99.34\%$$

因为供试品与对照品操作方法相同,也可按下式计算含量。

结果:符合规定。

(3) 注射剂含量测定结果的计算

$$标示量(\%) = \frac{C_{对} \times \dfrac{A_{供}}{A_{对}} \times D \times V \times 每支容量}{V_s \times 标示量} \times 100\%$$

式中:$C_{对}$——对照品溶液的浓度,g/mL;

$A_{供}$——供试品溶液中被测药物的峰面积(或峰高);

$A_{对}$——对照品峰面积(或峰高);

$D$——供试品的稀释倍数;

$V$——定容体积,mL;

$V_s$——注射液的取样体积,mL。

【实例解析】 利血平注射液的含量测定

色谱条件与系统适用性试验:用十八烷基硅烷键合硅胶为填充剂,以乙腈-1%乙酸铵溶液(46:54)为流动相,检测波长为268 nm。理论板数按利血平峰计算不低于4 000,利血平峰与相邻杂质峰的分离度应符合要求。

测定法:避光操作。精密量取本品(规格为1 mL:1 mg)2 mL,置100 mL量瓶中,用甲醇定量稀释制成每1 mL中约含利血平20 μg的溶液,作为供试品溶液,精密量取20 μL注入液相色谱仪,记录色谱图;另精密称取利血平对照品约12.51 mg,置50 mL量瓶中,加三氯甲烷1.5 mL使溶解,用甲醇稀释至刻度,摇匀,精密量取2 mL,置25 mL量瓶中,用甲醇稀释至刻度,摇匀,同法测定,供试品与对照品的峰面积分别为1 198 027和1 264 533。按外标法以峰面积计算利血平的含量。本品含利血平($C_{33}H_{40}N_2O_9$)应为标示量的90.0%～110.0%。

解 已知:$A_{对}=1\ 264\ 533$,$A_{供}=1\ 198\ 027$,$m_{对}=12.51$ mg,$V_s=2$ mL,$V=100$ mL,$V_1=50$ mL,标示量为1 mg/mL。

$$利血平注射液的标示量(\%) = \frac{C_{对} \times \dfrac{A_{供}}{A_{对}} \times D \times V \times 每支容量}{V_s \times 标示量} \times 100\%$$

$$= \frac{\dfrac{12.51 \times 10^{-3}}{50} \times \dfrac{2}{25} \times \dfrac{1\ 198\ 027}{1\ 264\ 533} \times 100 \times 1}{2 \times 1 \times 10^{-3}} \times 100\%$$

$$= 94.82\%$$

结果:符合规定。

## 目标检测

一、填一填

1. 药品的含量测定是指准确测定_____或_____的含量。

2. 含量测定一般至少测定_____次,其结果应在允许的相对偏差范围内,以算术平均值为测定结果。

3. 原料药的含量限度以_____表示,而制剂的含量限度则以_____表示。

4. 药品含量测定方法很多,包括_____法、_____法、_____法等。

二、选一选

1. 药品制剂含量测定结果的表示方法为(　　　)。

　　A. 相当于标示量的百分含量(标示量百分率)

　　B. 百万分之几

　　C. 主成分的百分含量

　　D. 标示量

2. 西药原料药的含量测定首选的分析方法是(　　　)。

　　A. 容量法　　　　　　B. 色谱法　　　　　　C. 分光光度法　　　　D. 重量分析法

3. 糖类赋形剂对下列哪种定量方法产生干扰(　　　)。

　　A. 酸碱滴定法　　　　　　　　　　　　B. 非水碱量法

　　C. 氧化还原法　　　　　　　　　　　　D. 紫外-可见分光光度法

4. 注射剂分析时排除溶剂油干扰的方法有。

　　A. 加入掩蔽剂　　　　B. 加热分解法　　　　C. 萃取法　　　　　　D. 滤过法

三、配伍选择题

[1～5]

A. 亚硫酸氢钠　　　　B. 氯化钠　　　　　　C. 硬脂酸镁　　　　D. 溶剂水

E. 滑石粉

1. 加干燥的草酸排除(　　　)干扰。

2. 加甲醛排除(　　　)干扰。

3. 加盐酸排除(　　　)干扰。

4. 加热蒸发排除(　　　)干扰。

5. 加弱氧化剂排除(　　　)干扰。

[6～9]

A. 赋形剂糖类　　　　B. 辅料氯化钠　　　　C. 赋形剂硬脂酸镁类

D. 溶剂油　　　　　　E. 辅料枸橼酸

6. 对中和法有干扰(　　　)。

7. 对高锰酸钾法有干扰(　　　)。

8. 对高氯酸滴定法有干扰(　　　)。

9. 对 EDTA 法有干扰(　　　)。

[10～11]

A. 原料药　　　　　　B. 注射剂　　　　　　C. 两者均可　　　　D. 两者均不可

10. 含量限度以含量的百分比表示(　　　)。

11. 含量限度以标示量的百分比表示(　　　)。

四、判一判

1. 原料药含量测定首选仪器分析法,制剂含量测定首选容量分析法。　　　　　　　　(　　　)

2. 含量计算过程可多保留 1 位有效数字。　　　　　　　　　　　　　　　　　　　(　　　)

3. 制剂中的附加剂有时会对药品的质量检测造成影响,需要加以排除或选择专属性强的方法。　　　　　　　　　　　　　　　　　　　　　　　　　　　　　　　　　　　(　　　)

五、想一想

1. 片剂中常见的辅料有哪些? 它们对分析的干扰及其排除方法如何?

2. 注射剂中常见的辅料有哪些？它们对分析的干扰及其排除方法如何？

六、算一算

1. 取苯巴比妥 0.407 8 g,加入新制的碳酸钠试液 16 mL 使溶解,加丙酮 12 mL 与水 90 mL,用硝酸银滴定液(0.101 5 mol/L)滴定至终点,消耗硝酸银滴定液 17.10 mL。已知每毫升硝酸银滴定液(0.1 mol/L)相当于 23.22 mg 的苯巴比妥($C_{12}H_{22}N_2O_3$)。求苯巴比妥的百分含量。

2. 谷氨酸片(规格为 0.3 g)的含量测定:取本品 10 片,精密称定,总重为 4.210 g,研细。精密称取片粉 0.414 5 g,加沸水 50 mL 使谷氨酸溶解,放冷,加溴麝香草酚蓝指示液 0.5 mL,用氢氧化钠滴定液(0.100 6 mol/L)滴定至溶液由黄色变为蓝绿色,消耗氢氧化钠滴定液 20.68 mL。每 1 mL 氢氧化钠滴定液(0.1 mol/L)相当于 14.71 mg 的谷氨酸($C_5H_9NO_4$)。计算谷氨酸片按标示量表示的百分含量。

3. 精密量取维生素 C 注射液(规格为 5 mL:0.5 g)2 mL,用碘滴定液(0.050 02 mol/L)滴定至终点时,消耗碘滴定液 20.76 mL。每 1 mL 碘滴定液(0.05 mol/L)相当于 8.806 mg 的 $C_6H_8O_6$。计算该注射液按标示量表示的百分含量。

4. 精密量取维生素 $B_6$ 注射液(规格为 2 mL:0.2 g)1 mL,置 500 mL 量瓶中,按《中国药典》的规定进行测定。精密量取稀释液 5 mL,置 100 mL 的量瓶中,加 0.1 mol/L 盐酸溶液稀释至刻度,照分光光度法,在 291 nm 的波长处测得的吸光度为 0.426。已知 $E_{1cm}^{1\%}$ 为 427。计算维生素 $B_6$ 注射液的标示百分含量。

5. 取维生素 $B_1$ 片(规格为 10 mg)15 片,总重为 1.215 6 g,研细,精密称取 0.408 2 g,配成 100 mL 溶液,滤过,取滤液 1 mL,稀释至 50 mL,照分光光度法,在 246 nm 波长处测得的吸光度为 0.407。已知维生素 $B_1$($C_{12}H_{17}ClN_4OS \cdot HCl$)的百分吸收系数($E_{1cm}^{1\%}$)为 425。求该片剂按标示量表示的百分含量。

6. 维生素 E 含量的测定:取正三十二烷适量,加正己烷溶解并稀释成 1.005 mg/mL 的溶液,作为内标溶液。另取维生素 E 对照品约 19.91 mg,精密称定,置棕色具塞瓶中,精密加内标溶液 10 mL,密塞,振摇使溶解,作为对照品溶液。注入气相色谱仪做系统适用性试验,各数据见表 2-57。

表 2-57 维生素 E 系统适用性试验数据

| 物质名称 | $t_R$/min | $W$/min | $W_{1/2}$/min | $A$/min² |
|---|---|---|---|---|
| 对照品 | 9.7 | 1.10 | 0.53 | 504 438 |
| 内标物 | 5.9 | 0.97 | 0.40 | 319 312 |

精密称取维生素 E 供试品 21.68 mg,同法试验,得供试品峰面积为 529 887,内标物峰面积为 314 911。求① 柱的理论塔板数、内标物峰的分离度和校正因子。② 供试品中维生素 E 的百分含量。

7. 盐酸环丙沙星含量的测定:取本品 0.102 2 g,精密称定,置 100 mL 量瓶中,加流动相溶解并稀释至刻度,摇匀,精密量取 5 mL,置 50 mL 量瓶中,用流动相稀释至刻度,摇匀,作为供试品溶液,精密量取 20 μL,注入液相色谱仪,记录色谱图;另取环丙沙星对照品 0.100 6 g,同法测定。供试品与对照品的峰面积分别为 78 027 和 7 7533。按外标法计算供试品中 $C_{17}H_{18}FN_3O_3$ 的含量。

8. 甲硝唑片的含量测定:取本品(规格为 0.2 g/片)20 片,精密称定,总重为 4.767 8 g,研细,精密称取细粉 0.292 5 g,置 50 mL 量瓶中,加 50% 甲醇适量,振摇使甲硝唑溶解,用 50% 甲醇稀释至刻度,摇匀,滤过,精密量取续滤液 5 mL,置 100 mL 量瓶中,用流动相稀释至刻度,摇匀,作为供试品溶液,精密量取 10 μL,注入液相色谱仪,记录色谱图;另取甲硝唑对照品 0.251 1 g,精密称定,同法测定。供试品与对照品的峰面积分别为 319 802 和 326 453。按外标法以峰面积计算甲硝唑片的含量。

9. 利巴韦林注射液的含量测定:精密量取本品(规格为 200 mg/2 mL)1 mL,置 100 mL 量瓶中,用流动相定量稀释至刻度,摇匀。精密量取 5 mL,置 100 mL 量瓶中,用流动相稀释至刻度,摇匀,作为供试品溶液,精密量取 20 μL 注入液相色谱仪,记录色谱图;另取利巴韦林对照品 0.103 2 g,同法测定。供试品与对照品的峰面积分别为 298 025 和 293 553。按外标法,以峰面积计算其含量。本品含利巴韦林($C_8H_{12}N_4O_5$)应为标示量的 90.0%～110.0%。

七、维生素 C 含量的测定及计算

维生素 C

$C_6H_8O_6$　　176.13

本品为 L-抗坏血酸。含 $C_6H_8O_6$ 不得少于 99.0%。

【含量测定】取本品约 0.2 g,精密称定,加新沸过的冷水 100 mL 与稀醋酸 10 mL 使溶解,加淀粉指示液 1 mL,立即用碘滴定液(0.1 mol/L)滴定,至溶液显蓝色并在 30 s 内不褪。每 1 mL 碘滴定液(0.1 mol/L)相当于 8.806 mg 的 $C_6H_8O_6$。

【实际测定数据】

| | | |
|---|---|---|
| 精密称取供试品 | 0.201 5 g | 0.202 7 g |
| 终点时实际消耗碘滴定液的体积 | 22.70 mL | 22.81 mL |
| 碘滴定液实际浓度 | 0.100 6 mol/L | |

问题:① 横线部分表示_____,请列出其计算式。

② 含量应控制在_____的范围内,符合规定。

③ 计算含量及相对偏差,判断是否符合规定(提示:相对偏差也应符合规定)。

# 任务一　维生素 C 的含量测定

【任务要求】

本任务旨在通过训练,使学生学会原料药的含量检验方法及计算。

【工作场景】

① 仪器:电子天平、酸式滴定管、锥形瓶。

② 药品、试剂:维生素 C 原料药、稀醋酸、淀粉指示液、碘滴定液(0.05 mol/L)。

【工作过程】

取本品约 0.2 g,精密称定,加新沸过的冷水 100 mL 与稀醋酸 10 mL 使溶解,加淀粉指示液 1 mL,立即用碘滴定液(0.05 mol/L)滴定,至溶液显蓝色并在 30 s 内不褪。每 1 mL 碘滴定液(0.05 mol/L)相当于 8.806 mg 的 $C_6H_8O_6$。本品含维生素 C($C_6H_8O_6$)不得少于 99.0%。

【数据记录】

① 计算公式。

② 数据记录见表 2-58。

表 2-58　维生素 C 的含量检验记录

| 样品名称 | | 批　号 | |
|---|---|---|---|
| 仪器型号 | | 天平型号 | |
| 温　度 | | 湿　度 | |
| 检验日期 | | 检验项目 | |
| 检验依据 | | | |

滴定液的浓度 =_____mol/L,校正因子 $F$ =_____。

| 取样量/g | 滴定体积 V/mL | 含量/% | 含量平均值/% | 相对偏差/% |
|---|---|---|---|---|
| | | | | |
| | | | | |

| 结　论 | □ 符合规定　　　　　□ 不符合规定 |
|---|---|

【任务评价】

维生素 C 的含量测定任务评价见表 2-59。

表 2-59　维生素 C 的含量测定任务评价表

| 考核内容 | 配分 | 得　分 |
|---|---|---|
| 检验依据的确定 | 5 | |
| 仪器、药品准备 | 10 | |
| 天平使用 | 5 | |
| 供试品的称样量 | 10 | |
| 滴定操作 | 20 | |
| 终点颜色 | 5 | |
| 结果记录 | 10 | |
| 结果计算 | 15 | |
| 结果判定 | 15 | |
| 任务结束清理 | 5 | |
| 总　分 | 100 | |

# 任务二　谷氨酸片的含量测定

【任务要求】

本任务旨在通过训练,使学生学会片剂的含量检验方法及计算。

【工作场景】

① 仪器:电子天平、碱式滴定管、锥形瓶。

② 药品、试剂:谷氨酸片、溴麝香草酚蓝指示液、氢氧化钠滴定液(0.1 mol/L)。

【工作过程】

取本品 10 片,精密称定,研细,精密称取适量(约相当于谷氨酸 0.4 g),加沸水 50 mL 使谷氨酸溶解,放冷,加溴麝香草酚蓝指示液 0.5 mL,用氢氧化钠滴定液(0.1 mol/L)滴定至溶液由黄色变为蓝绿色,记录消耗氢氧化钠滴定液的体积,计算谷氨酸片的含量。每1 mL氢氧化钠滴定液(0.1 mol/L)相当于 14.71 mg 的谷氨酸($C_5H_9NO_4$)。本品含谷氨酸应为标示量的 95.0%～105.0%。

【数据记录】

① 计算公式。

② 数据记录见表 2-60。

表 2-60　谷氨酸片的含量检验记录

| 样品名称 | | 批　号 | |
|---|---|---|---|
| 仪器型号 | | 天平型号 | |
| 温　度 | | 湿　度 | |
| 检验日期 | | 检验项目 | |
| 检验依据 | | | |

滴定液的浓度＝_____mol/L,校正因子 $F$＝_____,平均片重＝_____g,规格_____。

| 取样量/g | 滴定体积 V/mL | 标示量/% | 标示量平均值/% | 相对偏差/% |
|---|---|---|---|---|
| | | | | |
| | | | | |

| 结　论 | □ 符合规定 | □ 不符合规定 |
|---|---|---|

【任务评价】

谷氨酸片的含量测定任务评价见表 2-61。

表 2-61　谷氨酸片的含量测定任务评价表

| 考核内容 | 配分 | 得分 |
|---|---|---|
| 任务准备(实验服穿戴整齐、检查仪器) | 10 | |
| 称量操作 | 15 | |
| 溶解、加指示剂操作 | 15 | |
| 滴定操作(滴定速度、滴定终点颜色) | 25 | |
| 数据记录规范,计算正确 | 15 | |
| 结论正确 | 10 | |
| 任务结束整理 | 10 | |
| 总　分 | 100 | |

# 任务三　吡哌酸片的含量测定

【任务要求】

本任务旨在通过训练,使学生学会用紫外-可见分光光度法检验片剂含量的方法及计算。

【工作场景】

① 仪器:电子天平、锥形瓶、容量瓶、量筒、漏斗、移液管、紫外-可见分光光度计。

② 药品、试剂:吡哌酸片、0.01%盐酸溶液、吡哌酸对照品。

【工作过程】

取本品(规格为 0.25 g)10 片,精密称定,研细,精密称取适量(约相当于吡哌酸0.2 g),置 500 mL 量瓶中,加 0.01 mol/L 盐酸溶液适量,超声使吡哌酸溶解并稀释至刻度,摇匀,滤过,精密量取续滤液 2 mL,置 250 mL 量瓶中,用 0.01 mol/L 盐酸溶液稀释至刻度,摇匀,照紫外-可见分光光度法(《中国药典》通则 0401),在 275 nm 的波长处测定吸光度;另精密称取吡哌酸对照品适量,加 0.01 mol/L 盐酸溶液溶解并定量稀释制成每 1 mL 中约含吡哌酸($C_{14}H_{17}N_5O_3 \cdot 3H_2O$)3 μg 的溶液,同法测定。计算出供试品中吡哌酸片标示量的百分含量。本品含吡哌酸应为标示量的 95.0%～105.0%。

【数据记录】

① 计算公式。

② 数据记录见表 2-62。

表 2-62　吡哌酸片的含量检验记录表

| 样品名称 | | 批　号 | |
| --- | --- | --- | --- |
| 仪器型号 | | 天平型号 | |
| 温　度 | | 湿　度 | |
| 检验日期 | | 检验项目 | |
| 检验依据 | | | |
| 平均片重＝_____g,规格_____。 | | | |

| 取样量/g | 吸收度 | 标示量/% | 标示量平均值/% | 相对偏差/% |
| --- | --- | --- | --- | --- |
| | | | | |
| | | | | |

| 结　论 | □ 符合规定 | □ 不符合规定 |
| --- | --- | --- |

【任务评价】

吡哌酸片的含量测定任务评价见表 2-63。

表 2-63　吡哌酸片的含量测定任务评价表

| 考核内容 | 配　分 | 得　分 |
| --- | --- | --- |
| 制定工作方案 | 5 | |
| 仪器、药品准备 | 5 | |
| 溶液的制备 | 15 | |
| 仪器操作 | 20 | |
| 吸光度测定 | 10 | |
| 结果记录 | 10 | |
| 结果计算 | 15 | |
| 结果判定 | 10 | |
| 任务结束清理 | 10 | |
| 总　分 | 100 | |

# 任务四　头孢氨苄的含量测定

【任务要求】

本任务旨在通过训练,使学生学会用高效液相色谱法检验片剂含量的方法及计算。

【工作场景】

① 仪器:电子天平、锥形瓶、容量瓶、量筒、移液管、高效液相色谱仪。

② 药品、试剂:头孢氨苄、头孢氨苄对照品、冰醋酸、甲醇、3.86% 醋酸钠溶液。

【工作过程】

色谱条件与系统适用性试验:用十八烷基硅烷键合硅胶为填充剂,以水-甲醇-3.86%醋酸钠溶液-4%醋酸溶液(742∶240∶15∶3)为流动相,检测波长为254 nm。取供试品溶液适量,在80 ℃水浴中加热60 min,冷却,取 20 μL 注入液相色谱仪,记录色谱图,头孢氨苄峰与相邻杂质峰间的分离度应符合要求。

测定法:取本品约 50 mg,精密称定,置 50 mL 量瓶中,加流动相溶解并稀释至刻度,摇匀,精密量取 10 mL,置 50 mL 量瓶中,用流动相稀释至刻度,摇匀,作为供试品溶液,精密量取10 μL注入液相色谱仪,记录色谱图;另取头孢氨苄对照品适量,同法测定。按外标法以峰面积计算,即得。按无水物计算,含头孢氨苄(按 $C_{16}H_{17}N_3O_4S$ 计)不得少于 95.0%。

【数据记录】

① 计算公式。

② 数据记录见表 2-64。

表 2-64　头孢氨苄的含量检验记录

| 样品名称 | | 批　号 | |
|---|---|---|---|
| 仪器型号 | | 天平型号 | |
| 温　度 | | 湿　度 | |
| 检验日期 | | 检验项目 | |
| 检验依据 | | | |

对照品重_____g,规格_____。流动相的配制:用量筒量取水、甲醇、3.86%醋酸钠溶液、4%醋酸溶液各_____、_____、_____、_____mL,混匀。

| 对照品峰面积 $A_{对}$ | | | | | |
|---|---|---|---|---|---|
| 平均峰面积 $\overline{A}_{对}$ | | | | | |
| RSD/% | | | | | |

| 取样量/g | 样品峰面积/cm² | 标示量/% | 标示量平均值/% | 相对偏差/% |
|---|---|---|---|---|
| | | | | |
| | | | | |

| 结　论 | □ 符合规定 | □ 不符合规定 |
|---|---|---|

【任务评价】

头孢氨苄的含量测定任务评价见表 2-65。

表 2-65　头孢氨苄的含量测定任务评价表

| 考核内容 | 配　分 | 得　分 |
|---|---|---|
| 制定工作方案 | 5 | |
| 仪器、药品准备 | 5 | |
| 操作色谱柱、检测器检测波长等 | 10 | |
| 流动相的制备 | 10 | |
| 溶液的制备 | 20 | |
| 系统适用性试验 | 10 | |
| 样品测定 | 10 | |
| 数据记录 | 10 | |
| 结果计算 | 10 | |
| 结果判定 | 5 | |
| 任务结束清理 | 5 | |
| 总　分 | 100 | |

# 任务五　甲硝唑片的含量测定

【任务要求】

本任务旨在通过训练,使学生学会用高效液相色谱法检验片剂含量的方法及计算。

【工作场景】

① 仪器:电子天平、锥形瓶、容量瓶、量筒、漏斗、移液管、高效液相色谱仪。

② 药品、试剂:甲硝唑片、甲硝唑对照品、甲醇。

【工作过程】

色谱条件与系统适用性试验:用十八烷基硅烷键合硅胶为填充剂,以甲醇-水(20∶80)为流动相,检测波长为 320 nm。理论板数按甲硝唑峰计算不低于 2 000。

测定法:取本品(规格为 0.2 g)20 片,精密称定,研细,精密称取片粉适量(约相当于甲硝唑 0.25 g),置 50 mL 量瓶中,加 50% 甲醇适量,振摇使甲硝唑溶解,用 50% 甲醇稀释至刻度,摇匀,滤过,精密量取续滤液 5 mL,置 100 mL 量瓶中,用流动相稀释至刻度,摇匀,作为供试品溶液,精密量取 10 μL 注入液相色谱仪,记录色谱图;另取甲硝唑对照品适量,精密称定,加流动相溶解并定量稀释制成每 1 mL 中约含 0.25 mg 的溶液,同法测定。按外标法以峰面积计算甲硝唑片的含量。本品含甲硝唑($C_6H_9N_3O_3$)应为标示量的 93.0%～107.0%。

【数据记录】

① 计算公式。

② 数据记录见表 2-66。

表 2-66 甲硝唑片的含量检验记录

| 样品名称 | | 批 号 | |
|---|---|---|---|
| 仪器型号 | | 天平型号 | |
| 温 度 | | 湿 度 | |
| 检验日期 | | 检验项目 | |
| 检验依据 | | | |

平均片重=_____g,对照品重=_____g,规格_____。流动相的配制:用量筒量取甲醇、水各_____、
_____mL,混匀。

| 对照品峰面积 $A_{对}$ | | | | | |
|---|---|---|---|---|---|
| 平均峰面积 $\overline{A}_{对}$ | | | | | |
| RSD/% | | | | | |

| 取样量/g | 样品峰面积/cm² | 标示量/% | 标示量平均值/% | 相对偏差/% |
|---|---|---|---|---|
| | | | | |
| | | | | |

| 结 论 | □ 符合规定 | □ 不符合规定 |
|---|---|---|

【任务评价】

甲硝唑片的含量测定任务评价见表 2-67。

表 2-67 甲硝唑片的含量测定任务评价表

| 考核内容 | 配 分 | 得 分 |
|---|---|---|
| 制定工作方案 | 5 | |
| 仪器、药品准备 | 5 | |
| 操作色谱柱、检测器检测波长等 | 10 | |
| 流动相的制备 | 10 | |
| 溶液的制备 | 20 | |
| 系统适用性试验 | 10 | |
| 样品测定 | 10 | |
| 数据记录 | 10 | |
| 结果计算 | 10 | |
| 结果判定 | 5 | |
| 任务结束清理 | 5 | |
| 总 分 | 100 | |

# 任务六  马来酸氯苯那敏注射液的含量测定

**【任务要求】**

本任务旨在通过训练,使学生学会用高效液相色谱法检验注射剂含量的方法及计算。

**【工作场景】**

① 仪器:容量瓶、量筒、移液管、高效液相色谱仪。

② 药品、试剂:马来酸氯苯那敏注射液、乙腈、磷酸二氢铵。

**【工作过程】**

色谱条件与系统性试验:用十八烷基硅烷键合硅胶为填充剂,以磷酸盐缓冲液(取磷酸二氢铵 11.5 g,加水适量使溶解,加磷酸 1 mL,用水稀释至 1 000 mL)-乙腈(80∶20)为流动相,柱温为 30 ℃,检测波长为 262 nm。出峰顺序依次为马来酸与氯苯那敏,理论板数按氯苯那敏峰计算不低于 4 000,氯苯那敏峰与相邻杂质峰的分离度应符合要求。

测定法:精密量取马来酸氯苯那敏注射液 2 mL,置 25 mL 量瓶中,用水稀释至刻度,摇匀,作为供试品溶液。另取马来酸氯苯那敏对照品,精密称定,加水溶解并定量稀释制成每 1 mL 含马来酸氯苯那敏 0.8 mg 的溶液,作为对照品溶液。精密量取对照品溶液和供试品溶液各 10 μL,分别注入高效液相色谱仪,记录色谱图,按外标法计算马来酸氯苯那敏的标示百分含量。本品含马来酸氯苯那敏($C_{16}H_{19}ClN_2 \cdot C_4H_4O_4$)应为标示量的 95.0%～105.0%。

**【数据记录】**

① 计算公式。

② 数据记录见表 2-68。

**表 2-68  马来酸氯苯那敏注射液的含量检验记录**

| 样品名称 | | 批　　号 | |
|---|---|---|---|
| 仪器型号 | | 天平型号 | |
| 温　　度 | | 湿　　度 | |
| 检验日期 | | 检验项目 | |
| 检验依据 | | | |

规格_____,对照品_____、_____g。流动相配制:用量筒量取磷酸盐缓冲液(取磷酸二氢铵 11.5 g,加水适量使溶解,加磷酸 1 mL,用水稀释至 100 mL)、乙腈各_____mL,混匀。

| 对照品峰面积 $A_{对}$ | | | | | |
|---|---|---|---|---|---|
| 平均峰面积 $\overline{A}_{对}$ | | | | | |
| RSD/% | | | | | |

| 取样量/mL | 样品峰面积/cm² | 标示量/% | 标示量平均值/% | 相对偏差/% |
|---|---|---|---|---|
| | | | | |
| | | | | |

| 结　　论 | □ 符合规定　　　　　□ 不符合规定 |
|---|---|

【任务评价】

马来酸氯苯那敏注射液的含量测定任务评价见表 2-69。

表 2-69　马来酸氯苯那敏注射液的含量测定任务评价表

| 考核内容 | 配　分 | 得　分 |
|---|---|---|
| 制定工作方案 | 5 | |
| 仪器、药品准备 | 5 | |
| 操作色谱柱、检测器检测波长等 | 10 | |
| 流动相的制备 | 10 | |
| 溶液的制备 | 20 | |
| 系统适用性试验 | 10 | |
| 样品测定 | 10 | |
| 数据记录 | 10 | |
| 结果计算 | 10 | |
| 结果判定 | 5 | |
| 任务结束清理 | 5 | |
| 总　分 | 100 | |

# 任务七　维生素 E 注射液的含量测定

【任务要求】

本任务旨在通过训练,使学生学会用气相色谱法检验注射液含量的方法及计算。

【工作场景】

① 仪器:电子天平、容量瓶、量筒、移液管、棕色碘瓶、气相色谱仪。

② 药品、试剂:维生素 E 注射液、维生素 E 对照品、正三十二烷、正己烷。

【工作过程】

色谱条件与系统适用性试验:用硅酮(OV-17)为固定液,涂布浓度为 2% 的填充柱,或用 100% 二甲基聚硅氧烷为固定液的毛细管柱,柱温为 265 ℃。理论板数按维生素 E 峰计算不低于 500(填充柱)或 5 000(毛细管柱),维生素 E 峰与内标物质峰的分离度应符合要求。

校正因子的测定:取正三十二烷适量,加正己烷溶解并稀释成每 1 mL 中含 1.0 mg 的溶液,作为内标溶液。另取维生素 E 对照品约 20 mg,精密称定,置棕色具塞瓶中,精密加内标溶液 10 mL,密塞,振摇使溶解,作为对照品溶液,取 1～3 μL 注入气相色谱仪,计算校正因子。

测定法:精密量取本品 2 mL,置棕色具塞锥形瓶中,精密加内标溶液 5 mL(规格为 1 mL∶5 mg)或 50 mL(规格为 1 mL∶50 mg),密塞,摇匀,作为供试品溶液,取 1～3 μL 注入气相色谱仪,计算,即得。本品含维生素 $E(C_{31}H_{52}O_3)$ 应为标示量的 90.0%～110.0%。

【数据记录】

① 计算公式。

② 数据记录见表 2-70。

表 2-70 维生素 E 注射液的含量检验记录

| 样品名称 | | | | 批 号 | | |
|---|---|---|---|---|---|---|
| 仪器型号 | | | | 天平型号 | | |
| 温 度 | | | | 湿 度 | | |
| 检验日期 | | | | 检验项目 | | |
| 检验依据 | | | | | | |

规格_____,对照品_____g。

| 对照品峰面积 $A_{对}$ | | | | | |
|---|---|---|---|---|---|
| 内标物峰面积 $A_{内}$ | | | | | |
| 校正因子 | | | | | |
| RSD/% | | | | | |

| 取样量/mL | 样品峰面积/cm² | 内标物峰面积/cm² | 标示量/% | 标示量平均值/% | 相对偏差/% |
|---|---|---|---|---|---|
| | | | | | |
| | | | | | |

| 结 论 | □ 符合规定 | □ 不符合规定 |
|---|---|---|

【任务评价】

维生素 E 注射液的含量测定任务评价见表 2-71。

表 2-71 维生素 E 注射液的含量测定任务评价表

| 考核内容 | 配 分 | 得 分 |
|---|---|---|
| 仪器、药品准备 | 5 | |
| 参数设定(柱温、汽化室温度、检测器温度等) | 10 | |
| 溶液的制备 | 20 | |
| 系统适用性试验 | 10 | |
| 校正因子的测定 | 10 | |
| 样品测定 | 10 | |
| 数据记录 | 10 | |
| 结果计算 | 15 | |
| 结果判定 | 5 | |
| 任务结束清理 | 5 | |
| 总 分 | 100 | |

# 模块三　典型药物的质量检测

## 项目一　芳酸类药物的质量检测

💡 案例导入

1823 年，意大利的研究者从柳树中提取出了有用的成分，命名为水杨苷。

1838 年，瑞士和德国的研究者从绣线菊中同样发现了水杨苷。

1853 年，法国科学家从水杨苷中提取出水杨酸，但是对胃肠的刺激很大。

1893 年，德国科学家发现，给水杨酸加上一个乙酰基，可降低其刺激性。

1899 年，乙酰基水杨酸临床试验获得成功，阿司匹林成功投入市场。

1930 年，拜耳公司的专利没有了，阿司匹林变成了非专利药品。

讨论：1. 请写出阿司匹林的结构，并推断其性质。

　　　2. 根据阿司匹林的性质，推测其可以采用的分析方法。

芳酸类药物是指分子结构中含有芳环和羧基的一类化合物。根据结构，可将芳酸类药物分成 3 大类：水杨酸类、苯甲酸类、其他芳酸类。在此重点介绍水杨酸类、苯甲酸类药物。

## 一、水杨酸类药物的质量检测

### （一）化学结构及典型药物

阿司匹林　　　　　水杨酸　　　　　对氨基水杨酸钠

贝诺酯

### （二）理化性质

性状：本类药物均为白色或类白色结晶或结晶性粉末，除钠盐在水中易溶外，其他药物在水中微溶或不溶。

酸性：芳酸中的游离羧基显酸性，在中性乙醇溶剂中，可用氢氧化钠滴定液滴定。

紫外吸收特性：这类药物的分子中都具有苯环，所以具有紫外吸收。

水解性：芳酸酯可发生水解反应，利用水解反应后生成的酸和醇，可用于鉴别。

酚羟基性质：其结构或水解产物结构中含有酚羟基，可与三氯化铁生成紫堇色物质，用于鉴别。

芳伯氨基性质：其结构或水解产物结构中含有芳伯氨基，可发生重氮化-偶合反应，用于鉴别。

### （三）鉴别反应

#### 1. 三氯化铁反应

本类药物水解后能产生酚羟基，可在中性或弱酸性条件下，与三氯化铁试液反应，生成紫堇色铁配位化合物。

此反应适宜的 pH 为 4～6，在强酸性溶液中配位化合物分解。本反应极为灵敏，只需取稀溶液进行试验；若取样量大，产生颜色过深时，可加水稀释后观察。反应式为：

#### 2. 水解反应

阿司匹林与碳酸钠试液加热水解，生成水杨酸钠及醋酸钠，放冷，加过量稀硫酸酸化，即析出白色的水杨酸沉淀，并发出醋酸的臭气。沉淀物的熔点为 156～161 ℃，可于 100～105 ℃下进行干燥。反应式为：

$$\underset{\text{OCOCH}_3}{\text{COOH}} + Na_2CO_3 \xrightarrow{\triangle} \underset{\text{OH}}{\text{COONa}} + CH_3COONa + CO_2\uparrow$$

$$2\,\underset{\text{OH}}{\text{COONa}} + H_2SO_4 \longrightarrow 2\,\underset{\text{OH}}{\text{COOH}}\Big\downarrow + Na_2SO_4$$

$$2\,CH_3COONa + H_2SO_4 \longrightarrow 2CH_3COOH\uparrow + Na_2SO_4$$

**3. 紫外吸收光谱法**

这类药物的分子中都具有苯环,所以具有紫外吸收,可用于药物的鉴别。

【应用实例】　贝诺酯的鉴别

取贝诺酯适量,加无水乙醇溶解并定量稀释成每 1 mL 中约含 7.5 μg 的溶液,在 240 nm 的波长处测定其吸光度,百分吸收系数为 730～760。

**4. 红外吸收光谱法**

红外吸收光谱为分子的振转光谱,它比紫外吸收光谱专属性好,《中国药典》用红外吸收光谱法鉴别水杨酸、阿司匹林、对氨基水杨酸钠及贝诺酯。阿司匹林的红外吸收图谱如图 3-1 所示。

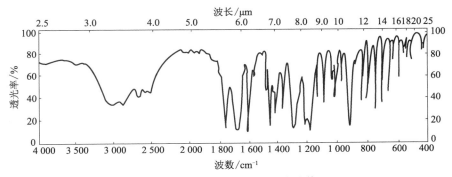

图 3-1　阿司匹林的红外吸收图谱

**5. 色谱法**

阿司匹林片、阿司匹林肠溶片、阿司匹林肠溶胶囊、贝诺酯片和对氨基水杨酸钠肠溶片等用高效液相色谱法鉴别,要求供试品溶液主峰的保留时间应与对照品溶液主峰的保留时间一致。

**（四）特殊杂质检查**

**知识链接**

阿司匹林是以水杨酸为原料,在硫酸催化下,用醋酐乙酰化制得的。在生产过程中易于产生多种中间体和副产物,《中国药典》规定阿司匹林须检查溶液澄清度、游离水杨酸、易碳化物、有关物质、干燥失重、炽灼残渣和重金属。

**1. 阿司匹林中游离水杨酸的检查**

阿司匹林在生产过程中乙酰化不完全或贮藏过程中水解均可引入水杨酸杂质。水杨酸对人体有毒性,而且在空气中被氧化成一系列红棕色醌型化合物,使阿司匹林成品变色,应严格控制。

检查方法:高效液相色谱法(《中国药典》通则 0512)测定。临用新制。

溶剂:1%冰醋酸的甲醇溶液。

供试品溶液:取本品约 0.1 g,精密称定,置 10 mL 量瓶中,加溶剂适量,振摇使溶解并稀释至刻度,摇匀。

对照品溶液:取水杨酸对照品约 10 mg,精密称定,置 100 mL 量瓶中,加溶剂适量使溶解并稀释至刻度,摇匀,精密量取 5 mL,置 50 mL 量瓶中,用溶剂稀释至刻度,摇匀。

色谱条件:用十八烷基硅烷键合硅胶为填充剂,以乙腈-四氢呋喃-冰醋酸-水(20∶5∶5∶70)为流动相,检测波长为 303 nm,进样体积 10 μL。

系统适用性要求:理论板数按水杨酸峰计算不低于 5 000。阿司匹林峰与水杨酸峰之间的分离度应符合要求。

测定法:精密量取供试品溶液与对照品溶液,分别注入液相色谱仪,记录色谱图。

限度:供试品溶液色谱图中如有与水杨酸峰保留时间一致的色谱峰,按外标法以峰面积计算,不得过 0.1%。

**2. 阿司匹林中有关物质的检查**

阿司匹林中有关物质是指除游离水杨酸外的合成原料苯酚及副产物,如水杨酸苯酯、醋酸苯酯、水杨酰水杨酸、水杨酸酐、乙酰水杨酸苯酯、乙酰水杨酰水杨酸及乙酰水杨酸酐等杂质。《中国药典》采用高效液相色谱法不加校正因子的主成分自身对照法检查。

检查方法:照高效液相色谱法(《中国药典》通则 0512)测定。

溶剂:1%冰醋酸的甲醇溶液。

供试品溶液:取本品约 0.1 g,置 10 mL 量瓶中,加溶剂适量,振摇使溶解并稀释至刻度,摇匀。

对照溶液:精密量取供试品溶液 1 mL,置 200 mL 量瓶中,用溶剂稀释至刻度,摇匀。

水杨酸对照品溶液:见游离水杨酸项下对照品溶液。

灵敏度溶液:精密量取对照溶液 1 mL,置 10 mL 量瓶中,用溶剂稀释至刻度,摇匀。

色谱条件:用十八烷基硅烷键合硅胶为填充剂;以乙腈-四氢呋喃-冰醋酸-水(20∶5∶5∶70)为流动相 A,乙腈为流动相 B,按表 3-1 进行梯度洗脱;检测波长为 276 nm;进样体积 10 μL。

表 3-1　梯度洗脱时间程序

| 时间/min | 流动相 A/% | 流动相 B/% |
| --- | --- | --- |
| 0 | 100 | 0 |
| 60 | 20 | 80 |

系统适用性要求:阿司匹林峰的保留时间约为 8 min,阿司匹林峰与水杨酸峰之间的分离度应符合要求。灵敏度溶液色谱图中主成分峰高的信噪比应大于 10。

测定法:精密量取供试品溶液、对照溶液、灵敏度溶液与水杨酸对照品溶液,分别注入液相色谱仪,记录色谱图。

限度:供试品溶液色谱图中如有杂质峰,除水杨酸峰外,其他各杂质峰面积的和不得大于对照溶液主峰面积(0.5%)。小于灵敏度溶液主峰面积的色谱峰忽略不计。

**3. 贝诺酯中对氨基酚的检查**

贝诺酯在生产过程中或贮藏过程中水解均可产生对氨基酚。对氨基酚对人体有害,而且使产品颜色加深,应严格控制。

检查原理:对氨基酚在碱性条件下可与亚硝基铁氰化钠作用显色,而贝诺酯不显色。

检查方法:取本品 1.0 g,加甲醇溶液(1→2)20 mL,搅匀,加碱性亚硝基铁氰化钠试液 1 mL,摇匀,放置 30 min,不得显蓝绿色。

**4. 贝诺酯中游离水杨酸的检查**

取本品 0.1 g,加乙醇 5 mL,加热溶解后,加水适量,摇匀,滤入 50 mL 比色管中,加水使成 50 mL,立即加新制的稀硫酸铁铵溶液(取 1 mol/L 盐酸溶液 1 mL,加硫酸铁铵指示液 2 mL,再加水适量使成 100 mL)1 mL,摇匀,30 s 内如显色,与对照液(精密称取水杨酸0.1 g,置 1 000 mL 量瓶中,加水溶解后,加冰醋酸 1 mL,摇匀,再加水适量至刻度,摇匀,精密量取 1 mL,加乙醇 5 mL 与水 44 mL,再加上述新制的稀硫酸铁铵溶液 1 mL,摇匀)比较,不得更深 (0.1%)。

**5. 贝诺酯中有关物质的检查**

检查方法:照高效液相色谱法(通则 0512)测定。临用新制。

供试品溶液:取本品,加甲醇溶解并稀释制成每 1 mL 中约含 0.4 mg 的溶液,摇匀。

对照溶液:精密量取供试品溶液 1 mL,置 100 mL 量瓶中,用甲醇稀释至刻度,摇匀。

对照品溶液:取对乙酰氨基酚对照品适量,精密称定,加甲醇溶解并定量稀释制成每 1 mL 中约含 10 μg 的溶液。

色谱条件:用十八烷基硅烷键合硅胶为填充剂,以水(用磷酸调节 pH 至 3.5)-甲醇(44∶56)为流动相,检测波长为 240 nm,进样体积 10 μL。

系统适用性要求:理论板数按贝诺酯峰计算不低于 3 000,贝诺酯峰与相邻杂质峰之间的分离度应符合要求。

测定法:精密量取供试品溶液、对照溶液与对照品溶液,分别注入液相色谱仪,记录色谱图至主成分峰保留时间的 2.5 倍。

限度:供试品溶液色谱图中如有与对照品溶液主成分峰保留时间一致的色谱峰,其峰面积不得大于对照溶液主峰面积的 0.1 倍(0.1%);其他单个杂质峰面积不得大于对照溶液主峰面积的 0.5 倍(0.5%);各杂质峰面积的和不得大于对照溶液主峰面积(1.0%)。

**6. 对氨基水杨酸钠中有关物质的检查**

对氨基水杨酸钠合成工艺中有副产物,贮藏过程中发生降解反应产生间氨基酚,在空气中被氧化成联苯醌,进一步被氧化成红棕色物质。这些杂质对人体有害,《中国药典》采用高效液相色谱法不加校正因子的主成分自身对照法检查对氨基水杨酸钠中的有关物质。

有关物质:照高效液相色谱法(《中国药典》通则 0512)测定。避光操作,临用新制。

供试品溶液:取本品适量,精密称定,加流动相溶解并定量稀释制成每 1 mL 中约含 1 mg 的溶液。

对照溶液:精密量取供试品溶液适量,用流动相定量稀释制成每 1 mL 中约含 1 μg 的溶液。

对照品溶液:取间氨基酚对照品适量,精密称定,加流动相溶解并定量稀释制成每 1 mL 中约含 1 μg 的溶液。

系统适用性溶液:分别取间氨基酚、5-氨基水杨酸(美沙拉嗪)和对氨基水杨酸钠对照品各适量,加流动相溶解并稀释制成每 l mL 中约含间氨基酚和 5-氨基水杨酸各 5 μg、对氨基水杨酸钠 10 μg 的混合溶液。

色谱条件:用十八烷基硅烷健合硅胶为填充剂,以乙腈-10% 四丁基氢氧化铵溶液-0.05 mol/L磷酸二氢钠(100:2:900)为流动相,检测波长为 220 nm,进样体积 20 μL。

系统适用性要求:系统适用性溶液色谱图中,出峰顺序依次为间氨基酚峰、5-氨基水杨酸峰与对氨基水杨酸钠峰,相邻各色谱峰之间的分离度均应符合要求。

测定法:精密量取供试品溶液、对照溶液与对照品溶液,分别注入液相色谱仪,记录色谱图至主成分峰保留时间的 3.5 倍。

限度:供试品溶液色谱图中如有与间氨基酚保留时间一致的色谱峰,按外标法以峰面积计算,不得过 0.1%;其他单个杂质峰面积不得大于对照溶液主峰面积(0.1%);其他各杂质峰面积的和不得大于对照溶液主峰面积的 4 倍(0.4%)。任何小于对照溶液主峰面积 0.1 的峰,忽略不计。

### (五) 含量测定

含量测定方法有酸碱滴定法、亚硝酸钠法、高效液相色谱法。《中国药典》采用酸碱滴定法测定阿司匹林,采用亚硝酸钠法测定对氨基水杨酸钠,采用高效液相色谱法测定对氨基水杨酸钠肠溶片、注射用对氨基水杨酸钠、贝诺酯及其片剂、阿司匹林片及肠溶片、泡腾片、肠溶胶囊、栓剂等。下面主要介绍一下酸碱滴定法和高效液相色谱法。

#### 1. 酸碱滴定法

阿司匹林结构中有具有酸性的游离羧基,可采用标准碱滴定液直接滴定。反应式为:

$$\text{COOH-}\bigcirc\text{-OCOCH}_3 + \text{NaOH} \longrightarrow \text{COONa-}\bigcirc\text{-OCOCH}_3 + \text{H}_2\text{O}$$

测定方法:取本品约 0.4 g,加中性乙醇 20 mL 溶解,加酚酞指示液 3 滴,用氢氧化钠滴定液(0.1 mol/L)滴定。每 1 mL 氢氧化钠滴定液(0.1 mol/L)相当于 18.02 mg 的 $C_9H_8O_4$(相对分子质量为 180.16)。按干燥品计算,含 $C_9H_8O_4$ 不得少于 99.5%。

计算公式:

$$含量(\%) = \frac{V \times F \times T}{m \times (1-干燥失重) \times 1\ 000} \times 100\%$$

式中:$V$——供试品消耗滴定液的体积,mL;

$T$——滴定度,每 1 mL 滴定液相当于被测组分的 mg 数;

$F$——滴定液浓度校正因子；

$m$——供试品的取用量，g。

中性乙醇的作用：溶解阿司匹林，防止酸性杂质消耗滴定液，防止酯键水解。"中性"是对中和法所用的指示剂而言。

【实例解析】

按药典方法测定阿司匹林的含量（已知测得其干燥失重为 0.4%），平行测定两次，所得实验数据为：$m_1 = 0.406\ 2$ g，$m_2 = 0.408\ 0$ g，$V_1 = 22.26$ mL，$V_2 = 22.35$ mL，$F = 1.004$，$T = 18.02$ mg/mL。试判断该批产品的含量是否符合规定？

解

$$含量1 = \frac{V_1 \times F \times T}{m_1 \times (1-干燥失重) \times 1\ 000} \times 100\% = \frac{22.26 \times 1.004 \times 18.02}{0.406\ 2 \times (1-0.4\%) \times 1\ 000} = 99.54\%$$

$$含量2 = \frac{V_2 \times F \times T}{m_2 \times (1-干燥失重) \times 1\ 000} \times 100\% = \frac{22.35 \times 1.004 \times 18.02}{0.408\ 0 \times (1-0.4\%) \times 1\ 000} = 99.51\%$$

$$平均含量 = \frac{99.54\% + 99.51\%}{2} = 99.52\%$$

$$相对偏差 Rd = \frac{99.54\% - 99.51\%}{99.54\% + 99.51\%} \times 100\% = 0.02\%$$

$Rd \leqslant 0.1\%$，滴定结果可以作为判定依据；因为阿司匹林含量为 99.52%，所以含量符合规定。

**2. 高效液相色谱法**

阿司匹林片及肠溶片的含量采用高效液相色谱法（《中国药典》通则 0512）测定。

溶剂：1% 冰醋酸的甲醇溶液。

供试品溶液：取本品 20 片，精密称定，充分研细，精密称取细粉适量（约相当于阿司西林 10 mg），置 100 mL 量瓶中，用溶剂强烈振摇使阿司匹林溶解，并用溶剂稀释至刻度，摇匀，滤膜滤过，取续滤液。

对照品溶液：取阿司匹林对照品适量，精密称定，加溶剂振摇使溶解并定量稀释制成每 1 mL 中约含 0.1 mg 的溶液。

色谱条件：用十八烷基硅烷键合硅胶为填充剂，以乙腈-四氢呋喃-冰醋酸-水（20：5：5：70）为流动相，检测波长为 276 nm，进样体积 10 μL。

系统适用性要求：理论板数按阿司匹林峰计算不低于 3 000。阿司匹林峰与水杨酸峰之间的分离度应符合要求。

测定法：精密量取供试品溶液与对照品溶液，分别注入液相色谱仪，记录色谱图。按外标法以峰面积计算。

贝诺酯及制剂的含量采用高效液相色谱法测定。

供试品溶液：取本品，精密称定，加甲醇溶解并定量稀释制成每 1 mL 中约含 0.4 mg 的溶液，摇匀。

对照品溶液：取贝诺酯对照品适量，精密称定，加甲醇溶解并定量稀释制成每 1 mL 中约含 0.4 mg 的溶液，摇匀。

色谱条件：用十八烷基硅烷键合硅胶为填充剂，以水（用磷酸调节 pH 至 3.5）-甲醇（44：

56)为流动相,检测波长为 240 nm,进样体积 10 μL。

系统适用性要求:理论板数按贝诺酯峰计算不低于 3 000,贝诺酯峰与相邻杂质峰之间的分离度应符合要求。

测定法:精密量取供试品"溶"液与对照品溶液,分别注入液相色谱仪,记录色谱图。按外标法以峰面积计算。

## 二、苯甲酸类药物的质量检测

### (一)化学结构及典型药物

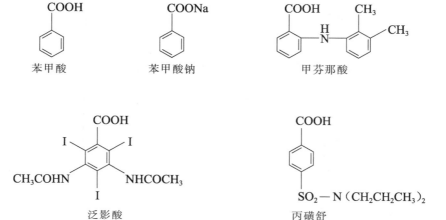

### (二)理化性质

性状:本类药物多为白色或类白色结晶或结晶性粉末,除苯甲酸钠在水中易溶,其他药物在水中微溶或几乎不溶。

酸性:苯甲酸、甲芬那酸和丙磺舒分子结构中具有羧基,显弱酸性,可用酸碱滴定法测定其含量。

与铁盐的反应:苯甲酸盐的中性或碱性溶液及丙磺舒的钠盐水溶液与三氯化铁试液反应,生成有色沉淀,可用于鉴别。

紫外和红外吸收:本类药物结构中的苯环和特征官能团具有紫外和红外特征吸收,可用于鉴别和含量测定。

### (三)鉴别反应

#### 1. 三氯化铁反应

苯甲酸的碱性溶液和苯甲酸钠的中性溶液均能与三氯化铁试液反应,生成碱式苯甲酸铁盐的赭色沉淀(反应式如下)。丙磺舒与氢氧化钠试液反应生成钠盐(pH 为 5.0～6.0),与三氯化铁试液反应生成米黄色铁盐沉淀。反应式为:

**2. 氧化还原反应**

甲芬那酸加硫酸溶解后,与重铬酸钾试液反应,即显深蓝色,随即变为棕绿色。

**3. 分解产物的反应**

苯甲酸盐可分解成苯甲酸,具有升华性。反应式为:

$$2 \underset{\text{(COONa)}}{\bigcirc} + H_2SO_4 \longrightarrow 2 \underset{\text{(COOH)}}{\bigcirc} + Na_2SO_4$$

泛影酸是有机碘化物,能发生碘蒸气反应。方法是:取泛影酸置坩埚中,小火加热,即分解产生紫色的碘蒸气。

丙磺舒与氢氧化钠熔融时分解出亚硫酸钠,被硝酸氧化为硫酸钠,用盐酸酸化后,可与氯化钡试液反应生成硫酸钡沉淀。反应式为:

$$(CH_3CH_2CH_2)_2N-SO_2-\bigcirc-COOH + 3NaOH\text{(固)} \xrightarrow{\triangle}$$

$$(CH_3CH_2CH_2)_2NH + Na_2SO_3 + \bigcirc-ONa + CO_2\uparrow + H_2O$$

$$Na_2SO_3 + 2HNO_3 \longrightarrow Na_2SO_4 + 2NO_2 + H_2O$$

$$SO_4^{2-} + Ba^{2+} \longrightarrow BaSO_4\downarrow$$

**4. 紫外-可见分光光度法**

丙磺舒和甲芬那酸在紫外光区有特征吸收。丙磺舒在 225 nm 与 249 nm 的波长处有最大吸收,甲芬那酸在 279 nm 与 350 nm 的波长处有最大吸收。

**5. 红外分光光度法**

苯甲酸及其钠盐、丙磺舒、甲芬那酸、泛影酸均采用此法鉴别。

**(四) 特殊杂质检查**

**1. 甲芬那酸的特殊杂质检查**

甲芬那酸主要以邻-氯苯甲酸和 2,3-二甲基苯胺为原料,在铜的催化下缩合而成。甲芬那酸的特殊杂质检查项目有铜、有关物质、2,3-二甲基苯胺。《中国药典》用原子吸收分光光度法检查铜,用高效液相色谱法检查有关物质,用气相色谱法检查 2,3-二甲基苯。

① 铜:取本品 1.0 g,置石英坩埚中,加硫酸湿润,炽灼俟灰化完全后,残渣用 0.1 mol/L 硝酸溶液溶解并定量转移至 25 mL 量瓶中,并稀释至刻度,摇匀,作为供试品溶液;精密量取标准铜溶液(精密称取硫酸铜 0.393 g,置 1 000 mL 量瓶中,加 0.1 mol/L 硝酸溶液溶解并稀释至刻度,摇匀,精密量取 10 mL,置 100 mL 量瓶中,用 0.1 mol/L 硝酸溶液稀释至刻度,摇匀) 1.0 mL,置 25 mL 量瓶中,用 0.1 mol/L 硝酸溶液稀释至刻度,摇匀,作为对照品溶液。取上述两种溶液,照原子吸收分光光度法(《中国药典》通则 0406),在 324.8 nm 的波长处分别测定。供试品溶液的吸光度不得大于对照品溶液的吸光度(0.001%)。

② 有关物质:照高效液相色谱法(《中国药典》通则 0512)测定。

供试品溶液:取本品适量,加流动相溶解并稀释制成每 1 mL 中约含 1 mg 的溶液。

对照溶液:精密量取供试品溶液适量,用流动相定量稀释制成每 1 mL 中约含 5 μg 的溶液。

色谱条件:用十八烷基硅烷键合硅胶为填充剂,以 0.05 mol/L 磷酸二氢铵溶液(用氨试液调节 pH 值至 5.0)-乙腈-四氢呋喃(40∶46∶14)为流动相,检测波长为 254 nm,进样体积 10 μL。

系统适用性要求:理论板数按甲芬那酸峰计算不低于 5 000。

测定法:精密量取供试品溶液与对照溶液,分别注入液相色谱仪,记录色谱图至主成分峰保留时间的 2.5 倍。

限度:供试品溶液色谱图中如有杂质峰,单个杂质峰面积不得大于对照溶液主峰面积的 0.2 倍(0.1%),各杂质峰面积的和不得大于对照溶液主峰面积(0.5%)。

③ 2,3-二甲基苯胺:照气相色谱法(《中国药典》通则 0521)测定。

供试品溶液:取本品适量,精密称定,加二氯甲烷-甲醇(3∶1 溶液溶解并定量稀释制成每 1 mL 中约含 25 mg 的溶液。

对照品溶液:取 2.3-二甲基苯胺适量,精密称定,加二氯甲烷-甲醇(3∶1)溶解并定量稀释制成每 1 mL 中约含 2.5 μg 的溶液。

色谱条件:以聚乙二醇(PEG-20M)为固定液的毛细管柱为色谱柱;对照品溶液采用恒温 150 ℃;供试品溶液采用程序升温,起始温度为 150 ℃;维持至 2,3-二甲基苯胺峰出峰后,以每分钟 70 ℃ 的速率升温至 220 ℃,维持 20 min;进样口温度为 250 ℃;检测器温度为 260 ℃;进样体积 1 μL。

测定法:精密量取供试品溶液与对照品溶液,分别注入气相色谱仪,记录色谱图。

限度:供试品溶液中如有与 2,3-二甲基苯胺保留时间一致的色谱峰,其峰面积不得大于对照品溶液主峰面积(0.01%)。

**2. 丙磺舒中的有关物质检查**

供试品溶液:取本品适量,加流动相溶解并稀释制成每 1 mL 中约含 60 μg 的溶液。

对照溶液:精密量取供试品溶液 1 mL,置 100 mL 量瓶中,用流动相稀释至刻度,摇匀。

色谱条件:用十八烷基硅烷键合硅胶为填充剂,以 0.05 mol/L 磷酸二氢钠(加 1% 冰醋酸,用磷酸调节 pH 值至 3.0)-乙腈(50∶50)为流动相,检测波长为 245 nm,进样体积 20 μL。

系统适用性要求:理论板数按丙磺舒峰计算不低于 3 000。

测定法:精密量取供试品洛液与对照溶液,分别注入液相色谱仪,记录色谱图至主成分色普峰保留时间的 5 倍。

限度:供试品溶液色谱图中如有杂质峰,单个杂质峰面积不得大于对照溶液主峰面积的 0.5 倍(0.5%),各杂质峰面积的和不得大于对照溶液主峰面积的 2 倍(2.0%)。

**(五) 含量测定**

**1. 酸碱滴定法**
苯甲酸和甲芬那酸结构中含有羧基,用酸碱滴定法测定其含量。

$$COOH + NaOH \longrightarrow COONa + H_2O$$

**2. 银量法**
泛影酸为有机碘化物,先使有机碘转变为无机碘化物,再用银量法测定。反应式为:

$$+ 3Zn + 12NaOH \xrightarrow[\text{回流}]{\triangle}$$

$$+ 3NaI + 2CH_3COONa + 3Na_2ZnO_2 + 4H_2O$$

$$I^- + Ag^+ \longrightarrow AgI\downarrow$$

**3. 紫外-可见分光光度法**

丙磺舒片在紫外光区有特征吸收，《中国药典》用紫外-可见分光光度法测定丙磺舒片的含量。

供试品溶液：取本品 10 片，精密称定，研细，精密称取适量(约相当于丙磺舒 60 mg)，置200 mL量瓶中，加乙醇 150 mL 与盐酸溶液(9→100)4 mL，置 70 ℃水浴上加热 30 min，放冷，用乙醇稀释至刻度，摇匀，滤过，精密量取续滤液 5 mL，置 100 mL 量瓶中，加盐酸溶液(9→100)2 mL，用乙醇稀释至刻度，摇匀。

测定法：取供试品溶液，在 249nm 的波长处测定吸光度，按丙磺舒($C_{13}H_{19}NO_4S$)的百分吸收系数($E_{1\text{ cm}}^{1\%}$)为 338 计算。

**4. 高效液相色谱法**

《中国药典》采用高效液相色谱法测定丙磺舒的含量。

供试品溶液：取本品适量，精密称定，加流动相溶解并定量稀释制成每 1 mL 中含 60 μg 的溶液。

对照品溶液：取丙磺舒对照品，精密称定，加流动相溶解并定量稀释制成每 1 mL 中含60 μg 的溶液。

色谱条件：用十八烷基硅烷键合硅胶为填充剂，以 0.05 mol/L 磷酸二氢钠(加 1‰冰醋酸，用磷酸调节 pH 至 3.0)-乙腈(50：50)为流动相，检测波长为 245 nm，进样体积 20 μL。

系统适用性要求：理论板数按丙磺舒峰计算不低于 3 000。

测定法：精密量取供试品溶液与对照品溶液，分别注入液相色谱仪，记录色谱图。按外标法以峰面积计算。

## 目标检测

**一、填一填**

1.《中国药典》采用＿＿＿＿＿＿法测定阿司匹林，采用＿＿＿＿＿＿法测定对氨基水杨酸钠，采用＿＿＿＿＿＿法测定对氨基水杨酸钠肠溶片、注射用对氨基水杨酸钠、贝诺酯及其片剂、阿司匹林片及肠溶片、泡腾片、肠溶胶囊、栓剂等。

2. 阿司匹林结构中有＿＿＿＿＿＿，具有＿＿＿＿＿＿，可采用＿＿＿＿＿＿直接滴定。

3. 苯甲酸的碱性溶液和苯甲酸钠的中性溶液能与＿＿＿＿＿＿反应，生成碱式苯甲酸铁盐的

____色沉淀。

二、选一选

1. 阿司匹林原料药采用直接滴定法测定含量时,所用溶剂为(    )。

    A. 水            B. 氯仿            C. 乙醚            D. 中性乙醇

2. 《中国药典》现行版中阿司匹林的含量测定方法是(    )。

    A. 沉淀滴定法                   B. 高效液相色谱法

    C. 紫外-分光光度法             D. 酸碱滴定法

3. 取某芳酸类药物适量,加碳酸钠试液 10 mL,煮沸 2 min,加过量的稀硫酸,即析出白色沉淀,并发生醋酸的臭气。该药物应是(    )。

    A. 水杨酸                   B. 对氨基水杨酸钠

    C. 苯甲酸                   D. 阿司匹林

4. 直接中和法测阿司匹林时,应注意滴定时在不断振摇下稍快进行,原因是(    )。

    A. 溶解样品                   B. 防止水解

    C. 消除氧气的干扰              D. 避免光线的影响

5. 直接酸碱滴定法测定阿司匹林原料含量时的依据为(    )。

    A. 阿司匹林酯键水解,消耗氢氧化钠

    B. 阿司匹林酯键水解,消耗盐酸

    C. 羧基的酸性,可和氢氧化钠定量地发生中和反应

    D. 水解后产生的醋酸和水杨酸消耗氢氧化钠

6. 阿司匹林水解后,加三氯化铁试液,溶液呈(    )。

    A. 红色            B. 紫堇色            C. 黄绿色            D. 黄色

7. 阿司匹林检查干燥失重的方法是(    )。

    A. 减压干燥法       B. 恒温干燥法       C. 干燥剂干燥法       D. 减压+干燥剂干燥法

8. 阿司匹林检查干燥失重时所用的干燥剂是(    )。

    A. 五氧化二磷       B. 浓硫酸            C. 变色硅胶            D. 无水氯化钙

9. 阿司匹林制剂(片、栓剂)中需要检查的杂质是(    )。

    A. 水杨酸            B. 易炭化物            C. 溶液澄清度            D. 间氨基酚

10. 阿司匹林在潮湿的空气中易于变质的原因是(    )。

    A. 氧化变质       B. 吸收水分       C. 吸收二氧化碳       D. 发生水解

11. 阿司匹林片的含量测定采用的方法是(    )。

    A. 直接酸碱滴定法             B. 高效液相色谱法

    C. 两步滴定法                D. 双相滴定法

三、判一判

1. 阿司匹林片的含量测定采用酸碱滴定法。                     (    )

2. 苯甲酸类药物水解后能产生酚羟基,常用三氯化铁试液鉴别。       (    )

3. 阿司匹林与阿司匹林片都需要检查游离水杨酸。             (    )

四、想一想

用氢氧化钠滴定液滴定阿司匹林时,颜色由无色变为粉红色,30 s 不褪色为滴定终点,但继续放置,红色逐渐消褪,这是什么原因?

五、算一算

1. 取阿司匹林 0.395 8 g,加中性乙醇溶解,用酚酞做指示剂,以氢氧化钠滴定液滴定 (0.101 7 mol/mL)滴定到终点,消耗氢氧化钠 21.58 mL。每 1 mL 的氢氧化钠滴定液 (0.1 mol/mL)相当于 18.02 mg 的 $C_9H_8O_4$。计算其含量并判定是否符合规定(规定本品含 $C_9H_8O_4$ 应不低于 99.5%)。

2. 阿司匹林测得的含量是 99.4%,已知干燥失重是 0.3%,按干燥品计算的含量是多少?

# 任务　阿司匹林的质量检测

【任务要求】

本任务旨在通过训练,使学生熟悉药品质量检测的基本操作,学会配制试剂,以及数据处理、评价、判定和记录。

【工作场景】

① 仪器:电子天平、高效液相色谱仪、25 mL 滴定管、250 mL 锥形瓶、试管、减压干燥箱、纳氏比色管。

② 药品、试剂:阿司匹林原料药、三氯化铁试剂、碳酸钠试液、硫酸、醋酸盐缓冲液 (pH3.5)、酚指示剂、氢氧化钠滴定液(0.1 mol/L)、乙醇、比色用氯化钴溶液、比色用重铬酸钾溶液、比色用硫酸铜溶液、标准铅溶液(10 μg/mL)、硫代乙酰胺试液。

【工作过程】

(1)性状

通过样品的颜色、气味、引湿性,感觉样品的状态,判定并记录。

(2)鉴别

① 与三氯化铁的显色反应:取本品约 0.1 g,加水 10 mL,煮沸,放冷,加三氯化铁试液 1 滴,即显紫堇色。

② 水解反应:取本品约 0.5 g,加碳酸钠试液 10 mL,煮沸 2 min 后,放冷,加过量的稀硫酸,即析出白色沉淀,并发生醋酸的臭气。

③ 红外光谱法:本品的红外光吸光图谱应与对照的图谱(《药品红外光谱集》5 图)一致。

(3)检查

① 溶液的澄清度:取本品 0.50 g,加温热至约 45 ℃的碳酸钠试液 10 mL 溶解后,溶液应澄清。

② 干燥失重:取本品,置五氧化二磷为干燥剂的干燥器中,在 60 ℃减压干燥至恒重,减失重量不得过 0.5%(《中国药典》通则 0831)。

③ 易炭化物:取本品 0.5 g,依法检查(《中国药典》通则 0842),与对照液(取比色用氯化钴溶液 0.25 mL、比色用重铬酸钾溶液 0.25 mL、比色用硫酸铜溶液 0.40 mL,加水使成 5 mL)比较,不得更深。

取内径一致的比色管两支:甲管中加各品种项下规定的对照溶液 5 mL;乙管中加硫酸[含 $H_2SO_4$ 94.5%～95.5%(g/g)]5 mL 后,分次缓缓加入规定量的供试品,振摇使溶解。除另有规定外,静置 15 min 后,将甲、乙两管同置白色背景前,平视观察,乙管中所显颜色不得比甲管更深。

④ 炽灼残渣:不得过 0.1%(《中国药典》通则 0841)。

⑤ 重金属:取本品 1.0 g,加乙醇 23 mL 溶解后,加醋酸盐缓冲液(pH3.5)2 mL,依法检查(《中国药典》通则 0821 第一法),含重金属不得过百万分之十。

⑥ 游离水杨酸:《中国药典》采用高效液相色谱法(通则 0512)测定。临用新制。

溶剂:1%冰醋酸的甲醇溶液。

供试品溶液:取本品约 0.1 g,精密称定,置 10 mL 量瓶中,加溶剂适量,振摇使溶解并稀释至刻度,摇匀。

对照品溶液:取水杨酸对照品约 10 mg,精密称定,置 100 mL 量瓶中,加溶剂适量使溶解并稀释至刻度,摇匀,精密量取 5 mL,置 50 mL 量瓶中,用溶剂稀释至刻度,摇匀。

色谱条件:用十八烷基硅烷键合硅胶为填充剂,以乙腈-四氢呋喃-冰醋酸-水(20∶5∶5∶70)为流动相,检测波长为 303 nm,进样体积 10 μL。

系统适用性要求:理论板数按水杨酸峰计算不低于 5 000。阿司匹林峰与水杨酸峰之间的分离度应符合要求。

测定法:精密量取供试品溶液与对照品溶液,分别注入液相色谱仪,记录色谱图。

限度:供试品溶液色谱图中如有与水杨酸峰保留时间一致的色谱峰,按外标法以峰面积计算,不得过 0.1%。

⑦ 有关物质。

检查方法:照高效液相色谱法(《中国药典》通则 0512)测定。

溶剂:1%冰醋酸的甲醇溶液。

供试品溶液:取本品约 0.1 g,置 10 mL 量瓶中,加溶剂适量,振摇使溶解并稀释至刻度,摇匀。

对照溶液:精密量取供试品溶液 1 mL,置 200 mL 量瓶中,用溶剂稀释至刻度,摇匀。

水杨酸对照品溶液:见游离水杨酸项下对照品溶液。

灵敏度溶液:精密量取对照溶液 1 mL,置 10 mL 量瓶中,用溶剂稀释至刻度,摇匀。

色谱条件:用十八烷基硅烷键合硅胶为填充剂,以乙腈-四氢呋喃-冰醋酸-水(20∶5∶5∶70)为流动相 A、乙腈为流动相 B,按表 3-2 进行梯度洗脱,检测波长为 276 nm,进样体积 10 μL。

表 3-2　梯度洗脱

| 时间/min | 流动相 A/% | 流动相 B/% |
| --- | --- | --- |
| 0 | 100 | 0 |
| 60 | 20 | 80 |

系统适用性要求:阿司匹林峰的保留时间约为 8 min,阿司匹林峰与水杨酸峰之间的分离度应符合要求。灵敏度溶液色谱图中主成分峰高的信噪比应大于 10。

测定法:精密量取供试品溶液、对照溶液、灵敏度溶液与水杨酸对照品溶液,分别注入液相色谱仪,记录色谱图。

限度:供试品溶液色谱图中如有杂质峰,除水杨酸峰外,其他各杂质峰面积的和不得大于对照溶液主峰面积(0.5%)。小于灵敏度溶液主峰面积的色谱峰,忽略不计。

(4) 含量测定

① 测定方法。

取本品约 0.4 g,精密称定,加中性乙醇(对酚酞指示液显中性)20 mL 溶解后,加酚酞指示液 3 滴,用氢氧化钠滴定液(0.1 mol/L)滴定。每 1 mL 氢氧化钠滴定液(0.1 mol/L)相当于

18.02 mg 的阿司匹林($C_9H_8O_4$)。

② 含量计算。

$$阿司匹林的含量(\%)=\frac{V\times F\times T}{m}\times100\%$$

$$F=\frac{C_{实际}}{C_{规定}}$$

式中：$T$——滴定度，每 1 mL 滴定液相当于被测组分的 mg 数；

　　$V$——终点时消耗滴定液的体积；

　　$F$——浓度校正因子（因实际浓度与规定浓度会有所不同，需要校正）；

　　$m$——取样量，g。

【数据记录】

阿司匹林检验记录见表 3-3。

表 3-3　阿司匹林检验记录

| 样品名称 | | 批　号 | |
|---|---|---|---|
| 仪器型号 | | 天平型号 | |
| 温　度 | | 湿　度 | |
| 检验日期 | | 检验项目 | |
| 检验依据 | | | |

（1）性状。

（2）鉴别。

① 取本品约 0.1 g，加水 10 mL，煮沸，放冷，加三氯化铁试液 1 滴，即显_____色。

② 取本品约 0.5 g，加碳酸钠试液 10 mL，煮沸 2 min 后，放冷，加过量的稀硫酸，即析出_____沉淀，并发生_____。

③ 本品的红外光吸光图谱应与对照的图谱（光谱集 5 图）_____。

（3）检查。

① 溶液的澄清度：取本品 0.50 g，加约 45 ℃的碳酸钠试液 10 mL 溶解后，溶液_____。

② 干燥失重：空瓶重=_____g；继续干燥，空瓶恒重=_____g；空瓶+样品重=_____g；干燥后空瓶+样品重=_____g；继续干燥，空瓶+样品恒重=_____g；干燥失重=_____。

③ 易炭化物：取本品 0.5 g 依法检查（《中国药典》通则 0842），与对照液（取比色用氯化钴液 0.25 mL、比色用重铬酸钾液0.25 mL、比色用硫酸铜液 0.40 mL，加水使成 5 mL）比较，_____。

④ 炽灼残渣：空坩埚重=_____g；继续炽灼，空坩埚恒重=_____g，空坩埚+样品重=_____g；炽灼后空坩埚+样品重=_____g；继续炽灼，空坩埚+样品恒重=_____g；炽灼残渣=_____。

⑤ 重金属：取本品 1.0 g，加乙醇 23 mL 溶解后，加醋酸盐缓冲液（pH=3.5）2 mL，依法检查（《中国药典》通则 0821第一法），含重金属_____百万分之十。

⑥ 游离水杨酸。流动相的配制：用量筒量取乙腈、四氢呋喃、冰醋酸、水各____、____、____、____mL，混匀。对照品量_____g。

| 对照品峰面积 $A_{对}$ | | | | | |
|---|---|---|---|---|---|
| RSD/% | | | | | |

| 取样量/g | 杂质峰面积/cm² | 杂质含量/% |
|---|---|---|
| | | |

⑦ 有关物质。流动相的配制:用量筒量取乙腈、四氢呋喃、冰醋酸、水各 ____、_____、_____、_____ mL,混匀。对照品量 _____g。

| 对照品峰面积 $A_{对}$ | | | | | |
|---|---|---|---|---|---|
| RSD/% | | | | | |

| 取样量/g | 杂质峰面积/cm² | 杂质含量/% |
|---|---|---|
| | | |

(4) 含量。

滴定液浓度 _____,校正因子 $F$ _____。

| 取样量/g | 滴定体积/mL | 含量/% | 含量平均值/% | 相对偏差/% |
|---|---|---|---|---|
| | | | | |
| | | | | |

| 结　论 | □ 符合规定　　　　□ 不符合规定 |
|---|---|

【任务评价】

阿司匹林的质量检测任务评价见表 3-4。

表 3-4　阿司匹林的质量检测任务评价表

| 考核内容 | 配　分 | 得　分 |
|---|---|---|
| 制定工作方案 | 5 | |
| 仪器、药品准备 | 5 | |
| 性状、鉴别(现象、结论正确) | 10 | |
| 杂质检查操作(数据正确、步骤规范) | 10 | |
| 游离水杨酸、有关物质检查(设定参数、平衡系统、进样、流动相的制备、溶液的制备、系统适用性试验等) | 30 | |
| 含量测定 | 10 | |
| 数据记录 | 10 | |
| 结果计算 | 10 | |
| 结果判定 | 5 | |
| 任务结束清理 | 5 | |
| 总　分 | 100 | |

# 项目二　芳胺类药物的质量检测

## 学习目标

1. 知识目标
① 熟悉对氨基苯甲酸酯类、酰胺类药物的结构特征及其主要性质;
② 熟悉对氨基苯甲酸酯类、酰胺类药物的鉴别方法、含量测定方法;
③ 了解特殊杂质的来源和检查方法。
2. 能力目标
能完成对氨基苯甲酸酯类、酰胺类药物的质量检测,能根据实验所得现象、数据进行判定并记录。
3. 素质目标
① 具有爱岗敬业、诚实守信、奉献社会的职业道德;
② 具有严谨的工作作风和实事求是的工作态度以及药品质量观念。

### 案例导入

自 1955 年临床上开始使用对乙酰氨基酚(扑热息痛),该药已成为世界各地使用的数百种非处方药和处方药的主要成分。随后发现该药过量会导致致命性和非致命性肝坏死。对于易感个体(如酗酒者),重复给予治疗剂量或剂量轻微过度都可能导致肝毒性。对乙酰氨基酚是常报道的引起药物性肝损伤的药品之一,也是急性肝衰竭的最常见原因,在肝移植病例中大约占 20%。

讨论:1. 如何检测对乙酰氨基酚的质量?
　　　2. 对乙酰氨基酚的质量检测程序是什么?

芳胺类药物是氨基直接与苯环相连的一类药物,按照它们的结构特点,可分为对氨基苯甲酸酯类药物、酰胺类药物、苯乙胺类药物。在此重点介绍对氨基苯甲酸酯类药物和酰胺类药物。对氨基苯甲酸酯类药物主要有局部麻醉药盐酸普鲁卡因、苯佐卡因、盐酸丁卡因,芳酰胺类药物主要有解热镇痛药对乙酰氨基酚、局部麻醉药盐酸利多卡因、抗麻风药醋氨苯砜等。

## 一、对氨基苯甲酸酯类药物的质量检测

### (一)化学结构及典型药物

$$R_1N\overset{H}{}-\!\!\!\!\!\!\bigcirc\!\!\!\!\!\!-\overset{\overset{\displaystyle O}{\parallel}}{C}-OR_2$$

对氨基苯甲酸酯的结构

其结构特点:具有对氨基苯甲酸酯的基本结构。一般氨基没有被取代,具有游离的芳伯氨基。

典型药物如下:

NH$_2$

· HCl

COOCH$_2$CH$_2$N（C$_2$H$_5$）$_2$

盐酸普鲁卡因

NH$_2$

COOC$_2$H$_5$

苯佐卡因

NHC$_4$H$_9$

· HCl

COOCH$_2$CH$_2$N（CH$_3$）$_2$

盐酸丁卡因

## （二）理化性质

芳伯氨基特性：除盐酸丁卡因外，本类药物结构中具有芳伯氨基，可发生重氮化-偶合反应，用于鉴别及含量测定；与芳醛缩合成 Schiff 碱；易被氧化变色。

碱性：除苯佐卡因外，本类药物结构中脂烃胺侧链为叔胺氮原子，显弱碱性，能与生物碱沉淀剂发生沉淀反应。但因其碱性较弱，在水溶液中不能用酸滴定液直接滴定，只能在非水溶剂中滴定。

水解性：具有酯的结构，容易水解，尤其是药物受光、热或碱性条件的影响，更易促进其水解。盐酸普鲁卡因、苯佐卡因的水解产物主要为对氨基苯甲酸（PABA），盐酸丁卡因的水解产物为对丁氨基苯甲酸（BABA）。

紫外吸收特性：药物结构中有苯环共轭系统，具有紫外吸收特征，可供鉴别和测定含量。

## （三）鉴别反应

### 1. 重氮化-偶合反应

凡具有芳伯氨基的药物，如盐酸普鲁卡因等，都可以在酸性溶液中与亚硝酸钠试液发生重氮化反应，再与碱性 $\beta$-萘酚偶合产生红色偶氮化合物。反应式为：

NH$_2$

· HCl + NaNO$_2$ + HCl ——→

COOCH$_2$CH$_2$N（C$_2$H$_5$）$_2$

N$_2$Cl

+ NaCl + 2H$_2$O

COOCH$_2$CH$_2$N（C$_2$H$_5$）$_2$

N$_2$Cl

COOCH$_2$CH$_2$N（C$_2$H$_5$）$_2$

+

OH

+ NaOH ——→

HO

N═N

COOCH$_2$CH$_2$N（C$_2$H$_5$）$_2$

+ NaCl + H$_2$O

盐酸丁卡因结构中无芳伯氨基，不发生重氮化-偶合反应，但其结构中的芳香仲胺在酸性溶液中与亚硝酸钠反应，生成 N-亚硝基化合物的乳白色沉淀，可与具有芳伯氨基的同类药物相区别。反应式为：

NHC$_4$H$_9$

· HCl + NaNO$_2$ ——→

COOCH$_2$CH$_2$N（CH$_3$）$_2$

ON——NHC$_4$H$_9$

COOCH$_2$CH$_2$N（CH$_3$）$_2$

+ NaCl + H$_2$O

### 2. 水解产物的反应

分子结构中具有酯键的药物，在碱性溶液中易水解。利用水解产物的性质，可以对药物进行鉴别。

① 盐酸普鲁卡因与氢氧化钠溶液作用,生成普鲁卡因的白色沉淀。加热时,沉淀变为油状物,继续加热,普鲁卡因的酯键水解,产生对氨基苯甲酸钠和二乙氨基乙醇。二乙氨基乙醇为碱性气体,能使湿润的红色石蕊试纸变蓝。溶液放冷后,加盐酸酸化,即析出对氨基苯甲酸的白色沉淀。此沉淀能在过量的盐酸中溶解。反应式为:

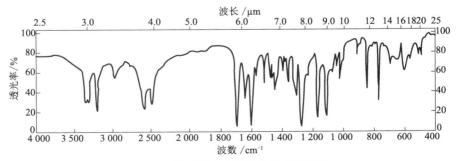

② 苯佐卡因在氢氧化钠试液中加热煮沸,酯键水解生成的对氨基苯甲酸钠与乙醇、碘试液在加热条件下发生碘仿反应,生成黄色沉淀,同时产生碘仿的臭气。反应式为:

$$C_2H_5OH + 4I_2 + 6NaOH \xrightarrow{\triangle} CHI_3 \downarrow + HCOONa + 5NaI + 5H_2O$$

**3. 氯化物鉴别反应**

① 沉淀反应:取供试品溶液,加稀硝酸使成酸性后,滴加硝酸银试液,即生成白色凝乳状沉淀;分离,沉淀加氨试液即溶解,再加稀硝酸酸化后,沉淀复生成。

② 氧化还原反应:取供试品少量,置试管中,加等量的二氧化锰,混匀,再加硫酸湿润,缓缓加热,生成的氯气能使湿润的碘化钾淀粉试纸显蓝色。

**4. 红外分光光度法**

红外光谱是由分子的振动、转动能级的跃迁产生的分子吸收光谱,与紫外吸收光谱相比更具有专属性,因而各国药典广泛使用其进行化学药物的鉴别。对本类典型的药物,国内外药典均采用红外分光光度法鉴别。盐酸普鲁卡因的红外吸收图谱如图 3-2 所示。

图 3-2　盐酸普鲁卡因的红外吸收图谱

### （四）特殊杂质检查

盐酸普鲁卡因结构中有酯键,可发生水解反应,特别是注射液在制备过程中,受灭菌温度、时间、溶液 pH、光线及金属离子等因素的影响,易水解生成二乙氨基乙醇和对氨基苯甲酸。在贮藏时间延长或高温加热等条件下,对氨基苯甲酸可进一步脱羧基转化为苯胺,而苯胺又可继续被氧化为有色物,使该注射液颜色变黄,疗效下降,毒性增加。

1. **盐酸普鲁卡因中对氨基苯甲酸的检查**

检查方法:照高效液相色谱法(《中国药典》通则 0512)测定。

供试品溶液:取本品,精密称定,加水溶解并定量稀释制成每 1 mL 中含 0.2 mg 的溶液。

对照品溶液:取对氨基苯甲酸对照品适量,精密称定,加水溶解并定量稀释制成每 1 mL 中约含 1 μg 的溶液。

系统适用性溶液:取供试品溶液 1 mL 与对照品溶液 9 mL,混匀。

色谱条件:用十八烷基硅烷键合硅胶为填充剂,以含 0.1% 庚烷磺酸钠的 0.05 mol/L 磷酸二氢钾溶液(用磷酸调节 pH 至 3.0)-甲醇(68：32)为流动相,检测波长为 279 nm,进样体积 10 μL。

系统适用性要求:理论板数按对氨基苯甲酸峰计算不低于 2 000,普鲁卡因峰与对氨基苯甲酸峰的分离度应大于 2.0。

测定法:精密量取供试品溶液与对照品溶液,分别注入液相色谱仪,记录色谱图。

限度:供试品溶液色谱图中如有与对氨基苯甲酸峰保留时间一致的色谱峰,按外标法以峰面积计算,不得过 0.5%。

2. **盐酸普鲁卡因注射液中有关物质的检查**

检查方法:照高效液相色谱法(《中国药典》通则 0512)测定。

供试品溶液:精密量取本品适量,用水定量稀释制成每 1 mL 中约含盐酸普鲁卡因 0.2 mg 的溶液。

对照溶液:精密量取供试品溶液 1 mL,置 100 mL 量瓶中,用水稀释至刻度,摇匀。

对照品溶液:取对氨基苯甲酸对照品适量,精密称定,加水溶解并定量稀释制成每 1 mL 中约含 2.4 μg 的溶液。

系统适用性溶液:取供试品溶液 1 mL 与对照品溶液 9 mL,混匀。

色谱条件:用十八烷基硅烷键合硅胶为填充剂,以含 0.1% 庚烷磺酸钠的 0.05 mol/L 磷酸二氢钾溶液(用磷酸调节 pH 至 3.0)-甲醇(68：32)为流动相,检测波长为 279 nm,进样体积 10 μL。

系统适用性要求:系统适用性溶液色谱图中,理论板数按对氨基苯甲酸峰计算不低于 2 000,普鲁卡因峰与对氨基苯甲酸峰的分离度应大于 2.0。

测定法:精密量取供试品溶液、对照溶液与对照品溶液,分别注入液相色谱仪,记录色谱图至主成分峰保留时间的 4 倍。

限度:供试品溶液色谱图中如有与对氨基苯甲酸保留时间一致的色谱峰,按外标法以峰面积计算,不得过盐酸普鲁卡因标示量的 1.2%,其他杂质峰面积的和不得大于对照溶液的主峰面积(1.0%)。

### (五) 含量测定

**1. 亚硝酸钠法**

盐酸普鲁卡因、苯佐卡因的结构中均含有芳香第一胺,《中国药典》采用亚硝酸钠法进行含量测定,采用永停滴定法指示终点。

知识链接

#### 亚硝酸钠法测定的原理及测定条件

**1. 原理**

具有芳伯氨基的药物,在酸性条件下可与亚硝酸钠反应生成重氮盐,根据消耗亚硝酸钠的量,可以计算出药品的含量。

对于具有潜在芳伯氨基的药物,如芳酰氨基、硝基等,可先进行水解或还原,得到芳伯氨基后,再进行测定。反应式为:

$$Ar{-}NHCOR+H_2O \xrightarrow[\triangle]{H^+} Ar{-}NH_2+RCOOH$$

$$Ar{-}NH_2+NaNO_2+2HCl \longrightarrow Ar{-}N_2^+Cl^-+NaCl+2H_2O$$

**2. 测定的主要条件**

由于重氮化反应属于分子间反应,反应速度比较慢,且采用的亚硝酸钠滴定液以及反应生成的重氮盐都不稳定,所以重氮化反应的速度受许多因素影响。

(1) 酸的种类及其浓度

盐酸的用量从理论上说是 1 mol 的芳胺∶2 mol 的盐酸,但实际测定时,盐酸的用量要多一些,实际用量为 1 mol 的芳胺∶(2.5~6)mol 的盐酸。因为强酸性溶液可加速反应的进行;重氮盐在酸性条件下更稳定;在酸性条件下,可避免副反应发生。如果盐酸的浓度不足,没反应的芳胺与生成的重氮盐有可能会产生偶氮氨基化合物,影响测定结果。如果盐酸的浓度太大,会使游离芳伯氨的量减小(成盐),影响重氮化反应的速度,使反应速度减慢。

(2) 催化剂(加适量的 KBr)

重氮化反应在 HBr、HCl、$H_2SO_4$ 中的反应速度为 HBr>HCl>$H_2SO_4$。当使用 HBr 时,生成 NOBr 的量大,所以反应速度快。但由于 HBr 价格昂贵,故用盐酸来代替,为加快反应速度,需要加入 KBr(催化剂)。

$$NaNO_2+HCl \longrightarrow HNO_2+NaCl$$

$$HNO_2+HCl \longrightarrow NOCl+H_2O$$

$$Ar{-}NH_2 \xrightarrow[慢]{NO^+Cl^-} Ar{-}NH{-}NO \xrightarrow{快} Ar{-}N{=}N{-}OH \xrightarrow[快]{HCl} [Ar{-}N{\equiv}N]^+Cl^-$$

(3) 反应温度

一般情况下,温度升高,反应速度加快,对于重氮化反应也一样。但由于重氮化反应所生成的重氮盐不稳定,温度升高,重氮盐的分解也同样加快。另外,温度高时,亚硝酸钠滴定液也容易分解逸失,从而影响测定结果,所以重氮化反应应在低温条件下进行。各国药典对重氮化反应温度的规定不一样。《中国药典》规定:在 30 ℃ 以下,把滴定管尖端插入液面下 2/3 处进行滴定。

(4) 快速滴定法

把滴定管尖端插入液面下 2/3 处进行滴定,这样在滴定时可一边搅拌一边加入大部分滴定液。由于滴定液是在液面下加入的,可以避免亚硝酸钠的挥发。到近终点时把滴定管提出液面,用水冲洗后再继续滴定至终点。重氮化反应属于分子间反应,反应速度比较慢,所以滴定速度不能过快,尤其是近终点时,更要慢慢地滴定。由于近终点时,游离芳伯胺的浓度非常低,反应速度就更慢了,所以每加一滴滴定液后,要搅拌 $1\sim5$ min 后再判断终点。

3. 滴定终点的指示

指示终点的方法有电位法、永停滴定法、外指示剂法和内指示剂法等。《中国药典》规定:用永停法指示滴定终点。

4. 含量计算

$$含量(\%)=\frac{V\times F\times T}{m\times(1-干燥失重)\times 1\,000}\times 100\%$$

式中:$V$——供试品消耗滴定液的体积,mL;

$T$——滴定度,每 1 mL 滴定液相当于被测组分的毫米数;

$F$——滴定液浓度校正因子;

$m$——供试品的取用量,g。

【实例解析】

按《中国药典》规定的方法测定盐酸普鲁卡因的含量,平行测定两次,实验数据为:$m_1=0.549\,6$ g,$m_2=0.548\,9$ g,$V_1=19.96$ mL,$V_2=19.93$ mL,$F=1.005$,$T=27.28$ mg/mL。按药典干燥品计算,干燥失重为 $0.3\%$,试判断该批产品的含量是否符合规定。

解

$$含量1=\frac{V_1\times F\times T}{m_1\times(1-干燥失重)\times 1\,000}\times 100\%=\frac{19.96\times 1.005\times 27.28}{0.549\,6\times(1-0.3\%)\times 1\,000}=99.87\%$$

$$含量2=\frac{V_2\times F\times T}{m_2\times(1-干燥失重)\times 1\,000}\times 100\%=\frac{19.93\times 1.005\times 27.28}{0.548\,9\times(1-0.3\%)\times 1\,000}=99.84\%$$

$$平均含量=\frac{99.87\%+99.84\%}{2}=99.86\%$$

$$相对偏差\,Rd=\frac{99.87\%-99.84\%}{99.87\%+99.84\%}\times 100\%=0.02\%$$

$Rd\leqslant 0.1\%$,滴定结果可以作为判定依据;因为盐酸普鲁卡因含量为 $99.86\%$,所以含量符合规定。

2. 高效液相色谱法

盐酸普鲁卡因注射液是由盐酸普鲁卡因加适量的氯化钠制成的等渗灭菌水溶液。含盐酸普鲁卡因($C_{13}H_{20}N_2O_2\cdot HCl$)应为标示量的 $95.0\%\sim 105.0\%$。含量测定照高效液相色谱法(《中国药典》通则0512)测定。

供试品溶液:精密量取本品适量,用水定量稀释制成每 1 mL 含盐酸普鲁卡因 0.02 mg 的溶液。

对照品溶液:取盐酸普鲁卡因对照品适量,精密称定,加水溶解并定量稀释制成每 1 mL 中含 0.02 mg 的溶液。

色谱条件:用十八烷基硅烷键合硅胶为填充剂,以含 $0.1\%$ 庚烷磺酸钠的 0.05 mol/L 磷酸二氢钾溶液(用磷酸调节 pH 至 3.0)-甲醇(68:32)为流动相,检测波长为 290 nm,进样体积 10 μL。

系统适用性要求:理论板数按普鲁卡因峰计算不低于 2 000。普鲁卡因峰与相邻杂质峰的分离度应符合要求。

测定法:精密量取供试品溶液与对照品溶液,分别注入液相色谱仪,记录色谱图。按外标法以峰面积计算。

3. 电位滴定法

盐酸丁卡因按干燥品计算,含 $C_{15}H_{24}N_2O_2 \cdot HCl$ 不得少于 99.0%。

测定法:取本品约 0.25 g,精密称定,加乙醇 50 mL 振摇使溶解,加 0.01 mol/L 盐酸溶液 5 mL,摇匀,照电位滴定法(《中国药典》通则 0701),用氢氧化钠滴定液(0.1 mol/L)滴定,两个突跃点体积的差作为滴定体积。每 1 mL 氢氧化钠滴定液(0.1 mol/L)相当于 30.08 mg 的 $C_{15}H_{24}N_2O_2 \cdot HCl$。

4. 比色法

注射用盐酸丁卡因为无菌冻干品,含盐酸丁卡因($C_{15}H_{24}N_2O_2 \cdot HCl$)应为标示量的 93.0%~107.0%。

测定法:照紫外-可见分光光度法(《中国药典》通则 0401)测定。

供试品溶液:取本品 10 瓶,分别加水溶解,并分别定量转移至 250mL 量瓶中,用水稀释至刻度,摇匀。

对照品溶液:取盐酸丁卡因对照品适量,精密称定,加水溶解并定量稀释制成每 1 mL 中约含 0.2mg 的溶液。

测定法:精密量取供试品溶液与对照品溶液各 3 mL,分别置 100 mL 量瓶中,加盐酸溶液(1→200)5 mL 与磷酸盐缓冲液(pH 6.0)(取磷酸氢二钾 20 g 与磷酸二氢钾 80 g,加水溶解并稀释至 1 000 mL,用 6 mol/L 磷酸溶液或 10 mol/L 氢氧化钾溶液调节 pH 至 6.0)10 mL,用水稀释至刻度,摇匀,在 310nm 的波长处分别测定吸光度,计算每瓶的含量,并求得 10 瓶的平均含量。

## 二、芳酰胺类药物的质量检测

### (一) 化学结构及典型药物

其结构特点:苯胺的酰基衍生物,并且在酰胺基的邻位或对位上有取代基。

典型药物如下:

对乙酰氨基酚　　　　盐酸利多卡因

### (二) 理化性质

酰胺特性:酰胺基可水解成芳伯氨基,可发生重氮化-偶合反应。由于利多卡因在酰胺基的邻位上有两个甲基,使其有很大的空间位阻,所以利多卡因水解较为困难。利多卡因在80%的硫酸溶液中加热才能水解。

酚羟基的特性:对乙酰氨基酚具有酚羟基,可与铁离子发生呈色反应,此性质可用于鉴别。

碱性:利多卡因的侧链中具有叔氨氮原子,显弱碱性,能与酸形成盐,在水溶液中不能用盐酸直接滴定,需要在非水溶剂中滴定。

与重金属离子发生沉淀反应:有脂烃胺侧链,能与生物碱沉淀剂或重金属离子反应。

紫外吸收特性:这类药物的分子中具有苯环结构,所以具有紫外吸收。

### (三)鉴别反应

**1. 三氯化铁反应**

含有酚羟基的药物在中性或弱碱性条件下,可与三氯化铁试液反应,形成蓝紫色配位化合物。对乙酰氨基酚的鉴别反应式为:

$$3 \underset{NHCOCH_3}{\overset{OH}{\bigcirc}} + FeCl_3 \longrightarrow \left[ \underset{NHCOCH_3}{\overset{O^-}{\bigcirc}} \right]_3 Fe^{3+} + 3HCl$$

**2. 重氮化-偶合反应**

对乙酰氨基酚和醋氨苯砜结构中都具有潜在的芳伯氨基,在酸性溶液中水解后产生游离的芳伯氨基,在盐酸酸性溶液中,可与亚硝酸钠试液发生重氮化反应,生成的重氮盐可与碱性 $\beta$-萘酚试液偶合产生红色沉淀。

**3. 与重金属离子反应**

具有芳酰胺结构,可与重金属离子反应显色。盐酸利多卡因在碳酸钠试液中与硫酸铜生成蓝紫色配位化合物;加氯仿,有色物可被萃取,氯仿层显黄色。盐酸利多卡因在酸性溶液中与氯化钴作用,生成亮绿色细小钴盐沉淀。反应式为:

$$2 \underset{CH_3}{\overset{CH_3}{\bigcirc}}-NHCOCH_2N(C_2H_5)_2 \cdot HCl \cdot H_2O + CuSO_4 \longrightarrow$$

$$+ H_2SO_4 + 2HCl + 2H_2O$$

$$2 \underset{CH_3}{\overset{CH_3}{\bigcirc}}-NHCOCH_2N(C_2H_5)_2 + CoCl_2 \longrightarrow$$

$$+ 2HCl$$

**4. 红外分光光度法**

红外分光光度法适用于化学结构比较复杂、化学结构相互之间差别较小的药物的鉴别与区别。芳胺类原料药均用此法鉴别。对乙酰氨基酚的红外吸收图谱如图 3-3 所示。

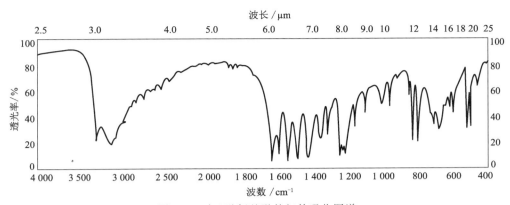

图 3-3　对乙酰氨基酚的红外吸收图谱

### （四）特殊杂质检查

对乙酰氨基酚的特殊杂质检查项目有酸度、乙醇溶液的澄清度与颜色、对氨基酚及有关物质、对氯苯乙酰胺。《中国药典》采用高效液相色谱法测定对氨基酚及有关物质、对氯苯乙酰胺。

#### 1. 酸度的检查

取本品 0.10 g，加水 10 mL 使溶解，依法测定（《中国药典》通则 0631），pH 应为 5.5～6.5。

#### 2. 乙醇溶液的澄清度与颜色的检查

取本品 1.0 g，加乙醇 10 mL 溶解后，溶液应澄清无色。如显浑浊，与 1 号浊度标准液（《中国药典》通则 0902 第一法）比较，不得更浓；如显色，与棕红色 2 号或橙红色 2 号标准比色液（《中国药典》通则 0902 第一法）比较，不得更深。

#### 3. 对氨基酚及有关物质的检查

检查方法：照高效液相色谱法（《中国药典》通则 0512）测定。临用新制。

溶剂：甲醇-水（4∶6）。

供试品溶液：取本品适量，精密称定，加溶剂溶解并定量稀释制成每 1 mL 中约含 20 mg 的溶液。

对照品溶液：取对氨基酚对照品适量，精密称定，加溶剂溶解并定量稀释制成每 1 mL 中约含 0.1 mg 的溶液。

对照溶液：精密量取对照品溶液与供试品溶液各 1 mL，置同一 100 mL 量瓶中，用溶剂稀释至刻度，摇匀。

色谱条件：用辛基硅烷键合硅胶为填充剂，以磷酸盐缓冲液（取磷酸氢二钠 8.95 g、磷酸二氢钠 3.9 g，加水溶解至 1 000 mL，加 10％四丁基氢氧化铵溶液 12 mL）-甲醇（90∶10）为流动相，检测波长为 245 nm，柱温为 40 ℃，进样体积 20 μL。

系统适用性要求：理论板数按对乙酰氨基酚峰计算不低于 2 000。对氨基酚峰与对乙酰氨基酚峰之间的分离度应符合要求。

测定法：精密量取供试品溶液与对照溶液，分别注入液相色谱仪，记录色谱图至主峰保留时间的 4 倍。

限度：供试品溶液色谱图中如有与对氨基酚保留时间一致的色谱峰，按外标法以峰面积计算，含对氨基酚不得过 0.005％，其他单个杂质峰面积不得大于对照溶液中对乙酰氨基酚峰面积的 0.1 倍（0.1％），其他各杂质峰面积的和不得大于对照溶液中对乙酰氨基酚峰面积的 0.5 倍（0.5％）。

### 4. 对氯苯乙酰胺的检查

检查方法:照高效液相色谱法(《中国药典》通则0512)测定。临用新制。

溶剂:甲醇-水(4∶6)。

供试品溶液:取本品适量,精密称定,加溶剂溶解并定量稀释制成每1 mL中约含20 mg的溶液。

对照品溶液:取对氯苯乙酰胺对照品与对乙酰氨基酚对照品各适量,精密称定,加溶剂溶解并定量稀释制成每1 mL中约含对氯苯乙酰胺1 μg与对乙酰氨基酚20 μg的混合溶液。

色谱条件:用辛基硅烷健合硅胶为填充剂,以磷酸盐缓冲液(取磷酸氢二钠8.95 g、磷酸二氢钠3.9 g,加水溶解至1 000 mL,加10%四丁基氢氧化铵12 mL)-甲醇(60∶40)为流动相,检测波长为245 nm,柱温为40 ℃,进样体积20 μL。

系统适用性要求:理论板数按对乙酰氨基酚峰计算不低于2 000。对氯苯乙酰胺峰与对乙酰氨基酚峰之间的分离度应符合要求。

测定法:精密量取供试品溶液与对照品溶液,分别注入液相色谱仪,记录色谱图。

限度:按外标法以峰面积计算,含对氯苯乙酰胺不得过0.005%。

### (五) 含量测定

#### 1. 紫外-可见分光光度法

对乙酰氨基酚原料药含量测定方法:照紫外-可见分光光度法(《中国药典》通则0401)测定。

供试品溶液:取本品约40 mg,精密称定,置250 mL量瓶中,加0.4%氢氧化钠溶液50 mL溶解后,用水稀释至刻度,摇匀,精密量取5 mL,置100 mL量瓶中,加0.4%氢氧化钠溶液10 mL,用水稀释至刻度,摇匀。

测定法:取供试品溶液,在257 nm的波长处测定吸光度,按乙酰氨基酚($C_8H_9NO_2$)的百分吸收系数($E_{1\,cm}^{1\%}$)为715计算。本品按干燥品计算,含$C_8H_9NO_2$应为98.0%~102.0%。

计算公式:

$$对乙酰氨基酚含量(\%) = \frac{A \times D \times V}{E_{1\,cm}^{1\%} \times L \times m \times 100 \times (1 - 干燥失重)} \times 100\%$$

式中:$A$——测定的吸光度;

$E_{1\,cm}^{1\%}$——供试品的百分吸收系数;

$V$——供试品初次配制的体积,mL;

$D$——供试品的稀释倍数;

$m$——供试品的取用量,g。

【实例解析】

按《中国药典》规定的方法测定对乙酰氨基酚的含量,平行测定两次,实验数据为:$m_1 = 0.041\,1$ g,$m_2 = 0.042\,0$ g,$A_1 = 0.582$,$A_2 = 0.595$,$E_{1\,cm}^{1\%} = 715$,干燥失重为0.4%。试判断该批产品的含量是否符合规定。

解

$$含量1 = \frac{A_1 \times D \times V}{E_{1\,cm}^{1\%} \times L \times m_1 \times 100 \times (1 - 干燥失重)} \times 100\%$$

$$= \frac{0.582 \times 100 \times 250}{715 \times 1 \times 0.041\,1 \times 100 \times 5 \times (1 - 0.4\%)} = 99.42\%$$

$$含量2=\frac{A_2\times D\times V}{E_{1\,cm}^{1\%}\times L\times m_2\times 100\times(1-干燥失重)}\times 100\%$$

$$=\frac{0.595\times 100\times 250}{715\times 1\times 0.042\,0\times 100\times 5\times(1-0.4\%)}=99.46\%$$

$$平均含量=\frac{99.42\%+99.46\%}{2}=99.44\%$$

$$相对偏差\,Rd=\frac{99.46\%-99.42\%}{99.46\%+99.42\%}\times 100\%=0.02\%$$

$Rd\leqslant 0.1\%$，滴定结果可以作为判定依据；因为乙酰氨基酚含量为 99.44%，所以含量符合规定。

**2. 高效液相色谱法**

对乙酰氨基酚泡腾片、注射液、滴剂及凝胶等制剂的含量测定均照高效液相色谱法（《中国药典》通则 0512）测定。

【应用实例】　对乙酰氨基酚泡腾片的含量测定

照高效液相色谱法（通则 0512）测定。

供试品溶液：取本品 10 片，精密称定，研细，精密称取适量（约相当于对乙酰氨基酚 25 mg），置 50 mL 量瓶中，加流动相适量，振摇使对乙酰氨基酚溶解，用流动相稀释至刻度，摇匀，滤过，精密量取续滤液 10 mL，置 50 mL 量瓶中，用流动相稀释至刻度，摇匀。

对照品溶液：取对乙酰氨基酚对照品适量，精密称定，加流动相溶解并定量稀释制成每 1 mL 中约含 0.1 mg 的溶液。

系统适用性溶液：取对氨基酚对照品和对乙酰氨基酚对照品适量，加流动相溶解并稀释成每 1 mL 中各约含对氨基酚 10 μg 和对乙酰氨基酚 0.1 mg 的混合溶液。

色谱条件：用十八烷基硅烷键合硅胶为填充剂，以磷酸盐缓冲液（pH4.5）（取磷酸二氢钠二水合物 15.04 g、磷酸氢二钠 0.062 7 g，加水溶解并稀释至 1 000 mL，调节 pH 至 4.5）-甲醇（80∶20）为流动相，检测波长为 254 nm，进样体积 10 μL。

系统适用性要求：理论板数按对乙酰氨基酚峰计算不低于 5 000。对乙酰氨基酚峰与对氨基酚峰之间的分离度应符合要求。

测定法：精密量取供试品溶液与对照品溶液，分别注入液相色谱仪，记录色谱图。按外标法以峰面积计算。

**3. 非水溶液滴定法**

盐酸布比卡因侧链哌啶环上的叔胺氮具有弱碱性，其原料药可以采用非水溶液滴定法测定含量。测定时将供试品溶解在冰醋酸中，以电位滴定法指示终点，用高氯酸溶液（0.1 mol/L）滴定。

测定方法：取本品约 0.2 g，精密称定，加冰醋酸 20 mL 与醋酐 20 mL 溶解后，照电位滴定法，用高氯酸滴定液（0.1 mol/L）滴定，并将滴定的结果用空白试验校正。每 1 mL 高氯酸滴定液（0.1 mol/L）相当于 32.49 mg 的盐酸布比卡因（$C_{18}H_{28}N_2O\cdot HCl$）。

**4. 亚硝酸钠法**

醋氨苯砜结构中具有潜在的芳伯氨基，在适当的环境下能水解生成芳伯氨基，《中国药典》收载的醋氨苯砜原料药及其注射液均采用亚硝酸钠法测定含量。

【应用实例】 醋氨苯砜原料药含量测定

取本品约 0.5 g,精密称定,置锥形瓶中,加盐酸溶液(1→2)75 mL,瓶口放一小漏斗,加热使沸后,保持微沸约 30 min,放冷,将溶液移至烧杯中,锥形瓶用水 25 mL 分次洗涤,洗液并入烧杯,照永停滴定法,用亚硝酸钠滴定液(0.1 mol/L)滴定。每 1 mL 亚硝酸钠滴定液(0.1 mol/L)相当于 16.62 mg 的醋氨苯砜($C_{16}H_{16}N_2O_4S$)。

---

## 目标检测

一、填一填

1. 亚硝酸钠法指示终点的方法有_____法、_____法、_____法和_____法等。《中国药典》规定用_____法指示滴定终点。

2. 对乙酰氨基酚与_____试液反应,呈蓝紫色。

3. 利多卡因的侧链中具有叔胺氮原子,显_____性。

二、选一选

1. 盐酸普鲁卡因常用的鉴别反应有(    )。
   A. 重氮化-偶合反应          B. 氧化反应
   C. 磺化反应                D. 碘化反应

2. 不可采用亚硝酸钠滴定法测定的药物是(    )。
   A. Ar—$NH_2$      B. Ar—$NO_2$      C. Ar—NHCOR      D. Ar—$NR_2$

3. 亚硝酸钠滴定法中将滴定尖端插入液面下约 2/3 处,滴定被测样品,其原因是(    )。
   A. 避免亚硝酸挥发和分解       B. 防止被测样品分解
   C. 防止重氮盐分解            D. 防止样品吸收二氧化碳

4. 亚硝酸钠滴定指示终点的方法有若干,《中国药典》采用的方法为(    )。
   A. 电位滴定法      B. 自身指示剂法      C. 内指示剂法      D. 永停滴定法

5. 对乙酰氨基酚的化学鉴别反应,下列选项是正确的是(    )。
   A. 直接重氮化-偶合反应       B. 直接重氮化反应
   C. 重铬酸钾氧化反应          D. 以上均不对

6. 具有芳伯氨基的芳胺类药物,重氮化反应的适宜条件是(    )。
   A. 弱碱性      B. 中性      C. 强酸性      D. 弱酸性

7. 某药物在碳酸钠试液中与硫酸铜反应,生成蓝紫色配位化合物;加氯仿,有色物可被萃取,氯仿层显黄色。该药物是(    )。
   A. 对乙酰氨基酚      B. 盐酸丁卡因      C. 盐酸普鲁卡因      D. 盐酸利多卡因

三、判一判

1. 凡具有芳伯氨基的药物,都可以在酸性溶液中与亚硝酸钠试液发生重氮化反应,可用于鉴别。(    )

2. 溴化钾在亚硝酸钠法中用作催化剂。(    )

3. 对乙酰氨基酚的特殊杂质对氨基酚的检查,《中国药典》用对照法测定。(    )

四、想一想

1. 写出对乙酰氨基酚用芳香第一胺鉴别的反应。

2. 对乙酰氨基酚含量测定用什么方法?

3."取对乙酰氨基酚约 40 mg,精密称定",用感量为 0.1 mg 的分析天平称量,符合要求吗? 为什么?

　　五、算一算

　　1. 取标示量为 0.3 g 的对乙酰氨基酚 6 片,按《中国药典》规定用 1 000 mL 溶剂测定溶出度,溶出时间为 30 分钟。取溶液 5 mL 滤过,精密量取 1 mL,用溶剂稀释为 50 mL。按分光光度法,在 257 nm 处的波长处测定,测得的吸光度分别为 0.318、0.351、0.359、0.356、0.343 和 0.341,按 $C_8H_9NO_2$ 的百分吸收系数为 715 计算各片的溶出量和 6 片的平均溶出量,并判断该片剂的溶出度是否符合规定。(溶出限量为 80%)

　　2. 取标示量为 0.3 g 的对乙酰氨基酚片 20 片,总重为 6.760 5 g,研细,精密称取细粉 41.9 mg,置 250 mL 量瓶中,加 0.4% 氢氧化钠溶液 50 mL 与水 50 mL,振摇 15 min,用水稀释至刻度,摇匀,滤过,弃去初滤液,精密量取续滤液 5 mL,置 100 mL 量瓶中,加水稀释至刻度,摇匀。在 257 nm 的波长处测得吸光度 0.530,按 $C_8H_9NO_2$ 的百分吸光系数为 715 计算含量,并求对乙酰氨基酚片的标示百分含量。

　　3. 取对乙酰氨基酚约 40 mg(干燥失重量为 0.1%),精密称定,按《中国药典》规定用适当溶剂配成 250 mL 溶液,精密量取 5 mL 稀释为 100 mL,在 257 nm 的波长处测定其吸光度,百分吸收系数为 715。已知数据:$m_1=41.32$ mg,$m_2=42.16$ mg;$A_1=0.572$,$A_2=0.586$。

　　(1) 计算对乙酰氨基酚按干燥品计算的百分含量。

　　(2) 计算相对偏差。此次测得的含量能否作为判定依据?(《中国药品检验标准操作规范》规定:相对偏差≤0.5%)

　　(3) 如果相对偏差符合要求,请判断百分含量是否规定。

# 任务　对乙酰氨基酚的质量检测

【任务要求】

　　本任务旨在通过训练,使学生熟悉药品质量检测基本操作,学会配制试剂,以及数据处理、评价、判定和记录。

【工作场景】

　　① 仪器:电子天平、高效液相色谱仪、250 mL 容量瓶、100 mL 容量瓶、5 mL 移液管、高温炉、鼓风干燥箱、紫外-可见分光光度计、试管、50 mL 纳氏比色管。

　　② 药品、试剂:对乙酰氨基酚原料药、三氯化铁试液、稀盐酸、亚硝酸钠试液、碱性 $\beta$-萘酚试液、苯二甲酸标准缓冲液(pH4.01)、磷酸盐标准缓冲液(pH6.86)、乙醇、标准氯化钠溶液(10 $\mu$g/mLCl$^-$)、标准硫酸钾溶液(100 $\mu$g/mLSO$_4^{2-}$)、标准铅溶液(10 $\mu$g/mL)、25% 氯化钡溶液、硝酸银试液、稀硝酸、稀盐酸、醋酸盐缓冲液(pH3.5)、硫代乙酰胺试液、0.4% 氢氧化钠溶液、红色 2 号标准比色液、橙红色 2 号标准比色液、1 号浊度标准液。

【工作过程】

　　(1) 性状

　　通过本品的状态、颜色、气味,判定并记录。

　　(2) 鉴别

　　① 与三氯化铁的显色反应:本品的水溶液加三氯化铁试液,即显蓝紫色。

　　② 芳香第一胺鉴别反应:取本品约 0.1 g,加稀盐酸 5 mL,置水浴中加热 40 min,放冷,取

0.5 mL,滴加亚硝酸钠试液 5 滴,摇匀,用水 3 mL 稀释后,加碱性 $\beta$-萘酚试液 2 mL,振摇,即显红色。

③ 红外分光光度法:本品的红外光吸收图谱应与对照的图谱(《药品红外光谱集》131 图)一致。

(3) 检查

① 酸度:取本品 0.1 g,加水 10 mL 溶解,依法测定,pH 应为 5.5~6.5。

② 乙醇溶液的澄清度与颜色:取本品 1.0 g,加乙醇 10 mL 溶解后,溶液应澄清无色。如显浑浊,与 1 号浊度标准液(《中国药典》通则 0902 第一法)比较,不得更浓;如显色,与棕红色 2 号或橙红色 2 号标准比色液(《中国药典》通则 0902 第一法)比较,不得更深。

如显浑浊,将配好的供试品溶液和浊度标准液分别倒入比浊用玻璃管中,置伞棚灯(照度 1 000 lx)下,从水平方向观察、比较。判定并记录。

如显色,将配好的供试品溶液分别倒入 25 mL 纳氏比色管中,在自然光下,置白色背景前,平视观察、比较。判定并记录。

③ 氯化物:取本品 1.0 g,加水 100 mL,加热溶解后,冷却,滤过,取滤液 25 mL,依法检查(《中国药典》通则 0801),与标准的氯化钠溶液 5.0 mL 制成的对照液比较,不得更浓(0.01%)。

④ 硫酸盐:取氯化物检查项下的滤液 25 mL,依法检查(《中国药典》通则 0802),与标准的硫酸钾溶液 1.0 mL 制成的对照液比较,不得更浓(0.02%)。

⑤ 干燥失重:取本品,在 105 ℃ 干燥至恒重,减失重量不得过 0.5%(《中国药典》通则 0831)。

⑥ 炽灼残渣:取本品 1.0~2.0 g,置已炽灼至恒重的坩埚中,精密称定,缓慢炽灼至完全炭化,放冷,除另有规定外,加硫酸 0.5~1 mL 使湿润,低温加热至硫酸蒸气除尽后,在 500~600 ℃ 炽灼至恒重,遗留残渣不得过 0.1%。

⑦ 重金属:取本品 1.0 g,加水 20 mL,置水浴中加热使溶解,放冷,滤过,取滤液加醋酸盐缓冲液(pH3.5)2 mL 与水适量使成 25 mL,按重金属检查法第一法检查,含重金属不得过百万分之十。

其他,还可检查对氯苯乙酰胺、对氨基酚及有关物质。

(4) 含量测定

① 测定方法:取本品约 40 mg,精密称定,置 250 mL 容量瓶中,加 0.4% 氢氧化钠溶液 50 mL 溶解后,加水稀释至刻度,摇匀。精密量取上述溶液 5.0 mL,置 100 mL 容量瓶中,加 0.4% 氢氧化钠溶液 10 mL 溶解后,加水稀释至刻度,摇匀。按分光光度法,在 257 nm 的波长处测定吸光度,按 $C_8H_9NO_2$ 的吸光系数($E_{1\,cm}^{1\%}$)为 715 计算含量。

② 含量计算:

$$对乙酰氨基酚含量(\%) = \frac{A \times D \times V}{E_{1\,cm}^{1\%} \times L \times m \times 100 \times (1-干燥失重)} \times 100\%$$

式中:$A$——测定的吸光度;

$E_{1\,cm}^{1\%}$——供试品的百分吸收系数;

$V$——供试品初次配制的体积,mL;

$D$——供试品的稀释倍数;

$m$——供试品的取用量,g。

【数据记录】

对乙酰氨基酚检验记录见表3-5。

表 3-5　对乙酰氨基酚检验记录

| 样品名称 | | 批　　号 | |
|---|---|---|---|
| 仪器型号 | | 天平型号 | |
| 温　　度 | | 湿　　度 | |
| 检验日期 | | 检验项目 | |
| 检验依据 | | | |

（1）性状。

（2）鉴别。

① 本品的水溶液加三氯化铁试液,即显_____色。

② 取本品约 0.1 g,加稀盐酸 5 mL,置水浴中加热 40 分钟,放冷;取 0.5 mL,滴加亚硝酸钠试液 5 滴,摇匀,用水 3 mL稀释后,加碱性 $\beta$-萘酚试液 2 mL,振摇,即显_____色。

③ 本品的红外光吸收图谱应与对照的图谱(光谱集 131 图)_____。

（3）检查。

① 酸度:取本品 0.1 g,加水 10 mL 溶解,依法测定,pH 应为_____。

② 乙醇溶液的澄清度与颜色:取本品 1.0 g,加乙醇 10 mL 溶解后,溶液_____;如显浑浊,与 1 号浊度标准液(《中国药典》通则 0902 第一法)比较,_____;如显色,与棕红色 2 号或橙红色 2 号标准比色液(《中国药典》通则 0902 第一法)比较,_____。

③ 氯化物:取本品 1.0 g,加水 100 mL,加热溶解后,冷却,滤过,取滤液 25 mL,依法检查(《中国药典》通则 0801),与由标准的氯化钠溶液 5.0 mL 制成的对照液比较,_____。(0.01%)

④ 干燥失重:空瓶重=_____g;继续干燥,空瓶恒重=_____g,空瓶＋样品重=_____g;干燥后,空瓶＋样品恒重=_____g;继续干燥,空瓶＋样品恒重=_____g;干燥失重=_____。

⑤ 炽灼残渣:空坩埚重=_____g;继续炽灼,空坩埚恒重=_____g,空坩埚＋样品重=_____g;炽灼后,空坩埚＋样品恒重=_____g;继续炽灼,空坩埚＋样品恒重=_____g;炽灼残渣=_____。

⑦ 重金属:取本品 1.0 g,加乙醇 23 mL 溶解后,加醋酸盐缓冲液(pH=3.5)2 mL,依法检查(《中国药典》通则 0821 第一法),含重金属_____百万分之十。

⑧ 对氯苯乙酰胺。流动相的配制:用量筒量取甲醇、水各_____、_____mL,混匀。供试液、对照液的配制:供试品、对氯苯乙酰胺对照品与对乙酰氨基酚对照品各_____、_____、_____g。

| 对照品峰面积 $A_{对}$ | | | | |
|---|---|---|---|---|
| RSD/% | | | | |

| 取样量/g | 杂质峰面积/cm² | 杂质含量/% |
|---|---|---|
| | | |

⑨ 对氨基酚及有关物质。流动相的配制:用量筒量取甲醇、水各_____、_____mL,混匀。供试液、对照液的配制:供试品、对氨基酚对照品各_____、_____g。

| 对照品峰面积 $A_{对}$ | | | | |
|---|---|---|---|---|
| RSD/% | | | | |

| 物　　质 | 杂质峰面积/cm² | 杂质含量/% |
|---|---|---|
| 对氨基酚 | | |
| 有关物质 | | |

续表

（4）含量。

| 取样量/g | 吸光度 | 含量/% | 含量平均值/% | 相对偏差/% |
|---|---|---|---|---|
|  |  |  |  |  |
|  |  |  |  |  |

| 结　论 | □ 符合规定　　　　□ 不符合规定 |
|---|---|

【任务评价】

对乙酰氨基酚的质量检测任务评价见表 3-6。

表 3-6　对乙酰氨基酚的质量检测任务评价表

| 考核内容 | 配　分 | 得　分 |
|---|---|---|
| 制定工作方案 | 5 |  |
| 仪器、药品准备 | 5 |  |
| 性状、鉴别（现象、结论正确） | 10 |  |
| 杂质检查操作（数据正确、步骤规范） | 10 |  |
| 对氯苯乙酰胺、对氨基酚及有关物质检查（设定参数、平衡系统、进样、<br>流动相的制备、溶液的制备、系统适用性试验等） | 30 |  |
| 含量测定 | 10 |  |
| 数据记录 | 10 |  |
| 结果计算 | 10 |  |
| 结果判定 | 5 |  |
| 任务结束清理 | 5 |  |
| 总　分 | 100 |  |

# 项目三　杂环类药物的质量检测

## 学习目标

1. 知识目标

① 熟悉吡啶类、吩噻嗪类、苯并二氮杂䓬类药物的结构特征及其主要性质；

② 熟悉吡啶类、吩噻嗪类、苯并二氮杂䓬类药物的鉴别方法、含量测定方法；

③ 了解特殊杂质的来源和检查方法。

2. 能力目标

能按照药物质量标准完成吡啶类、吩噻嗪类、苯并二氮杂䓬类药物的质量检测，能根据实验所得现象、数据进行判定并记录。

3. 素质目标

① 具有爱岗敬业、诚实守信、奉献社会的职业道德；

② 具有严谨的工作作风和实事求是的工作态度以及药品质量观念。

众生药业 2019 年 5 月 27 日晚公告,全资子公司华南药业收到国家药品监督管理局批准签发的《药品补充申请批件》,经审查,异烟肼片通过仿制药质量和疗效一致性评价。异烟肼适用于各类结核病,如肺、淋巴、骨、肾、肠等结核,结核性脑膜炎、胸膜炎及腹膜炎等。目前,公司已开展一致性评价品种 16 个,除已通过仿制药一致性评价的盐酸二甲双胍片和异烟肼片以外,还有盐酸乙胺丁醇片、氢溴酸右美沙芬片等 6 个品种已获得仿制药一致性评价 CDE 受理,处于审评审批中。

讨论:1. 什么是仿制药质量和疗效一致性评价?

　　　2. 异烟肼片进行仿制药质量和疗效一致性评价的内容有哪些?

杂环类药物是指碳环中夹杂非碳原子的药物,其中非碳原子称为杂原子,如氮、硫、氧等。按其所含杂原子种类与数目、环元数的不同可将杂环类药物分成吡啶类、苯并噻嗪类、苯并二氮杂䓬类、喹诺酮类、吡唑酮类、呋喃类等。这类药物在合成药物中所占比例最多,有许多共性,如:① 多为五元环或六元环,是单环或并合环;② 杂环结构较稳定,不易开环,其性质受杂原子种类、数目、位置影响;③ 杂环上取代基性质较活泼,常用于分析;④ 多为含氮杂环,其碱性的强弱往往用于分析。在此重点介绍吡啶类、吩噻嗪类、苯并二氮杂䓬类药物。

## 一、吡啶类药物的质量检测

### (一)化学结构及典型药物

吡啶环

异烟肼　　　　尼可刹米　　　　硝苯地平

本类药物均有吡啶环,典型药物有异烟肼、尼可刹米、硝苯地平等。

### (二)理化性质

#### 1. 吡啶环的特性

弱碱性:本类药物母核吡啶环上的氮原子为叔胺氮原子,具有弱碱性,吡啶环的 $pK_b$ 为 8.8(水中)。可采用非水溶液滴定法测定其含量。

开环特性:本类药物分子结构中均含有吡啶环,可发生开环反应(特性反应)。尼可刹米、异烟肼的吡啶环 $\alpha$、$\alpha'$ 位未取代,而 $\beta$ 或 $\gamma$ 位被羧基衍生物所取代,其吡啶环可发生开环反应,可用于鉴别。硝苯地平吡啶环 $\alpha$、$\alpha'$ 位被甲基取代,而 $\beta$、$\beta'$ 位被甲酸甲酯所取代,其吡啶环不能发生开环反应。

沉淀反应:本药物具有吡啶环的结构,可与重金属盐类(如氯化汞、硫酸铜、碘化铋钾)及苦味酸等试剂形成沉淀。

紫外吸收特性:吡啶环为芳杂环,具有紫外特征吸收,可用于药物的鉴别和含量测定。

**2. 取代基的性质**

酰肼基:异烟肼的吡啶环 $\gamma$ 位上被酰肼取代,酰肼基具有较强的还原性,可被不同的氧化剂氧化,也可与某些含羰基的化合物发生缩合反应,可用于鉴别和含量测定。

酯键:硝苯地平含有两个酯键,可发生水解反应。

酰胺基:尼可刹米含有酰胺基,可在碱性条件下水解产生二乙胺,可用于鉴别。

### (三)鉴别反应

**1. 沉淀反应**

本类药物吡啶环上的碱性叔胺氮原子,可与重金属盐类(如氯化汞、硫酸铜、碘化铋钾)及苦味酸等试剂形成沉淀。例如,尼可刹米可与硫酸铜及硫氰酸铵作用生成草绿色配位化合物沉淀;异烟肼、尼可刹米可与氯化汞形成白色沉淀。

【应用实例】 尼可刹米的鉴别

取本品 2 滴,加水 1 mL,摇匀,加硫酸铜试液 2 滴与硫氰酸铵试液 3 滴,即生成草绿色沉淀。

**2. 开环反应**

开环反应,又称戊烯二醛反应。本反应适用于吡啶环 $\alpha$、$\alpha'$ 位未取代,以及 $\beta$ 或 $\gamma$ 位为烷基或羧基的衍生物。当溴化氰作用于吡啶环时,环上氮原子由 3 价转变为 5 价,吡啶环水解形成戊烯二醛,再与芳伯胺(苯胺或联苯胺)缩合,形成有色的戊烯二醛衍生物,呈现不同的颜色。沉淀颜色随所用芳伯胺的不同而有所差异,如与苯胺缩合形成黄色至黄棕色沉淀,与联苯胺则形成粉红至红色沉淀。异烟肼和尼可刹米均可发生开环反应,《中国药典》用苯胺来鉴别尼可刹米。

**3. 颜色反应**

二氢吡啶类药物的丙酮或甲醇溶液与碱作用,二氢吡啶环 1,4-位氢解离形成 $p$-$\pi$ 共轭而发生颜色反应。

【应用实例】 硝苯地平的鉴别

取本品约 25 mg,加丙酮 1 mL 溶解,加 20% 氢氧化钠溶液 3~5 滴,振摇,溶液显橙红色。

**4. 酰肼基的反应**

（1）银镜反应

异烟肼分子中的酰肼基具有还原性,与氨制硝酸银试液作用,生成氮气和黑色金属银而使溶液变浑浊,并在试管上生成银镜。《中国药典》用此法鉴别异烟肼、异烟肼片及注射用异烟肼。反应式为：

$$\text{（吡啶环）}CONH\text{—}NH_2 + AgNO_3 + H_2O \longrightarrow \text{（吡啶环）}COOAg\downarrow + NH_2\text{—}NH_2 + HNO_3$$

$$NH_2\text{—}NH_2 + 4AgNO_3 \longrightarrow 4Ag\downarrow + N_2\uparrow + 4HNO_3$$

（2）缩合反应

酰肼基可与芳醛(如香草醛、水杨醛、二甲氨基苯甲醛)缩合形成腙。反应式为：

$$\text{（吡啶环）}CONHNH_2 + \text{（苯环）}CHO \longrightarrow \text{（吡啶环）}CONHN\text{=}CH\text{（苯环）}$$

**5. 紫外-可见分光光度法**

吡啶环为芳杂环,具有紫外特征吸收,可用于鉴别。

【应用实例】 硝苯地平的鉴别

取本品适量,加三氯甲烷 2 mL 使溶解,加无水乙醇制成每 1 mL 约含 15 $\mu$g 的溶液,照紫外-可见分光光度法(《中国药典》通则 0401)测定,在 237 nm 的波长处有最大吸收,在 320～355 nm 的波长处有较大的宽幅吸收。

**6. 红外分光光度法**

红外吸收光谱具有指纹特性,同时可以专属地反映分子结构中的官能团信息,常用于原料药物的鉴别。《中国药典》收载的异烟肼、尼可刹米、硝苯地平,均采用红外分光光度法鉴别。

【应用实例】 尼可刹米的红外分光光度法鉴别

《中国药典》规定本品的红外光吸收图谱应与对照的图谱(《药品红外光谱集》135 图)一致。

**（四）特殊杂质检查**

**1. 异烟肼中游离肼的检查**

异烟肼中的游离肼是由制备时反应不完全或贮藏过程中降解反应而引入的。肼是一种诱变剂和致癌物质,故许多国家药典规定了异烟肼及其制剂中游离肼的限度检查。检查方法有薄层色谱法、比浊法和差示分光光度法等。《中国药典》采用薄层色谱法对异烟肼原料及注射用异烟肼中的游离肼做限量检查。

检查方法:照薄层色谱法(《中国药典》通则 0502)试验。

溶剂:丙酮水(1∶1)。

供试品溶液:取本品适量,加溶剂溶解并定量稀释制成每 1 mL 中约含 0.1 g 的溶液。

对照品溶液:取硫酸肼对照品适量,加溶剂溶解并定量稀释制成每 1 mL 中约含 80 $\mu$g(相当于游离肼 20 $\mu$g)的溶液。

系统适用性溶液:取异烟肼与硫酸肼各适量,加溶剂溶解并稀释制成每 1 mL 中分别含异烟肼 0.1 g 与硫酸肼 80 μg 的混合溶液。

色谱条件:采用硅胶 G 薄层板,以异丙醇-丙酮(3∶2)为展开剂。

系统适用性要求:系统适用性溶液所显游离肼与异烟肼的斑点应完全分离,游离肼的 $R_f$ 值约为 0.75,异烟肼的 $R_f$ 值约为 0.56。

测定法:吸取供试品溶液、对照品溶液与系统适用性溶液各 5 μL,分别点于同一薄层板上,展开,晾干,喷以乙醇制对二甲氨基苯甲醛试液,15 min 后检视。

限度:在供试品溶液主斑点前方与对照品溶液主斑点相应的位置上,不得显黄色斑点。

**2. 尼可刹米中有关物质的检查**

检测方法:照高效液相色谱法(《中国药典》通则0512)测定。

供试品溶液:取本品,加水溶解并稀释制成每 1 mL 中约含 4 mg 的溶液。

对照品溶液:精密量取 1 mL,置 100 mL 量瓶中,用水稀释至刻度,摇匀。

色谱条件:用十八烷基硅烷键合硅胶为填充剂,以甲醇-水(30∶70)为流动相,检测波长为 263 nm,进样体积 10 μL。

系统适用性试验要求:理论板数按尼可刹米峰计算不低于 2 000,尼可刹米峰与其相邻杂质峰的分离度应符合要求。

测定法:精密量取供试品溶液与对照溶液各 10 μL,分别注入液相色谱仪,记录色谱图至主成分峰保留时间的 2 倍。

限度:供试品溶液色谱图中如有杂质峰,各杂质峰面积的和不得大于对照溶液主峰面积的 0.5 倍(0.5%)。

**3. 尼可刹米中易氧化物的检查**

取本品 1.2 g,加水 5 mL 与高锰酸钾滴定液(0.02 mol/L)0.05 mL,摇匀,粉红色在 2 min 内不得消失。

**4. 硝苯地平中有关物质检查**

硝苯地平极不稳定,遇光分子内部发生光歧化反应,降解为 2,6-二甲基-4-(2-硝基苯基)-3,5-吡啶二甲酸二甲酯(Ⅰ)和 2,6-二甲基-4-(2-亚硝基苯基)-3,5-吡啶二甲酸二甲酯(Ⅱ),其化学结构分别如下:

检查方法:照高效液相色谱法(《中国药典》通则 0512)测定。避光操作。

供试品溶液:取本品,精密称定,加甲醇溶解并定量稀释制成每 1 mL 中约含 1 mg 的溶液。

对照品贮备液:取杂质Ⅰ对照品与杂质Ⅱ对照品,精密称定,加甲醇溶解并定量稀释制成每 1 mL 中各约含 10 μg 的混合溶液。

对照溶液:精密量取供试品溶液与对照品贮备液各适量,用流动相定量稀释制成每 1 mL 中分别含硝苯地平 2 μg、杂质Ⅰ 1 μg 与杂质Ⅱ 1 μg 的混合溶液。

系统适用性溶液:取硝苯地平、杂质Ⅰ对照品与杂质Ⅱ对照品各适量,精密称定,加甲醇溶解并稀释制成每 1 mL 中分别约含 1 mg、10 μg 与 10 μg 的混合溶液。

色谱条件：用十八烷基硅烷键合硅胶为填充剂，以甲醇-水（60∶40）为流动相，检测波长为235 nm，进样体积 20 μL。

系统适用性要求：系统适用性溶液色谱图中，杂质Ⅰ峰、杂质Ⅱ峰与硝苯地平峰之间的分离度均应符合要求。

测定法：精密量取供试品溶液与对照溶液，分别注入液相色谱仪，记录色谱图至主成分峰保留时间的 2 倍。

限度：供试品溶液色谱图中如有与杂质Ⅰ峰、杂质Ⅱ峰保留时间一致的色谱峰，按外标法以峰面积计算，均不得过 0.1%；其他单个杂质峰面积不得大于对照溶液中硝苯地平峰面积（0.2%）；杂质总量不得过 0.5%。

### （五）含量测定

**1. 非水溶液滴定法**

尼可刹米分子中的吡啶环具有碱性，可在冰醋酸溶剂中与高氯酸定量生成高氯酸盐，以结晶紫为指示剂指示终点。《中国药典》采用本法测定尼可刹米原料药的含量。

**2. 氧化还原滴定法**

硝苯地平具有还原性，在酸性介质中可以用硫酸铈滴定液直接滴定。用邻二氮菲指示剂指示终点。邻二氮菲溶于亚铁盐溶液，终点时，微过量的 $Ce^{4+}$ 将指示剂中的 $Fe^{2+}$ 氧化成 $Fe^{3+}$，使橙红色配合物离子呈无色配位化合物离子，以指示终点到达。

测定方法：取本品约 0.4 g，精密称定，加无水乙醇 50 mL，微温使溶解，加高氯酸溶液（取70%高氯酸 8.5 mL，加水至 100 mL）50 mL、邻二氮菲指示液 3 滴，立即用硫酸铈滴定液（0.1 mol/L）滴定，至近终点时，在水浴中加热至 50 ℃ 左右，继续缓缓滴定至橙红色消失，并将滴定的结果用空白试验校正。每 1 mL 硫酸铈滴定液（0.1 mol/L）相当于 17.32 mg 的 $C_{17}H_{18}N_2O_6$（相对分子质量为 346.34）。

计算公式：

$$含量（\%）=\frac{(V-V_0) \times F \times T}{m \times (1-干燥失重) \times 1\,000} \times 100\%$$

式中：$V$——终点时消耗滴定液体积，mL；

$V_0$——终点时空白消耗滴定液体积，mL；

$T$——滴定度，每 1 mL 滴定液相当于被测组分的 mg 数；

$F$——浓度校正因子，$F=C_{实际}/C_{规定}$；

$m$——供试品的取用量，g。

**3. 紫外-可见分光光度法**

为避免注射液中的水分对非水溶液滴定法产生干扰，《中国药典》采用紫外-可见分光光度法测定尼可刹米注射液含量。

测定方法：用内容量移液管精密量取本品 2 mL，置 200 mL 量瓶中，用 0.5%硫酸溶液分次洗涤移液管内壁，洗液并入量瓶中，加 0.5%硫酸溶液稀释至刻度，摇匀；精密量取适量，加0.5%硫酸溶液定量稀释成每 1 mL 中约含尼可刹米 20 μg 的溶液，照紫外-可见分光光度法（《中国药典》通则 0401），在 263 nm 的波长处测定吸光度，按 $C_{10}H_{14}N_2O$ 的百分吸收系数为292 计算，即得。

计算公式：

$$标示量(\%)=\frac{A\times D\times V\times 每支容量}{E_{1\,cm}^{1\%}\times L\times V_s\times 100\times 标示量}\times 100\%$$

式中:$A$——供试品溶液的吸光度;

$D$——供试品的稀释倍数;

$V$——定容体积,mL;

$L$——吸收池的厚度,cm;

$V_s$——注射液的取样体积,mL。

**4. 高效液相色谱法**

高效液相色谱法分离效能好,灵敏度高,非常适合于"有关物质"普遍存在的杂环类药物的含量分析。《中国药典》中采用此法测定硝苯地平片、硝苯地平胶囊、硝苯地平软胶囊、异烟肼、异烟肼片、注射用异烟肼等的含量。本类药物的含量测定多采用反相高效液相色谱法。

【应用实例1】 异烟肼的含量测定

色谱条件与系统适用性试验:用十八烷基硅烷键合硅胶为填充剂,以 0.02 mol/L 磷酸氢二钠溶液(用磷酸调 pH 至 6.0)-甲醇(85∶15)为流动相,检测波长为 262 mn。理论板数按异烟肼峰计算不低于 4 000。

测定法:取本品,精密称定,加水溶解并定量稀释制成每 1 mL 中约含 0.1 mg 的溶液,作为供试品溶液,精密量取 10 μL 注入液相色谱仪,记录色谱图;另取异烟肼对照品,同法测定。按外标法以峰面积计算,即得。

【应用实例2】 硝苯地平片的含量测定

照高效液相色谱法(《中国药典》通则 0512)测定。避光操作。

供试品溶液:取本品 20 片,除去包衣,精密称定,研细,精密称取适量(约相当于硝苯地平 10 mg),置 50 mL 量瓶中,加甲醇适量,超声使硝苯地平溶解,放冷,用甲醇稀释至刻度,摇匀,滤过,精密量取续滤液 5 mL,置 50 mL 量瓶中,用甲醇稀释至刻度,摇匀。

对照品溶液:取硝苯地平对照品,精密称定,加甲醇溶解并定量稀释制成每 1 mL 中约含 20 μg 的溶液。

色谱条件:用十八烷基硅烷键合硅胶为填充剂,以甲醇-水(60∶40)为流动相,检测波长为 235 nm,进样体积 20 μL。

系统适用性要求:理论板数按硝苯地平峰计算不低于 2 000,硝苯地平峰与相邻杂质峰之间的分离度应符合要求。

测定法:精密量取供试品溶液与对照品溶液,分别注入液相色谱仪,记录色谱图。按外标法以峰面积计算。

## 二、吩噻嗪类药物的质量检测

### (一) 化学结构及典型药物

吩噻嗪环

苯并噻嗪类药物分子结构中均含有吩噻嗪环母核,吩噻嗪环又称硫氮杂蒽环,为三环共轭 π 系统。结构上的差异主要表现在 10 位氮原子上的 R 取代基和 2 位碳原子上的 R' 取代基不同。

典型药物的化学结构如下:

盐酸氯丙嗪

盐酸氟奋乃静

奋乃静

癸氟奋乃静

### (二) 理化性质

还原性:吩噻嗪母核中的二价硫易被氧化,不同的氧化剂如硫酸、硝酸、三氯化铁试液及过氧化氢等,均可将母核氧化成亚砜、砜等不同产物,随取代基的不同,呈现不同的颜色,可用于鉴别。

与金属离子络合呈色:未被氧化的硫可与金属钯离子形成红色配位化合物,而氧化产物亚砜、砜则不能,可用于鉴别和含量测定,具有专属性。

弱碱性:本类药物母核上氮原子的碱性极弱,10 位侧链上烃胺(二甲氨基)或哌嗪基碱性较强,可用非水溶液滴定法测定含量。

紫外吸收特性:吩噻嗪母核为共轭三环的 π 系统,紫外区有 3 个吸收峰,最大吸收波长约为 205 nm、254 nm、300 nm,最强峰多在 254 nm 附近,两个最小吸收峰则在 220 nm 及 280 nm附近。根据 2 位、10 位取代基不同,可引起最大吸收峰的位移。当母核的二价硫被氧化为砜或亚砜时,则呈现 4 个吸收峰。

### (三) 鉴别反应

#### 1. 氧化显色

吩噻嗪环可被不同氧化剂(如硫酸、硝酸)氧化而呈色。

**知识拓展**

吩噻嗪类药物可以与氧化剂反应显色,常用的显色剂包括硫酸、硝酸、过氧化氢等。不同的吩噻嗪类药物被氧化呈现的颜色也不同,见表 3-7。

表 3-7　吩噻嗪类药物氧化显色反应

| 药　　物 | 硫　　酸 | 硝　　酸 | 过氧化氢 |
|---|---|---|---|
| 盐酸氯丙嗪 | — | 红色渐变为淡黄色 | — |
| 盐酸异丙嗪 | 樱桃红色,放置后颜色逐渐变深 | 红色沉淀,加热即溶解,溶液由红色转变为橙黄色 | — |
| 奋乃静 | — | — | 深红色,放置后颜色逐渐褪去 |

【应用实例】 盐酸氯丙嗪的鉴别

取本品约 10 mg,加水 1 mL 溶解后,加硝酸 5 滴即显红色,渐变为黄色。生成物为 3-吩噻嗪酮-5-亚砜而显色。

### 2. 紫外-可见分光光度法

本类药物有紫外特征吸收特性,《中国药典》采用紫外-可见分光光度法鉴别盐酸氯丙嗪、奋乃静和癸氟奋乃静,并测定盐酸氟奋乃静、盐酸异丙嗪的吸收系数。

【应用实例】 盐酸氯丙嗪的鉴别

取本品,加盐酸溶液(9→1 000)制成每 1 mL 中含 5 μg 的溶液,照紫外-可见分光光度法(《中国药典》通则 0401)测定,在 254 nm 与 306 nm 的波长处有最大吸收,在 254 nm 的波长处吸光度约为 0.46。

### 3. 红外分光光度法

《中国药典》用红外分光光度法鉴别本类药物。例如,盐酸氯丙嗪的红外吸收图谱应与对照的图谱(《药品红外光谱集》391 图)一致。

### 4. 卤素离子的鉴别反应

本类药物 2 位取代基一般含有卤素,含卤素的有机药物经过适当处理,将有机卤素变成无机卤素离子,显卤素离子的特征鉴别反应。

## (四) 特殊杂质检查

### 1. 有关物质

本类药物遇光不稳定,在生产和贮藏过程中易引入有关物质。《中国药典》规定盐酸氯丙嗪、盐酸异丙嗪、奋乃静、癸氟奋乃静的原料和制剂均需检查有关物质。

【应用实例 1】 盐酸氯丙嗪中有关物质的检查

盐酸氯丙嗪在生产过程中,原料药中可能引入氯吩噻嗪和间氯二苯胺等有关物质。《中国药典》采用高效液相色谱法不加校正因子的主成分自身对照法检查有关物质。

照高效液相色谱法(《中国药典》通则 0512)测定。避光操作。

供试品溶液:取本品 20 mg,置 50 mL 量瓶中,加流动相溶解并稀释至刻度,摇匀。

对照溶液:精密量取供试品溶液适量,用流动相定量稀释制成每 1mL 中约含 2μg 的溶液。

色谱条件:用辛基硅烷键合硅胶为填充剂,以乙腈-0.5% 三氟乙酸(用四甲基乙二胺调节 pH 至 5.3)(50∶50)为流动相,检测波长为 254 nm,进样体积 10 μL。

测定法:精密量取供试品溶液与对照溶液,分别注入液相色谱仪,记录色谱图至主成分峰保留时间的 4 倍。

限度:供试品溶液色谱图中如有杂质峰,单个杂质峰面积不得大于对照溶液主峰面积(0.5%),各杂质峰面积的和不得大于对照溶液主峰面积的 2 倍(1.0%)。

【应用实例 2】 盐酸氟奋乃静中有关物质的检查

有关物质:照高效液相色谱法(《中国药典》通则 0512)测定。

供试品溶液:取本品适量,加流动相 A 溶解并稀释制成每 1 mL 中约含 0.4 mg 的溶液。

对照溶液:精密量取供试品溶液 1 mL,置 100 mL 量瓶中,用流动相 A 稀释至刻度,摇匀。

色谱条件:用十八烷基硅烷键合硅胶为填充剂;以 0.01 mol/L 磷酸二氢钾溶液(用磷酸调节 pH 至 2.5)-甲醇-乙腈(52∶28∶20)为流动相 A,以甲醇-乙腈(58∶42)为流动相 B,按表 3-8 进行梯度洗脱;检测波长为 259 nm;进样体积 20 μL。

表 3-8　梯度洗脱时间程序

| 时间/min | 流动相 A/% | 流动相 B/% |
|---|---|---|
| 0 | 100 | 0 |
| 36 | 100 | 0 |
| 60 | 70 | 30 |
| 61 | 100 | 0 |
| 70 | 100 | 0 |

系统适用性要求：理论板数按氟奋乃静峰计算不低于 3 000。

测定法：精密量取供试品溶液与对照溶液，分别注入液相色谱仪，记录色谱图。

限度：供试品溶液色谱图中如有杂质峰，单个杂质峰面积不得大于对照溶液主峰面积（1.0%），各杂质峰面积的和不得大于对照溶液主峰面积的 2 倍（2.0%）。

**2. 溶液的澄清度与颜色**

吩噻嗪类药物具有还原性，易被氧化，氧化产物具有颜色。《中国药典》规定盐酸异丙嗪、盐酸氯丙嗪等药物的原料药需检查溶液的澄清度与颜色，奋乃静需检查甲醇溶液的澄清度与颜色。

### （五）含量测定

**1. 非水溶液滴定法**

本类药物侧链脂氨基具有碱性，可用非水溶液滴定法测定原料药的含量。

【应用实例】　盐酸氯丙嗪的含量测定

取本品约 0.2 g，精密称定，加冰醋酸 10 mL 与醋酐 30 mL 溶解后，照电位滴定法（《中国药典》通则0701），用高氯酸滴定液（0.1 mol/L）滴定，并将滴定的结果用空白试验校正。每 1 mL 高氯酸滴定液（0.1 mol/L）相当于 35.53 mg 的 $C_{17}H_{19}ClN_2S \cdot HCl$。

**2. 紫外-可见分光光度法**

本类药物具有三环共轭的 π 系统，产生紫外特征吸收光谱，《中国药典》用紫外-可见分光光度法测定盐酸氯丙嗪片剂和注射剂的含量。

【应用实例】　盐酸氯丙嗪片的含量测定

照紫外-可见分光光度法（通则 0401）测定。避光操作。

供试品溶液：取本品 10 片，除去包衣后精密称定，研细，精密称取适量（约相当于盐酸氯丙嗪 10 mg），置 100 mL 量瓶中，加盐酸溶液（9→1 000）70 mL，振摇使盐酸氯丙嗪溶解，用盐酸溶液（9→1 000）稀释至刻度，摇匀，滤过，精密量取续滤液 5 mL，置 100 mL 量瓶中，再用盐酸溶液（9→1 000）稀释至刻度，摇匀。

测定法：取供试品溶液，在 254 nm 的波长处测定吸光度，按 $C_{17}H_{19}ClN_2S \cdot HCl$ 的百分吸收系数（$E_{1\,cm}^{1\%}$）为 915 计算。

**3. 高效液相色谱法**

《中国药典》用高效液相色谱法测定盐酸异丙嗪片及其注射液、盐酸氟奋乃静片及其注射液。

【应用实例】　盐酸氟奋乃静注射液的含量测定

照高效液相法色谱法（《中国药典》通则 0512）测定。

供试品溶液:精密量取本品适量(约相当于盐酸氟奋乃静 10 mg),置 50 mL 量瓶中,用流动相 A 稀释至刻度,摇匀,精密量取 10 mL,置 25 mL 量瓶中,用流动相 A 稀释至刻度,摇匀。

对照品溶液:取盐酸氟奋乃静对照品,精密称定,加流动相 A 溶解并定量稀释制成每 1 mL中约含 0.08 mg 的溶液。

色谱条件:用十八烷基硅烷键合硅胶为填充剂;以 0.01 mol/L 磷酸二氢钾溶液(用磷酸调节 pH 至 2.5)-甲醇-乙腈(52∶28∶20)为流动相 A,以甲醇-乙腈(58∶42)为流动相 B,按表 3-9 进行梯度洗脱;检测波长为 259 nm;进样体积 20 μL。

表 3-9　梯度洗脱时间程序

| 时间/min | 流动相 A/% | 流动相 B/% |
|---|---|---|
| 0 | 100 | 0 |
| 36 | 100 | 0 |
| 60 | 70 | 30 |
| 61 | 100 | 0 |
| 70 | 100 | 0 |

系统适用性要求:理论板数按氟奋乃静峰计算不低于 3 000。

测定法:精密量取供试品溶液与对照品溶液,分别注入液相色谱仪,记录色谱图。按外标法以峰面积计算。

## 三、苯并二氮杂䓬类药物的质量检测

### (一) 化学结构及典型药物

环庚三烯正离子简称䓬,为具有芳香性的七元碳环,其 1 位和 4 位夹杂 2 个氮原子时称为 1,4-二氮杂䓬。《中国药典》收载的品种有地西泮、艾司唑仑和氯氮䓬、阿普唑仑、三唑仑、盐酸氟西泮、氯硝西泮和奥沙西泮等药物。上述药物除了氯氮䓬外,均为地西泮的衍生物。其基本结构为:

其中,䓬、1,4-二氮杂䓬、1,4-苯并二氮杂䓬的结构分别为:

| 䓬 | 1,4-二氮杂䓬 | 1,4-苯并二氮杂䓬 |

典型药物的化学结构如下：

地西泮　　　　阿普唑仑　　　　奥沙西泮　　　　氯氮䓬

## （二）理化性质

溶解性：本品多为游离碱，不溶于水，而溶于甲醇、乙醇和氯仿中。

弱碱性：二氮杂䓬七元环上的氮原子具有强的碱性，苯基并合后使碱性降低，致使含量测定需用非水溶液滴定法。

沉淀反应：本类药物具有生物碱性质，与生物碱沉淀剂如碘化铋钾试液反应，生成有色沉淀，可用于鉴别。如氯氮䓬、地西泮与碘化铋钾反应生成橙红色沉淀。

水解性：结构中的环一般比较稳定，但在强酸性溶液中可水解开环，形成相应的二苯甲酮衍生物。如药物在 $N_1$ 位没有取代基，其水解产物具有芳伯氨基，可发生芳香第一胺反应，用于鉴别。

紫外吸收特性：本类药物分子中有共轭体系，在紫外区有特征吸收，常利用这一特征鉴别本类药物或测定其制剂的含量。

荧光特征：苯并二氮杂䓬环溶于硫酸后，在紫外光激发下，可激发出不同颜色的荧光，如氯氮䓬显黄色、地西泮显黄绿色、硝西泮显淡蓝色、艾司唑仑显亮绿色。若溶于稀硫酸，荧光颜色略有不同，如氯氮䓬显紫色、地西泮显黄色、硝西泮显蓝绿色、艾司唑仑显天蓝色。

## （三）鉴别反应

### 1. 沉淀反应

苯并二氮杂䓬类药物和其他含氮碱性有机化合物一样，在酸性溶液中可与碘化铋钾试液等生物碱沉淀试剂反应，生成有色沉淀，用于鉴别。

【应用实例】　氯氮䓬的鉴别

取本品约 10 mg，加盐酸溶液（9→1 000）10 mL 溶解后，加碘化铋钾试液 1 滴，即生成橙红色沉淀。

### 2. 硫酸-荧光反应

苯并二氮杂䓬类药物溶于硫酸后，在紫外光（365 nm）下，呈现不同颜色的荧光，《中国药典》采用此法鉴别地西泮、地西泮片、艾司唑仑、艾司唑仑片、艾司唑仑注射液等药物。

【应用实例 1】　地西泮的鉴别

取本品约 10 mg，加硫酸 3 mL，振摇使溶解，在紫外光灯（365 nm）下检视，显黄绿色荧光。

【应用实例 2】　艾司唑仑的鉴别

取本品约 1 mg，加稀硫酸 1～2 滴，置紫外光灯（365 mn）下检视，显天蓝色荧光。

### 3. 氯化物鉴别反应

本类药物均为有机氯化合物，可使用适当的方法进行有机破坏后，将有机卤素变成 $Cl^-$，

显 $Cl^-$ 的特征鉴别反应。

**4. 水解后重氮化-偶合反应**

氯氮草的盐酸溶液,缓缓加热煮沸,水解生成具有芳伯氨基的二苯甲酮衍生物,加亚硝酸钠和碱性 $\beta$-萘酚试液,生成橙红色沉淀。

【应用实例】 氯氮的鉴别

取本品约 10 mg,加盐酸溶液(1→2)15 mL,缓缓煮沸 15 min,放冷;溶液显芳香第一胺类的鉴别反应(《中国药典》通则 0301)。

**5. 紫外-可见分光光度法**

此类药物分子中有共轭体系,在紫外区有特征吸收,《中国药典》采用此法鉴别地西泮、氯氮草、硝西泮等。

【应用实例】 氯氮的鉴别

取本品,加盐酸溶液(9→1 000)制成每 1 mL 中含 7 $\mu$g 的溶液,照紫外-可见分光光度法(《中国药典》通则 0401)测定,在 245 nm 与 308 nm 的波长处有最大吸收。

**6. 红外分光光度法**

《中国药典》采用此法鉴别地西泮、氯氮草、硝西泮等。

【应用实例】 地西泮的鉴别

本品的红外光吸收图谱应与对照品的图谱(光谱集 138 图)一致。

### (四)特殊杂质检查

**1. 有关物质**

苯并二氮草类药物由于生产工艺过程或贮藏期间出现分解,致使药物中存在中间体、副产物等杂质(有关物质)和降解产物。目前,国内外药典多采用高效液相色谱法进行有关物质和降解产物的检查。《中国药典》规定,地西泮、艾司唑仑和氯氮草(利眠宁)、阿普唑仑、三唑仑、盐酸氟西泮、氯硝西泮和奥沙西泮等苯并二氮草类药物均需检查有关物质,采用的方法为高效液相色谱法。

【应用实例】 地西泮中有关物质的检查

照高效液相色谱法(《中国药典》通则 0512)测定。

供试品溶液:取本品,加甲醇溶解并稀释制成每 1 mL 中约含 1 mg 的溶液。

对照溶液:精密量取供试品溶液 1 mL,置 200 mL 量瓶中,用甲醇稀释至刻度,摇匀。

色谱条件:用十八烷基硅烷键合硅胶为填充剂,以甲醇-水(70:30)为流动相,检测波长为 254 nm,进样体积 10 $\mu$L。

系统适用性要求:理论板数按地西泮峰计算不低于 1 500。

测定法:精密量取供试品溶液与对照溶液,分别注入液相色谱仪,记录色谱图至主成分峰保留时间的 4 倍。

限度:供试品溶液色谱图中如有杂质峰,各杂质峰面积的和不得大于对照溶液主峰面积的 0.6 倍(0.3%)。

### (五)含量测定

**1. 非水溶液滴定法**

此类药物为有机弱碱,在冰醋酸或醋酐溶液中碱性增强,《中国药典》采用非水溶液滴定法测定其含量。

【应用实例】 地西泮的含量测定

取本品约 0.2 g,精密称定,加冰醋酸与醋酐各 10 mL 使溶解,加结晶紫指示液 1 滴,用高氯酸滴定液(0.1 mol/L)滴定至溶液显绿色。每 1 mL 高氯酸滴定液(0.1 mol/L)相当于 28.47 mg 的 $C_{16}H_{13}ClN_2O$(相对分子质量为 284.74)。

2. 紫外-可见分光光度法

此类药物片剂、注射剂等的处方中含有附加剂,干扰非水溶液滴定法的测定。因此,采用紫外-可见分光光度法测定其含量。

【应用实例】 硝西泮片的含量测定

照紫外-可见分光光度法(《中国药典》通则 0401)测定。

供试品溶液:取本品 10 片,精密称定,研细,精密称取适量(约相当于硝西泮 4 mg),置 100 mL 量瓶中,加无水乙醇适量,充分振摇使硝西泮溶解,用无水乙醇稀释至刻度,摇匀,用干燥滤纸滤过,精密量取续滤液 10 mL,置 50 mL 量瓶中,用无水乙醇稀释至刻度,摇匀。

对照品溶液:取硝西泮对照品,精密称定,加无水乙醇溶解并定量稀释制成每 1 mL 中约含 8 μg 的溶液。

测定法:取供试品溶液与对照品溶液,在 260 nm 的波长处分别测定吸光度,计算,即得。

3. 高效液相色谱法

此类药物片剂、注射剂等的处方中含有附加剂,干扰非水溶液滴定法的测定。因此,采用高效液相色谱法测定其含量。

【应用实例】 地西泮片的含量测定

照高效液相色谱法(《中国药典》通则 0512)测定。

供试品溶液:取本品 20 片,精密称定,研细,精密称取适量(约相当于地西泮 10 mg),置 50 mL 量瓶中,加甲醇适量,振摇使地西泮溶解,用甲醇稀释至刻度,摇匀,滤过,取续滤液。

对照品溶液:取地西泮对照品约 10 mg,精密称定,置 50 mL 量瓶中,加甲醇适量,振摇使溶解,用甲醇稀释至刻度,摇匀。

色谱条件:用十八烷基硅烷键合硅胶为填充剂,以甲醇-水(70∶30)为流动相,检测波长为 254 nm,进样体积 10 μL。

系统适用性要求:理论板数按地西泮峰计算不低于 1 500。

测定法:精密量取供试品溶液与对照品溶液,分别注入液相色谱仪,记录色谱图。按外标法以峰面积计算。

## 目标检测

一、填一填

1. 杂环类药物是指碳环中夹杂_____的药物,其中_____称为杂原子,如氮、硫、氧等。

2. 异烟肼分子中的酰肼基具有_____性,与氨制硝酸银试液作用,生成氮气和黑色金属银而使溶液变浑浊,并在试管上生成银镜。《中国药典》用此法鉴别异烟肼片及注射用异烟肼。

3. 吩噻嗪类药物硫氮杂蒽母核中的二价硫易被_____,不同的_____如硫酸、硝酸、三氯化铁试液及过氧化氢等,均可将母核被_____成亚砜、砜等不同的产物,随取代基的不同,呈现不同的颜色,可用于鉴别。

4. 苯并二氮杂䓬类药物溶于_____后,在紫外光(365 nm)下呈现不同颜色的荧光。

二、选一选

1. 异烟肼不具有的性质和反应是(    )。

    A. 还原性                             B. 与芳醛缩合呈色反应

    C. 弱碱性                              D. 重氮化-偶合反应

2. 用于吡啶类药物鉴别的开环反应有(    )。

    A. 茚三酮反应                       B. 戊烯二醛反应

    C. 坂口反应                         D. 硫色素反应

3. 下列药物中,加氨制硝酸银能产生银镜反应的是(    )。

    A. 地西泮        B. 阿司匹林        C. 异烟肼        D. 苯巴比妥

4. 硫酸-荧光反应为(    )药物的特征鉴别反应。

    A. 吩噻嗪类       B. 吡啶类       C. 苯并二氮杂䓬类    D. 咪唑类

5. 硫酸-荧光反应为地西泮的特征鉴别反应之一。地西泮加浓硫酸溶解后,在紫外光下显(    )。

    A. 红色荧光       B. 黄绿色荧光       C. 绿色荧光       D. 紫色荧光

6. 吩噻嗪类药物遇光易变色的主要原因是(    )。

    A. 吩噻嗪环侧链的还原性              B. 吩噻嗪环具有氧化性

    C. 吩噻嗪环具有水解性               D. 吩噻嗪环具有还原性

7. 杂环类原料药的含量测定大多采用(    )。

    A. 紫外-分光光度法                B. 非水溶液滴定法

    C. 比色法                            D. 酸碱滴定法

8. 尼可刹米是属于(    )药物。

    A. 芳酸类        B. 杂环类        C. 维生素类        D. 芳胺类

9. 异烟肼中的特殊杂质是(    )。

    A. 游离肼        B. 硫酸肼        C. 水杨酸        D. 水杨醛

三、判一判

1. 吩噻嗪类药物具有氧化性。                                                  (    )

2. 异烟肼酰肼基具有还原性。                                                  (    )

3. 吡啶类药物都有戊烯二醛反应。                                            (    )

4. 杂环类原料药的含量测定大多采用非水溶液滴定法。                      (    )

四、想一想

1. 尼可刹米注射液与硫酸铜+硫氰酸铵试液的反应现象是什么?

2. 尼可刹米注射液的含量测定方法是什么?

3. 地西泮加硫酸的鉴别反应现象是什么?

4. 地西泮片的含量测定方法是什么?

五、算一算

1. 用内容量移液管精密量取尼可刹米注射液 2 mL,置 200 mL 量瓶中,用 0.5% 硫酸溶液分次洗涤移液管内壁,洗液并入量瓶中,加 0.5% 硫酸溶液稀释至刻度,摇匀;精密量取

2 mL,置 250 mL 量瓶中,加 0.5％硫酸溶液稀释至刻度,摇匀,照紫外-可见分光光度法,在 263 nm 的波长处测定吸光度,按 $C_{10}H_{14}N_2O$ 的百分吸收系数$(E_{1\,cm}^{1\%})$为 292 计算,即得。

已知数据:$A_1=0.506$,$A_2=0.508$;规格为 1.5 mL∶0.375 g。

① 计算尼可刹米标示量的百分含量。

② 计算相对偏差;如相对偏差符合要求,测得的含量是否符合规定?

2. 地西泮片有关物质检查:取本品细粉适量(约相当于地西泮 10 mg),加甲醇溶解并制成每 1 mL 中含地西泮约 1 mg 的溶液,摇匀,滤过,取续滤液作为供试品溶液;精密量取适量,加甲醇定量稀释制成每 1 mL 中含地西泮 5 μg 的溶液,作为对照溶液。照地西泮有关物质项下的方法测定,供试品溶液的色谱图中如有杂质峰,各杂质峰面积的和不得大于对照溶液主峰面积。求地西泮片中有关物质的限量。

3. 地西泮片含量测定:精密称取适量(约相当于地西泮 10 mg)……如果平均片重为 0.066 82 g,规格为 0.25 mg,试问:① 精密称取细粉为多少? ② 用什么等级的分析天平来称量? ③ 称样量范围是多少?

4. 取规格为 2.5 mg 的地西泮片 20 片,精密称定,研细,精密称取适量(约相当于地西泮 10 mg),置 50 mL 量瓶中,加甲醇适量振摇,使地西泮溶解,用甲醇稀释至刻度,摇匀,滤过,精密量取续滤液 10 μL 注入液相色谱仪,记录色谱图;另取地西泮对照品约 10 mg,精密称定,同法测定。按外标法以峰面积计算,即得。

数据:取样量是 0.272 8 g,对照品的质量是 10.02 mg,对照品峰面积是 15 253 652,供试品峰面积是 15 233 984,平均片重是 0.068 13 g。求地西泮标示量的百分含量。

# 任务　尼可刹米注射液的含量测定

【任务要求】

本任务旨在通过训练,使学生熟悉药品质量检测的基本操作,学会配制试剂,以及数据处理、评价、判定和记录。

【工作场景】

① 仪器:电子天平、紫外-可见分光光度计、2 mL 移液管、容量瓶(200 mL、250 mL)。

② 药品、试剂:尼可刹米注射液、0.5％硫酸溶液。

【工作过程】

照紫外-可见分光光度法(《中国药典》通则 0401)测定。

供试品溶液:用内容量移液管精密量取本品 2 mL,置 200 mL 量瓶中,用 0.5％硫酸溶液分次洗涤移液管内壁,洗液并入量瓶中,用 0.5％硫酸溶液稀释至刻度,摇匀;精密量取适量,用 0.5％硫酸溶液定量稀释制成每 1 mL 中约含尼可刹米 20 μg 的溶液。

测定法:取供试品溶液,在 263 nm 的波长处测定吸光度,按 $C_{10}H_{14}N_2O$ 的百分吸收系数$(E_{1\,cm}^{1\%})$为 292 计算,即得。

计算公式:

$$标示量(\%)=\frac{A\times D\times V\times 每支容量}{E_{1\,cm}^{1\%}\times L\times V_s\times 100\times 标示量}\times 100\%$$

式中:$A$——供试品溶液的吸光度;

$D$——供试品的稀释倍数;

$V$——定容体积,mL;

$L$——吸收池的厚度,cm;

$V_s$——注射液的取样体积,mL。

【数据记录】

尼可刹米注射液的含量检验记录见表 3-10。

表 3-10　尼可刹米注射液的含量检验记录

| 样品名称 | | 批　号 | |
|---|---|---|---|
| 仪器型号 | | 天平型号 | |
| 温　度 | | 湿　度 | |
| 检验日期 | | 检验项目 | |
| 检验依据 | | | |

| 取样量/g | 吸收度 | 标示量/% | 标示量平均值/% | 相对偏差/% |
|---|---|---|---|---|
| | | | | |
| | | | | |

| 结　论 | □ 符合规定　　□ 不符合规定 |
|---|---|

【任务评价】

尼可刹米注射液的含量测定任务评价见表 3-11。

表 3-11　尼可刹米注射液的含量测定任务评价表

| 考核内容 | 配　分 | 得　分 |
|---|---|---|
| 制定工作方案 | 5 | |
| 仪器、药品准备 | 5 | |
| 溶液的制备 | 15 | |
| 仪器操作 | 20 | |
| 吸光度测定 | 10 | |
| 结果记录 | 10 | |
| 结果计算 | 15 | |
| 结果判定 | 10 | |
| 任务结束清理 | 10 | |
| 总　分 | 100 | |

# 项目四　生物碱类药物的质量检测

## 学习目标

1. 知识目标
① 熟悉生物碱类药物的结构特征及其主要性质；
② 熟悉生物碱类药物的鉴别方法、含量测定方法；
③ 了解特殊杂质的来源和检查方法。
2. 能力目标
能完成生物碱类药物的质量检测，能根据实验所得现象、数据进行判定并记录。
3. 素质目标
① 具有爱岗敬业、诚实守信、奉献社会的职业道德；
② 具有严谨的工作作风和实事求是的工作态度以及药品质量观念。

## 案例导入

### 甲氨蝶呤事件

2007 年 7—8 月，国家药品不良反应监测中心陆续收到广西、上海、北京、安徽、河北、河南等地部分医院的不良反应报告：一些白血病患儿在使用了某制药厂的鞘内注射用甲氨蝶呤后，出现行走困难等神经损害症状。随后，国家食品药品监督管理局和卫生部成立工作组，对该药品的生产、运输、贮藏、使用等环节进行深入调查。

调查结果为，由于现场操作人员在生产过程中操作不当，将硫酸长春新碱尾液混于注射用甲氨蝶呤中，进而引发了这起重大药品生产质量责任事故。

讨论：1. 硫酸长春新碱的主要不良反应有哪些？

2. 硫酸长春新碱具有什么结构，属于哪类药物？

生物碱是一类存在于生物体内的含氮有机化合物，绝大多数存在于植物体内，大多具有强烈的生理活性和毒性。根据结构，生物碱分为苯烃胺类、托烷类、喹啉类、异喹啉类、吲哚类、黄嘌呤类。这类药物具有许多共性。

① 性状：多为结晶或非结晶性固体，有一定的熔点，有些具有挥发性或升华性；多数无色；多数具有苦味。

② 碱性：生物碱类药物分子结构都含有氮原子，因此多具有碱性。碱性由强到弱的顺序为：季铵碱＞脂环胺和脂肪胺＞芳香脂胺＞氨＞芳胺＞N-芳杂胺＞环酰胺（近中性）。有的生物碱碱性较强，能与酸成盐，如盐酸麻黄碱；有的生物碱碱性较弱，不能与酸成盐，以游离状态存在，如咖啡因和利血平；有的生物碱同时含有羧基、酚羟基，有酸碱两性，如吗啡；有的生物碱含有活泼氢，显酸性，如茶碱。

③ 溶解性：游离生物碱大多不溶或难溶于水，能溶或易溶于有机溶剂，在稀酸中成盐而溶解；生物碱的盐类多易溶于水，不溶或难溶于有机溶剂。少数生物碱能溶于水，如咖啡因、麻黄

碱、秋水仙碱等。

④ 旋光性:多数生物碱药物分子结构都含有手性碳原子,具有光学活性,以左旋体居多,有疗效的也以左旋体为主。

⑤ 显色反应:一些生物碱可与生物碱显色剂反应,呈不同的颜色。常用的生物碱显色剂有浓硫酸、浓硝酸、钼硫酸、钒硫酸、硒硫酸、硫酸铈铵和甲醛-硫酸等。该反应机理较复杂,一般涉及脱水、氧化、缩合等过程。

⑥ 沉淀反应:生物碱类药物在酸性水溶液中,可与金属盐类或大分子酸类反应生成难溶于水的复盐或配位化合物。常见的沉淀试剂有三硝基苯酚、碘化铋钾、碘化汞钾、碘-碘化钾试液、二氯化汞、氯化金、氯化铂等。

在此重点介绍苯烃胺类、托烷类、喹啉类药物。

## 一、苯烃胺类药物的质量检测

### (一) 化学结构及典型药物

苯烃胺类生物碱又称有机胺类生物碱,其特点是氮原子不在环状结构内。典型药物有盐酸麻黄碱、盐酸伪麻黄碱、秋水仙碱、益母草碱。其中,盐酸麻黄碱、盐酸伪麻黄碱的化学结构如下:

盐酸麻黄碱　　　　　　　　　盐酸伪麻黄碱

### (二) 理化性质

性状:盐酸麻黄碱为白色针状结晶或结晶性粉末,无臭;在水中易溶,在乙醇中溶解,在三氯甲烷中和乙醚中不溶。盐酸伪麻黄碱为白色结晶性粉末,无臭;在水中极易溶解,在乙醇中易溶,在三氯甲烷中微溶。

碱性:烃氨基侧链,显弱碱性,可与酸成盐。

氨基醇性质:结构中含有氨基醇,可发生双缩脲反应,可用于鉴别。

旋光性:盐酸麻黄碱和盐酸伪麻黄碱侧链上均有两个手性碳原子,有旋光性。50 mg/mL 盐酸麻黄碱的水溶液依法测定(《中国药典》通则 0621),比旋度为 $-33°\sim-35.5°$;50 mg/mL 盐酸伪麻黄碱的水溶液依法测定(《中国药典》通则 0621),比旋度为 $+61.0°\sim+62.5°$。

**解析**

盐酸麻黄碱和盐酸伪麻黄碱侧链上均有两个手性碳原子,有旋光性,其中盐酸麻黄碱是左旋体,盐酸伪麻黄碱是右旋体。

紫外吸收特性:结构中含有苯环及特征官能团,有紫外吸收特性,可用于药物的定性鉴别或定量测定。

### (三) 鉴别反应

#### 1. 双缩脲反应

取本品约 10mg,加水 1mL 溶解后,加硫酸铜试液 2 滴与 20%氢氧化钠溶液 1mL,即显蓝紫色;加乙醚 1mL,振摇后放置,乙醚层即显紫红色,水层变成蓝色。

$$2 \underset{\text{（苯环侧链结构）}}{\text{structure}} \cdot HCl + CuSO_4 + 4NaOH \longrightarrow$$

$$Na_2SO_4 + 2NaCl + 2H_2O +$$

**解析**

此反应是芳环侧链具有氨基醇结构的生物碱的特征反应。盐酸麻黄碱在碱性溶液中,与 $Cu^{2+}$ 形成紫堇色配位化合物,加入乙醚后,无水铜配位化合物及含 2 个结晶水的铜配位化合物进入乙醚层显现紫红色,含 4 个结晶水的铜配位化合物溶于水层,呈蓝色。

**2. 紫外-可见分光光度法**

多数生物碱类药物结构中含苯环、芳香杂环、共轭双键及其他官能团,在紫外光区有一个或几个特征吸收峰,可作为药物鉴别的依据。一般通过比较 $\lambda_{max}$、$\lambda_{min}$、百分吸收系数等特征吸收参数或光谱的一致性进行鉴别;如果有几个特征吸收峰,也可通过比较某两个吸收峰的 $A_{\lambda 1}/A_{\lambda 2}$ 进行鉴别。

**【应用实例】** 盐酸伪麻黄碱的鉴别

取本品加水制成每 1 mL 中含 0.5 mg 的溶液,照紫外-可见分光光度法(《中国药典》通则 0401)测定,在 251 mn、257 nm 与 263 nm 的波长处有最大吸收。

**3. 红外分光光度法**

《中国药典》用红外分光光度法鉴别盐酸麻黄碱和盐酸伪麻黄碱。

**【应用实例】** 盐酸麻黄碱的鉴别

本品的红外光吸收图谱应与对照的图谱(光谱集 387 图)一致。

**4. 高效液相色谱法**

此法专属性较强,但操作较费时,故一般在"检查"或"含量测定"项下已采用高效液相色谱法的情况下,才采用此法鉴别。如《中国药典》采用此法鉴别盐酸麻黄碱注射液及滴鼻液。

**5. 氯化物反应**

本品的水溶液显氯化物鉴别(1)的反应。

**解析**

盐酸麻黄碱中含有游离的氯离子,所以水溶液显氯化物的鉴别反应。

**（四）特殊杂质检查**

这类药物检查项下除检查溶液的澄清度、酸碱度、硫酸盐、干燥失重、炽灼残渣、重金属等外,还需要检查有关物质。

**【应用实例】** 盐酸麻黄碱有关物质的检查

取本品约 50 mg,置 50 mL 量瓶中,加流动相溶解并稀释至刻度,摇匀,作为供试品溶液;精密量取 1 mL,置 100 mL 量瓶中,用流动相溶解并稀释至刻度,摇匀,作为对照溶液。照高效液相色谱法(《中国药典》通则 0512)试验,用十八烷基硅烷键合硅胶为填充剂,以磷酸盐缓冲液(取磷酸二氢钾 6.8 g,三乙胺 5 mL,磷酸 4 mL,加水至 1 000 mL,用稀磷酸或三乙胺调节 pH 至 3.0±0.1)-乙腈(90∶10)为流动相,检测波长为 210 nm。理论板数按盐酸麻黄碱峰计算不低于 3 000。精密量取对照溶液与供试品溶液各 10 μL,分别注入液相色谱仪,记录色谱图至主成分峰保留时间的 2 倍。供试品溶液的色谱图中如有杂质峰,各杂质峰面积的和不得大于对照溶液主峰面积的 0.5(0.5%)。

**解析**

盐酸麻黄碱生产工艺主要是从天然麻黄草中提取分离而得。天然提取工艺可能带入盐酸伪麻黄碱、草酸及麻黄草中的其他麻黄碱类似物或降解产物,为控制其质量,须进行有关物质的检查。

### (五)含量测定

#### 1. 非水溶液滴定法

生物碱类药物通常显弱碱性,在非水溶液(醋酸或醋酐)中,碱性增强,用高氯酸滴定液滴定。《中国药典》收载的多数生物碱原料药及部分制剂采用此法测定含量。

(1)适用范围及溶剂选择

非水溶液滴定法主要用于 $K_b < 10^{-8}$ 的有机弱碱性药物及其盐类的含量测定:$K_b$ 在 $10^{-8} \sim 10^{-10}$ 时,用冰醋酸作为溶剂;$K_b$ 在 $10^{-10} \sim 10^{-12}$ 时,用冰醋酸和醋酐的混合溶液为溶剂;$K_b < 10^{-12}$ 时,用醋酐作为溶剂。

(2)酸根的影响

药物在用非水溶液滴定法滴定时被置换出的酸,在冰醋酸介质中的酸性强弱对滴定能否顺利进行有重要影响。常见无机酸在冰醋酸中的酸性排列顺序为:高氯酸>氢溴酸>硫酸>盐酸>硝酸>磷酸>有机酸。

测定生物碱的氢卤酸盐时,需加入定量的醋酸汞冰醋酸溶液进行前处理,以消除氢卤酸的干扰;测定生物碱的硫酸盐时,只能滴定至 $HSO_4^-$;测定生物碱的磷酸盐及有机酸盐时,可直接滴定;测定生物碱的硝酸盐时,由于硝酸有较强的氧化性,可氧化破坏指示剂,因此只能用电位法指示终点。

(3)指示终点方法的选择

非水溶液滴定法确定终点的方法有电位法和指示剂法。硝酸盐类采用电位法,其余多数生物碱采用指示剂法,常用的指示剂为结晶紫。结晶紫由碱性区域到酸性区域的颜色变化依次为紫、蓝、蓝绿、绿、黄绿、黄。滴定较强的生物碱时,以蓝色为终点,如硫酸阿托品等;碱性次之,以蓝绿色为终点,如硫酸奎宁;滴定较弱的生物碱时,以黄绿色或黄色为终点,如咖啡因。

(4)滴定剂的注意事项

① 冰醋酸有挥发性,且膨胀系数较大,故高氯酸滴定液需根据温度变化进行校正,当标定与滴定供试品时的温度差超过 10 ℃时,则应重新标定高氯酸。

② 冰醋酸和高氯酸中含有微量水分,能干扰滴定突跃,因此配制高氯酸滴定液时应加入计算量的醋酐。

③ 浓高氯酸与醋酐混合会引起爆炸,配制时应将高氯酸用冰醋酸稀释后,再加入醋酐。

【应用实例】 盐酸麻黄碱的含量测定

取本品约 0.15 g,精密称定,加冰醋酸 10 mL,加热溶解后,加醋酸汞 4 mL 与结晶紫指示液 1 滴,用高氯酸滴定液(0.1 mol/L)滴定至溶液显翠绿色,并将滴定的结果用空白试验校正。每 1 mL 高氯酸滴定液(0.1 mol/L)相当于 20.17 mg 的 $C_{10}H_{15}NO \cdot HCl$。

**解析**

由于盐酸麻黄碱的氨基醇侧链具有仲胺基,显弱碱性,在水溶液中用酸滴定没有明显的突跃,而在非水溶剂冰醋酸中碱性明显增强,因此可与高氯酸滴定液定量发生反应。

**2. 高效液相色谱法**

《中国药典》用高效液相色谱法测定盐酸麻黄碱滴鼻液、盐酸麻黄碱注射液等的含量。

**【应用实例】**　盐酸麻黄碱注射液的含量测定

色谱条件与系统适用性试验:用十八烷基硅烷键合硅胶为填充剂,以磷酸盐缓冲液(取磷酸二氢钾 6.8 g,三乙胺 5 mL,磷酸 4 mL,加水至 1 000 mL,用稀磷酸或三乙胺调节 pH 至 3.0 ± 0.1)-乙腈(90∶10)为流动相,检测波长为 210 nm。理论板数按盐酸麻黄碱峰计算不低于 3 000,盐酸麻黄碱峰与相邻杂质峰的分离度应符合要求。

测定法:精密量取本品适量,用流动相稀释制成每 1 mL 中约含 30 μg 的溶液,作为供试品溶液,精密量取 10 μL,注入液相色谱仪,记录色谱图;另取盐酸麻黄碱对照品,同法测定。按外标法以峰面积计算,即得。

**知识拓展**

盐酸麻黄碱是合成苯丙胺类毒品(冰毒)的主要原料,由于很多感冒药中含有麻黄碱成分,可能被不法分子大量购买,用于非法提炼、制造毒品。因此,加强对麻黄碱类复方制剂的管理是很有必要的。

国家食品药品监督管理局要求各省(区、市)药监部门继续严格按照国家食品药品监督管理局、公安部 2020 年 11 月份下发的《关于进一步加强麻黄碱管理的通知》要求,对生产含麻黄碱类复方制剂所需原料药的年审批量应控制在近三年购用量的平均值以下。近三年未连续生产的,企业应当签订麻黄碱复方制剂购销合同,并报请当地设区的市级以上公安机关协助核查。公安机关确认无误后,再向省级药品监管部门提出购买麻黄碱原料药申请。

① 进一步规范含麻黄碱类复方制剂的经营行为。

② 严格审核含麻黄碱类复方制剂的购买方资质。

③ 严把含麻黄碱类复方制剂准入关。对含麻黄碱类复方制剂的仿制药注册申请,将进一步严格技术标准和工艺要求,重点审查原、辅料来源,把握仿制产品的一致性,严把审评、审批关口。含麻黄碱类复方制剂不得委托生产。境内企业不得接受境外厂商委托生产含麻黄碱类复方制剂。

④ 继续严控生产含麻黄碱类复方制剂所需原料药的审批量。

**趣味知识**　麻黄碱与伪麻黄碱的提取分离

麻黄碱和伪麻黄碱是从麻黄中提取的,两种生物碱在结构上互为立体异构体;溶解性不同,麻黄碱的水溶性稍大于伪麻黄碱;二者是一对旋光异构体,其中麻黄碱(又称麻黄素)是左旋体或消旋体,伪麻黄碱(又称伪麻黄素)是麻黄碱的右旋体。如何提取分离两种生物碱呢?方法如下:

① 溶剂法。利用两者既可溶于热水又可溶于有机溶剂,但其盐可溶于水而不溶于有机溶剂进行提取。之后,再利用草酸麻黄碱的溶解度小于伪麻黄碱进行分离。

② 水蒸气蒸馏法。

③ 离子交换树脂法。利用两者的碱性差异,控制洗脱液量来分离。麻黄碱碱性弱,先从树脂柱上被洗下。

## 二、托烷类药物的质量检测

### (一)化学结构及典型药物

托烷类生物碱主要包括颠茄生物碱和古柯生物碱。典型药物有硫酸阿托品、氢溴酸东莨菪碱和氢溴酸山莨菪碱。其化学结构如下:

硫酸阿托品

氢溴酸东莨菪碱

氢溴酸山莨菪碱

### (二)理化性质

性状:硫酸阿托品为无色结晶或白色结晶性粉末,无臭;在水中极易溶解,在乙醇中易溶。氢溴酸山莨菪碱为白色结晶或结晶性粉末,无臭;在水中极易溶解,在乙醇中易溶,在丙酮中微溶。氢溴酸东莨菪碱为无色结晶或白色结晶性粉末,无臭,微有风化性;在水中易溶,在乙醇中略溶,在三氯甲烷中极微溶解,在乙醚中不溶。

碱性:五元脂环上的叔胺氮原子,碱性较强,易与酸成盐,多为硫酸盐或氢溴酸盐。

水解性:分子结构中均有酯键,在碱溶液中易水解,其水解产物莨菪酸发生 Vitaili 反应,用于药物的定性鉴别。

旋光性:托烷类生物碱分子结构中含有不对称碳原子,具有光学活性。氢溴酸山莨菪碱和氢溴酸东莨菪碱均为左旋体,阿托品因外消旋化而无旋光性,为外消旋体。0.1 g/mL 氢溴酸山莨菪碱的水溶液测得的比旋度为 $-9.0°\sim-11.5°$,50 mg/mL 氢溴酸东莨菪碱的水溶液测得的比旋度为 $-24°\sim-27°$。

**解析**

托烷类生物碱分子结构中含有不对称碳原子,具有光学活性。氢溴酸山莨菪碱和氢溴酸东莨菪碱均为左旋体,阿托品因外消旋化而无旋光性,为外消旋体。

### （三）鉴别反应

#### 1. Vitaili 反应

此反应是托烷类生物碱结构中莨菪酸的特征反应。阿托品、东莨菪碱、山莨菪碱在酸性条件下水解产生莨菪酸，与发烟硝酸水浴加热得黄色三硝基衍生物，再与醇制氢氧化钾作用，生成深紫色醌型化合物。

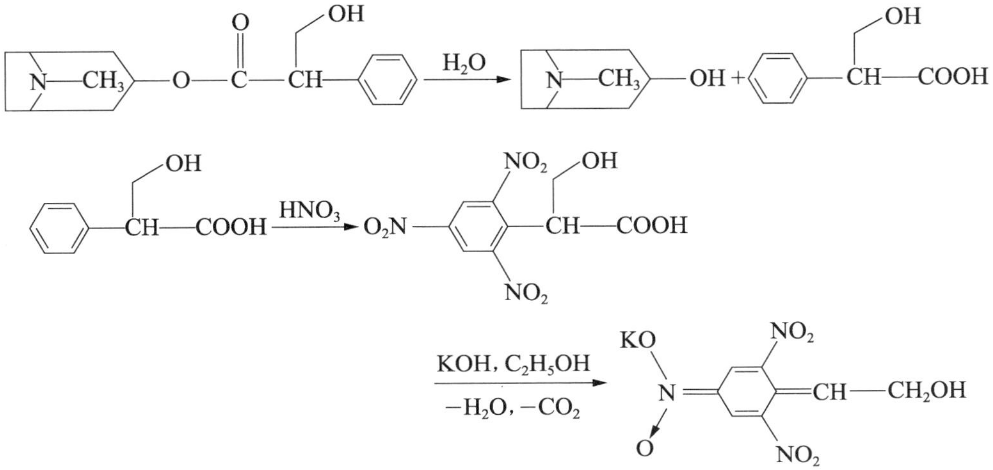

（此处为化学反应式）

**【应用实例】** 硫酸阿托品片的鉴别

取本品的细粉适量（约相当于硫酸阿托品 1 mg），置分液漏斗中，加氨试液约 5 mL，混匀，用乙醚 10 mL 振摇提取后，分取乙醚层，置白瓷皿中，挥尽乙醚后，残渣显托烷生物碱类的鉴别反应。（《中国药典》通则 0301）。

#### 2. 沉淀反应

生物碱类药物在酸性水溶液中，可与金属盐类（碘化铋钾、碘化汞钾、碘-碘化钾、二氯化汞）或大分子酸类（磷钼酸、硅钨酸）沉淀剂反应生成难溶于水的复盐或配位化合物。

**【应用实例】** 氢溴酸东莨菪碱的鉴别

取本品约 10 mg，加水 1 mL 溶解后，置分液漏斗中，加氨试液使成碱性后，加三氯甲烷 5 mL，振摇，分取三氯甲烷溶液，置水浴上蒸干，残渣中加二氯化汞的乙醇溶液（取二氯化汞 2 g，加 60％乙醇使成 100 mL）1.5 mL，即生成白色沉淀。

#### 3. 红外分光光度法

红外光谱能反映分子结构的细微特征，具有很强的专属性，是分析物质化学结构和鉴别物质的有效手段。《中国药典》收载的生物碱原料药的鉴别广泛采用了此方法。

**【应用实例】** 氢溴酸山莨菪碱的鉴别

本品的红外光吸收图谱应与对照的图谱（光谱集 287 图）一致。

#### 4. 薄层色谱法

薄层色谱法常用于生物碱类药物的鉴别方法，多以硅胶为吸附剂。将供试品溶液和对照品溶液点于同一薄层板上，展开，检视，供试品溶液的主斑点位置和颜色应与对照品溶液的主斑点一致。为使生物碱在薄层板上顺利分离，生物碱应以游离的形式存在，当生物碱以盐的形式存在时，则在薄层板上吸附太牢致使拖尾严重。通常采用 3 种方法中和硅胶的弱酸性，并使其呈碱性：① 在中性展开剂中加入碱性试剂，如氨水或二乙胺；② 在湿法铺板时加入一定量的氢氧化钠溶液,使硅胶板呈碱性;③ 在展开容器中放一盛氨水的小杯,使生物碱以游离的形式减少拖尾。

**解析**

通常采用三种方法中和硅胶的弱酸性,并使其呈碱性:① 在中性展开剂中加入碱性试剂,如氨水或二乙胺;② 在湿法铺板时加入一定量的氢氧化钠溶液,使硅胶板呈碱性;③ 在展开容器中放一盛氨水的小杯,使生物碱以游离的形式来减少拖尾。

**【应用实例】** 消旋山莨菪碱的鉴别

取本品 1 mL,置水浴上蒸干,取残渣与氢溴酸山莨菪碱对照品,分别加甲醇制成每 1 mL 中含 10 mg 的溶液。照薄层色谱法(《中国药典》通则 0502)试验,吸取上述两种溶液各 10 μL,分别点于同一氧化铝(中性,活度Ⅱ~Ⅲ级)薄层板上,用三氯甲烷-无水乙醇(95:5)为展开剂,展开,晾干,喷以稀碘化铋钾试液-碘化钾碘试液(1:1)。供试品溶液所显主斑点的位置和颜色应与对照品溶液的主斑点一致。

**5. 高效液相色谱法**

高效液相色谱法专属性较强,但操作较费时,故一般在"检查"或"含量测定"项已采用高效液相色谱法的情况下,才采用此法鉴别。如《中国药典》采用此法鉴别硫酸阿托品注射液等。

**(四)特殊杂质检查**

生物碱类药物大多是从植物中提取、半合成或合成的,由于其结构复杂,生产工艺路线长,引入杂质的途径较多,且生物碱一般又有较强的生理活性和毒性,为保证用药安全,对生物碱类药物中存在的特殊杂质应严格控制。药物中特殊杂质的检查,主要是根据药物与杂质在理化性质上的差异选择合适的方法。

**1. 阿托品中莨菪碱的检查**

硫酸阿托品为外消旋体,无旋光性,而生产过程中由于消旋化不完全引入的莨菪碱为左旋体,毒性较大,故通过测定旋光度控制硫酸阿托品中莨菪碱的限量。

检查方法:取本品,按干燥品计算,加水溶解并制成每 1 mL 中含 50 mg 的溶液,依法(通则 0621)测定,旋光度不得过 $-0.40°$。

**2. 硫酸阿托品中有关物质的检查**

取本品,加水溶解并稀释制成每 1 mL 中含 0.5 mg 的溶液,作为供试品溶液;精密量取 1 mL,置 100 mL 量瓶中,用水稀释至刻度,摇匀,作为对照溶液。照高效液相色谱法(《中国药典》通则 0512)试验,用十八烷基硅烷键合硅胶为填充剂,以 0.05 mol/L 磷酸二氢钾溶液(含0.002 5 mol/L庚烷磺酸钠)-乙腈(84:16)(用磷酸或氢氧化钠试液调节 pH 至 5.0)为流动相,检测波长为 225 nm。阿托品峰与相邻杂质峰的分离度应符合要求。精密量取对照溶液与供试品溶液各 20 μL,分别注入液相色谱仪,记录色谱图至主成分峰保留时间的 2 倍。供试品溶液色谱图中如有杂质峰,扣除相对保留时间前的色谱峰,各杂质峰面积的和不得大于对照溶液主峰面积(1.0%)。

**3. 氢溴酸山莨菪碱中其他生物碱的检查**

取本品与氢溴酸山莨菪碱对照品,分别加甲醇制成每 1 mL 中含 10 mg 的溶液。照薄层色谱法(《中国药典》通则 0502)试验,吸取上述两种溶液各 10 μL,分别点于同一氧化铝(中性,活度Ⅱ~Ⅲ级)薄层板上,用三氯甲烷-无水乙醇(95:5)为展开剂,展开,晾干,喷以稀碘化铋钾试液-碘化钾碘试液(1:1)。供试品溶液除显一个与对照品溶液主斑点位置相同的灰黑色斑点外,不得显其他斑点。

### (五) 含量测定

#### 1. 非水溶液滴定法

这类药物大多有碱性,原料药多用非水溶液滴定法。《中国药典》用非水溶液滴定法测定硫酸阿托品、氢溴酸山莨菪碱等的含量。

【应用实例】 硫酸阿托品的含量测定

取本品约 0.5 g,精密称定,加冰醋酸与醋酐各 10 mL 溶解后,加结晶紫指示液 1～2 滴,用高氯酸滴定液(0.1 mol/L)滴定至溶液显纯蓝色,并将滴定的结果用空白试验校正。每 1 mL 高氯酸滴定液(0.1 mol/L)相当于 67.68 mg 的 $(C_{17}H_{23}NO_3)_2 \cdot H_2SO_4$。

#### 2. 紫外-可见分光光度法

本类药物中含有苯环、共轭双键,在紫外光区有吸收。《中国药典》用紫外-可见分光光度法测定硫酸阿托品片、硫酸阿托品注射液、氢溴酸山莨菪碱片、氢溴酸山莨菪碱注射液等的含量。

**解析**

本类药物中含有苯环、共轭双键,在紫外光区有吸收。

【应用实例】 氢溴酸山莨菪碱注射液的含量测定

精密量取本品适量,用水定量稀释制成每 1 mL 中约含氢溴酸山莨菪碱 70 μg 的溶液,作为供试品溶液;另取氢溴酸山莨菪碱对照品适量,精密称定,加水溶解并定量稀释制成每 1 mL 约含 70 μg 的溶液,作为对照品溶液。精密量取供试品溶液与对照品溶液各 3 mL,分别置预先精密加三氯甲烷 15 mL 的分液漏斗中,各加溴甲酚绿溶液(取溴甲酚绿 50 mg 与邻苯二甲酸氢钾 1.021 g,加 0.2 mol/L 盐酸溶液 1.6 mL 使溶解后,用水稀释至 100 mL,摇匀,必要时滤过)6.0 mL,摇匀,振摇 3 min 后,静置使分层,分取澄清的三氯甲烷溶液,照紫外-可见分光光度法(《中国药典》通则 0401),在 420 nm 的波长处分别测定吸光度,计算,即得。

#### 3. 高效液相色谱法

《中国药典》用高效液相色谱法测定氢溴酸东莨菪碱、氢溴酸东莨菪碱片、氢溴酸东莨菪碱注射液、硫酸阿托品眼膏等的含量。

【应用实例】 氢溴酸东莨菪碱的含量测定

色谱条件与系统适用性试验:用辛烷基硅烷键合硅胶为填充剂,以 0.25％十二烷基硫酸钠溶液(用磷酸调节 pH 至 2.5)-乙腈(60：40)为流动相,检测波长为 210 nm。理论板数按东莨菪碱峰计算不低于 6 000。

测定法:取本品适量,精密称定,加水溶解并稀释制成每 1 mL 中约含 0.3 mg 的溶液,作为供试品溶液;精密量取 20 μL 注入液相色谱仪,记录色谱图;另取氢溴酸东莨菪碱对照品,精密称定,加水溶解并稀释制成每 1 mL 中约含 0.26 mg 的溶液,同法测定。按外标法以峰面积计算,即得。

**知识链接**

阿托品临床上常用于抑制腺体分泌、扩大瞳孔、调节睫状肌痉挛、解除肠胃和支气管等平滑肌痉挛。它可以有效控制有机磷农药中毒时出现的毒蕈碱样症状和中枢神经症状。但有机磷中毒时,对硫酸阿托品的耐受性高,因此用药量应足够大。阿托品为剧毒药品,用药期间对病人须密切观察。阿托品对有机磷中毒的骨骼肌震颤无明显作用。中、重症患者须合用胆碱酯酶复能剂。不能用于预防有机磷农药中毒。

**不良反应**：本药具有多种药理作用，常见便秘，出汗减少，口、鼻、咽喉干燥，视力模糊，皮肤潮红，排尿困难(尤其是老年患者有发生急性尿潴留的危险)，胃肠动力低下，胃-食管反流。少见的有眼压升高、过敏性皮疹或疱疹。本药长期滴眼，可引起局部过敏反应(药物接触性睑结膜炎)。

**注意事项**：不宜用于支气管哮喘患者。孕妇静脉注射阿托品可使胎儿心动过速。本品可分泌入乳汁，并有抑制泌乳作用。婴幼儿对本品的毒性反应极为敏感，特别是痉挛性麻痹与脑损伤的小儿，反应更强烈，环境温度较高时，因闭汗有体温急骤升高的危险，应用时要严密观察。青光眼及前列腺肥大患者、高热者禁用。药物使用必须经正规医院在医生指导下进行。

### 三、喹啉类药物的质量检测

#### (一)化学结构及典型药物

喹啉类生物碱分子结构中含有吡啶和苯稠合而成的喹啉环，喹啉环上的氮为 N-芳杂胺，受共轭效应和空间结构的影响，碱性较弱，不能与酸成盐，因此该类药物的碱性主要体现在喹核碱环、哌嗪环、氨基侧链上。典型药物有硫酸奎宁和硫酸奎尼丁。

硫酸奎宁

硫酸奎尼丁

#### (二)理化性质

**性状**：硫酸奎宁为白色细微的针状结晶，轻柔，易压缩，无臭，遇光渐变色；水溶液中显中性反应；在三氯甲烷-无水乙醇(2:1)中易溶，在水、乙醇、三氯甲烷或乙醚中微溶。硫酸奎尼丁为白色针状结晶，无臭，遇光渐变色；在沸水中易溶，在三氯甲烷或乙醇中溶解，在水中微溶，在乙醚中几乎不溶。

**碱性**：硫酸奎宁和硫酸奎尼丁均由喹啉环和喹核碱两部分组成，为二元生物碱。

**旋光性**：硫酸奎宁为左旋体，其 20 mg/mL 盐酸溶液(0.1 mol/L)测得的比旋度为 $-237°\sim-244°$；硫酸奎尼丁为右旋体，其 20 mg/mL 盐酸溶液(0.1 mol/L)测得的比旋度为

$+275°\sim+290°$。

**解析**

硫酸奎宁和硫酸奎尼丁结构中存在手性碳,易产生旋光性。

荧光特性:硫酸奎宁在稀硫酸溶液中呈现蓝色荧光。

紫外吸收特性:喹啉类生物碱分子结构中均具有苯环等特征官能团,有紫外吸收特性,用于药物的定性鉴别。

### (三) 鉴别反应

#### 1. 绿奎宁反应

此反应是 $C_6$ 位含氧喹啉衍生物的特征反应。硫酸奎宁和硫酸奎尼丁经溴水或氯水氧化,再与氨试液发生缩合反应,生成二醌基亚胺的铵盐,显绿色。

#### 2. 硫酸-荧光反应

硫酸奎尼丁、硫酸奎宁溶于稀硫酸显现荧光。

【应用实例】　硫酸奎尼丁的鉴别

取本品约 20 mg,加水 20 mL 溶解后,分取溶液 10 mL,加稀硫酸使成酸性,即显蓝色荧光,加几滴盐酸,荧光即消失。

### (四) 特殊杂质检查

#### 1. 硫酸奎宁中三氯甲烷-乙醇中不溶物的检查

硫酸奎宁制备过程中可能引入醇不溶性杂质或无机盐类等,而制成的硫酸奎宁易溶于三氯甲烷-无水乙醇(2∶1)的混合溶液。《中国药典》要求检查硫酸奎宁中三氯甲烷-无水乙醇不溶物。

检查方法:取本品 2.0 g,加三氯甲烷-无水乙醇(2∶1)的混合液 15 mL,在 50 ℃加热 10 min后,用称定重量的垂熔坩埚滤过,滤渣用上述混合液分 5 次洗涤,每次 10 mL,于 105 ℃下干燥至恒重,遗留残渣不得过 2 mg。

#### 2. 硫酸奎宁中的其他金鸡纳碱检查

硫酸奎宁中的其他金鸡纳碱检查方法:取本品,用稀乙醇制成每 1 mL 约含 10 mg 的溶液,作为供试品溶液;精密量取适量,用稀乙醇稀释制成每 1 mL 中约含 50 μg 的溶液,作为对照溶液。照薄层色谱法(《中国药典》通则 0502)试验,吸取上述两种溶液各 5 μL,分别点于同一硅胶

G 薄层板上,以三氯甲烷-丙酮-二乙胺(5∶4∶1.25)为展开剂,展开,微热使展开剂挥散,喷以碘铂酸钾试液使显色。供试品溶液如显杂质斑点,与对照溶液的主斑点比较,不得更深。

**3. 硫酸奎尼丁中三氯甲烷-乙醇中不溶物的检查**

取本品 2.0 g,加三氯甲烷-无水乙醇(2∶1)15 mL,于 50 ℃加热 10 min,放冷,用恒重的垂熔玻璃滤器缓缓抽气滤过,滤器用三氯甲烷-无水乙醇(2∶1)洗涤 5 次,每次 10 mL,于 105 ℃干燥 1 h,称重,残渣不得过 0.1%。

**4. 硫酸奎尼丁中有关物质的检查**

取本品适量,加稀乙醇溶解并稀释制成每 1 mL 中约含 6 mg 的溶液,作为供试品溶液;精密量取适量,用稀乙醇定量稀释制成每 1 mL 中含 0.06 mg 的溶液,作为对照溶液。照薄层色谱法(《中国药典》通则 0502)试验,吸取上述两种溶液各 10 μL,分别点于同一硅胶 H 薄层板上,以三氯甲烷-丙酮-二乙胺(5∶4∶1)为展开剂,展开约 15 cm,晾干。喷冰醋酸,于紫外光灯(365 nm)下检视;再喷碘铂酸钾试液。供试品溶液除产生奎尼丁和二氢奎尼丁主斑点外,其他杂质斑点的荧光强度或颜色与对照溶液的主斑点比较,不得更强或更深。

## (五) 含量测定

这类药物大多有碱性,原料药多用非水溶液滴定法。《中国药典》用非水溶液滴定法测定硫酸奎宁、硫酸奎宁片、硫酸奎尼丁、硫酸奎尼丁片等的含量。

① 原料药。非水滴定法 1 mol 硫酸奎宁,消耗 3 mol 的高氯酸。

② 片剂。提取中和法:将适量样品置于碱性溶液中,使奎宁游离,用氯仿提取后再用非水滴定法滴定。1 mol 硫酸奎宁消耗 4 mol 的高氯酸。

**解析**

片剂置于碱性溶液中,使奎宁游离,结构中的 4 个氮原子均能与高氯酸滴定液反应,从而硫酸奎宁与高氯酸的计量之比为 1∶4。

**趣味知识**

请根据硫酸奎宁的结构,试想一下,在用高氯酸滴定液滴定前,用钡盐对其进行沉淀处理,硫酸奎宁与高氯酸的计量之比又如何呢?

① 用醋酸钡沉淀硫酸根,试想一下硫酸奎宁与高氯酸的计量之比为多少?

② 用高氯酸钡沉淀硫酸根,试想一下硫酸奎宁与高氯酸的计量之比为多少?

谜底揭晓:醋酸钡沉淀硫酸根时,硫酸奎宁与高氯酸的计量之比为 1∶4;高氯酸钡沉淀硫酸根时,硫酸奎宁与高氯酸的计量之比为 1∶2。同学们,你们想清楚了吗?

**【应用实例】** 硫酸奎尼丁片的含量测定

取本品 20 片,除去包衣,精密称定,研细,精密称取适量(约相当于硫酸奎尼丁 0.2 g),加醋酐 20 mL,加热使硫酸奎尼丁溶解后,加结晶紫指示液 1 滴,用高氯酸滴定液(0.1 mol/L)滴定至溶液显绿色,并将滴定的结果用空白试验校正。每 1 mL 高氯酸滴定液(0.1 mol/L)相当于 26.10 mg 的 $(C_{20}H_{24}N_2O_2)_2 \cdot H_2SO_4 \cdot 2H_2O$。

**>>> 岗位对接**

药师是在医疗机构或药品经营生产、科研单位中从事药品配制、配伍、调剂、制剂和检验检测、评价并指导患者用药的专业人员。药师应熟练掌握本项目中的 Vitali 反应、紫脲酸铵反应、绿奎宁反应、双缩脲反应等显色鉴别法,以及生物碱类药物的含量测定方法。

目标检测

一、填一填

1. 生物碱类药物分子结构都含有_____,因此多具有_____性。多数生物碱药物分子结构都含有_____原子,具有_____活性,其中以左旋体居多,有疗效的也以左旋体为主。

2. 一些生物碱可与_____反应,呈不同的颜色。常用的生物碱显色剂有浓硫酸、浓硝酸、钼硫酸、钒硫酸、硒硫酸、硫酸铈铵和甲醛-硫酸等。

3. 生物碱类药物在酸性水溶液中可与_____或_____反应,生成难溶于水的复盐或配位化合物。常见沉淀试剂有三硝基苯酚、碘化铋钾、碘化汞钾、碘-碘化钾试液、二氯化汞、氯化金和氯化铂等。

二、选一选

1. 检查硫酸阿托品中莨菪碱的方法是(    )。
    A. 旋光度测定法    B. 比旋度法    C. 比色法    D. 比浊法

2. 非水滴定法测定硝酸士的宁含量时,指示终点的方法是(    )。
    A. 结晶紫指示液    B. 二甲基黄指示液
    C. 永停终点法    D. 电位滴定法

3. 硫酸奎宁的专属鉴别试验是(    )。
    A. 与稀硫酸产生荧光反应    B. 硫酸盐反应
    C. 红外光谱法    D. 绿奎宁反应

4. 非水溶液滴定法直接测定硫酸奎宁含量时,反应的摩尔比为(    )。
    A. 1∶1    B. 1∶2    C. 1∶3    D. 1∶4

5. 非水溶液滴定法测定硫酸奎宁片的含量时,要提前加入氢氧化钠中和硫酸,此时的摩尔比为(    )。
    A. 1∶1    B. 1∶2    C. 1∶3    D. 1∶4

6. 生物碱的鉴别反应中麻黄碱等芳香环侧链氨基醇的特征反应是(    )。
    A. 烟硝酸反应,显黄色
    B. 药物酸性水溶液加稍过量溴水呈绿色
    C. 甲醛-硫酸试液呈紫堇色
    D. 双缩脲反应呈蓝色

三、配伍选择题

[1~3]
A. 双缩脲反应    B. Vitaili反应    C. 绿奎宁反应    D. 甲醛-硫酸反应    E. 硝酸盐反应
1. 氨基醇特征反应(    )。
2. 托烷生物碱特征反应(    )。
3. 含氧喹啉衍生物特征反应(    )。

[4~7]
A. 阿托品    B. 茶碱    C. 吗啡    D. 麻黄碱    E. 奎尼丁
4. 具酯结构(    )。
5. 具两性(    )。

6. 具酸性(　　　)。

7. 具苯烃胺结构(　　　)。

四、判一判

1. 常用的生物碱显色剂有浓硫酸、浓硝酸、钼硫酸、钒硫酸、硒硫酸、碘化铋钾和碘化汞钾。　　　　　　　　　　　　　　　　　　　　　　　　　　　　　　　　(　　)

2. 生物碱类药物分子结构都含有氮原子,因此都具有碱性。　　　　　　(　　)

3. 多数生物碱药物分子结构都含有手性碳原子,具有光学活性。　　　　(　　)

4. 硫酸奎宁片的含量测定,硫酸奎宁与高氯酸的计量之比为1:3。　　　(　　)

5. 高氯酸滴定液须根据温度变化进行校正,当标定与滴定供试品时的温度差超过 10 ℃时,应重新标定高氯酸。　　　　　　　　　　　　　　　　　　　　　　　(　　)

五、想一想

1. 生物碱类药物专属鉴别反应有哪些?

2. 生物碱的氢卤酸盐酸根对非水滴定法有什么影响? 应如何排除方法?

六、算一算

测定硫酸阿托品片的含量均匀度:取 10 片,分别测定每片以标示量为 100 的相对含量 X,分别为 99.5、98.8、99.2、100.1、97.8、98.5、99.6、99.4、98.9、99.3。请判断含量均匀度是否符合规定。

# 项目五　抗生素类药物的质量检测

## 学习目标

1. 知识目标

① 熟悉 β-内酰胺类、氨基糖苷类药物的结构特征及其主要性质;

② 熟悉 β-内酰胺类、氨基糖苷类药物的鉴别方法、含量测定方法;

③ 了解特殊杂质的来源和检查方法。

2. 能力目标

能完成 β-内酰胺类、氨基糖苷类药物的质量检测,能根据实验所得现象、数据进行判定并记录。

3. 素质目标

具有爱岗敬业、诚实守信、奉献社会的职业道德。

## 案例导入

1929 年,弗莱明发表了他的研究成果。在用显微镜观察培养皿时,弗莱明发现,霉菌周围的葡萄球菌菌落已被溶解,这意味着霉菌的某种分泌物能抑制葡萄球菌。弗莱明将其分泌的抑菌物质称为青霉素。然而,遗憾的是弗莱明一直未能找到提取高纯度青霉素的方法。1938 年,德国化学家恩斯特·钱恩开始做青霉素提纯实验。1939 年,弗莱明将菌种提供给准备系统研究青霉素的英国病理学家弗洛里和生物化学家钱恩。弗洛里和钱恩在 1940 年用青霉素重新做了实验。1940 年冬,钱恩提炼出了一点点青霉素,这虽然是一个重大突破,但离临床应用还差得很远。1941 年,青霉素提纯的接力棒传到了澳大利亚病理学家瓦尔特•弗洛里的手中。在美国军方的协助下,弗洛里使青霉素的产量从每立方厘米 2 单位提高到了 40 单位。1941 年前后,英国牛津大学病理学家霍华德•弗洛里与生物化学家钱恩实现了对青霉素的分离与纯化,并发现其对传染病的疗效,但是青霉素会使个别人发生过敏反应,所以在应用前必须做皮试。通过一段时间的紧张实验,弗洛里、钱恩终于用冷冻干燥法提取了青霉素晶体。在研究成果的推动下,美国制药企业于 1942 年开始对青霉素进行大批量生产。1945 年,弗莱明、弗洛里和钱恩因发现青霉素及其临床效用而共同获得了诺贝尔生理学或医学奖。1944 年 9 月 5 日,中国第一批国产青霉素诞生,揭开了中国生产抗生素的历史。截至 2001 年底,中国的青霉素年产量已占世界青霉素年总产量的 60%,居世界首位。

　　抗生素是指在低微浓度下即可对某些生物的生命活动有特异抑制作用的化学物质的总称。

　　抗生素类药物是临床上经常使用的一类非常重要的药物。多数抗生素是通过生物合成的,少数是化学合成或者是半合成的。生物合成抗生素经由微生物发酵、化学提纯、精制和化学修饰等过程,最后制成适当的制剂。由于发酵工艺比较复杂,不易控制,因此受异物污染的可能性较大,虽然经过精制提纯,仍然含有很多杂质,另外,由于多数抗生素的性质不稳定,容易分解,使其疗效降低或失效,甚至会引起毒副作用。为了保证用药的安全、有效,根据抗生素生产方法的特殊性和复杂性,各国药典都制定了抗生素标准,除规定抗生素药物的杂质检查项目和含量测定方法外,还规定了测定操作步骤,使操作方法统一,以保证测定结果的可靠性。

　　根据化学结构分类法,通常将抗生素分为 $\beta$-内酰胺类(青霉素和头孢菌素等)、氨基糖苷类(链霉素、庆大霉素、卡那霉素)、四环素类(四环素、多西环素、米诺环素等)、大环内酯类(红霉素、阿奇霉素等)、多烯大环(制霉菌素、两性霉素 B)、多肽类(万古霉素、硫酸多黏菌素 B 等)、酰胺醇类(氯霉素、甲砜霉素等)等。在此重点介绍 $\beta$-内酰胺类、氨基糖苷类药物。

### 一、$\beta$-内酰胺类药物的质量检测

### (一)化学结构及典型药物

<table>
<tr><td style="text-align:center">青霉素类</td><td style="text-align:center">头孢菌素类</td></tr>
</table>

　　青霉素类抗生素的结构可以看作是由侧链和母核构成,母核是由 $\beta$-内酰胺环和氢化噻唑环组成的双杂环,称为 6-氨基青霉烷酸,简写为 6-APA。临床上常用的药物有青霉素钠、氨苄青霉素等。

　　头孢菌素类抗生素的结构也可以看作是由侧链和母核构成,母核是由 $\beta$-内酰胺环和二氢噻嗪环组成的双杂环,称为 7-氨基头孢菌烷酸,简写为 7-ACA。临床上常用的药物有头孢氨苄、头孢拉定、头孢羟氨苄等。青霉素类抗生素和头孢菌素类抗生素结构上的共同特点是都具有 $\beta$-内酰胺环,所以它们的共同性质就都与 $\beta$-内酰胺环有关。

　　典型青霉素类药物的结构如下:

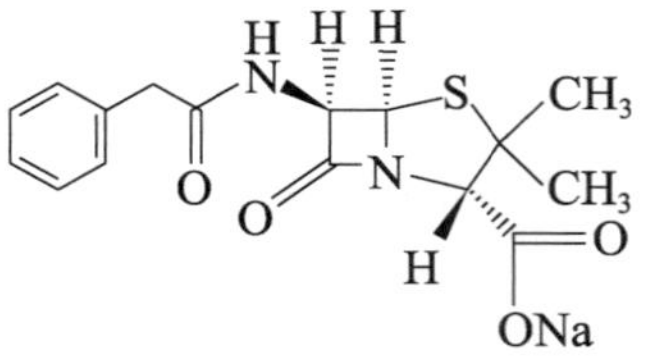

青霉素钠

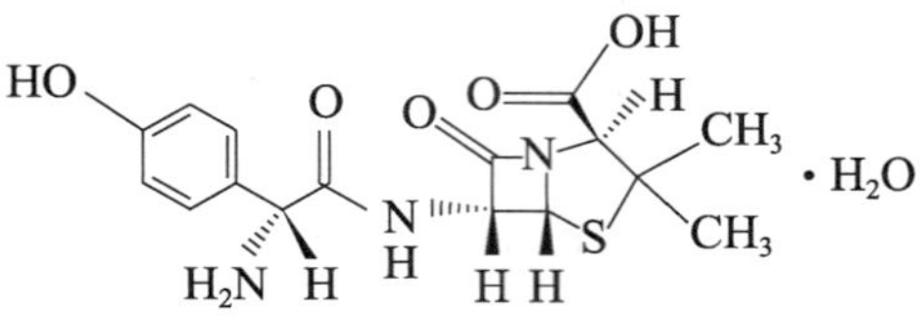

阿莫西林

典型头孢菌素类药物的结构如下：

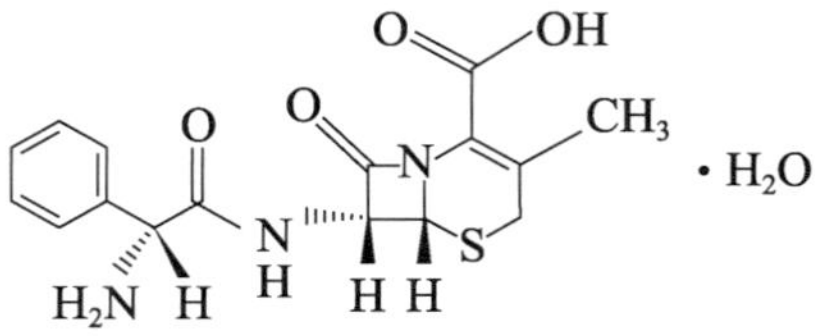

头孢氨苄

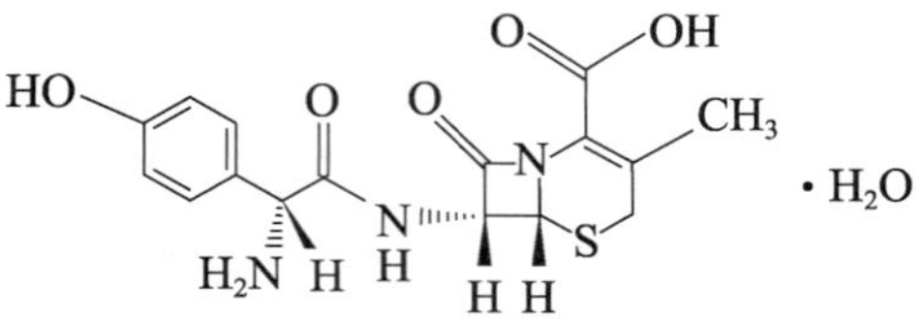

头孢羟氨苄

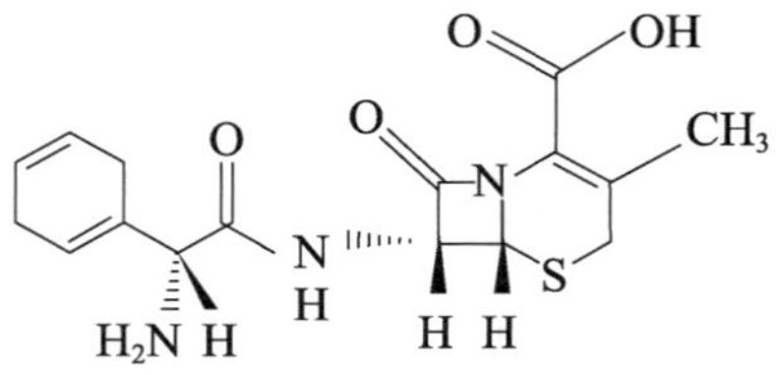

头孢拉定

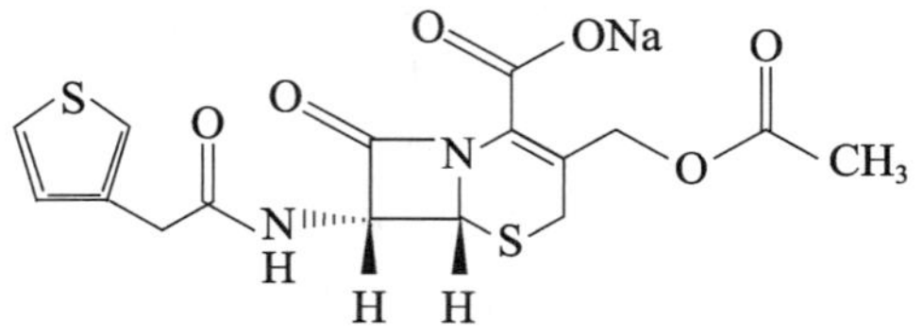

头孢噻吩钠

### （二）理化性质

性状：青霉素类和头孢菌素类药物大多数为白色、类白色或微黄色结晶或结晶性粉末。

酸性：分子中的游离羧基具有较强的酸性，能与无机碱或某些有机碱形成盐，它们的碱金属盐易溶于水。

旋光性：青霉素、头孢菌素分子中均含有手性碳原子，故具有旋光性。如《中国药典》规定苯唑西林钠的比旋度应为$+195°\sim+214°$。

$\beta$-内酰胺环的不稳定性：青霉素类药物遇水、酸、碱、重金属、青霉素酶等，即开环，并形成一系列降解物，从而失去抗菌作用。

紫外吸收特性：青霉素分子中的母核无共轭结构，但其侧链具有苯环或其他共轭系统，则有紫外吸收特性。头孢菌素类由于母核部分含有 O＝C—N—C＝C 结构，取代基有苯环等共轭系统，有紫外吸收特性。如头孢氨苄的水溶液在 262 nm 处有最大吸收。

知识拓展

根据青霉素类和头孢菌素类药物的结构特征，试判断。

1. 青霉素类药物有紫外吸收特性，其母核没有紫外吸收特性。　　　　　　　　　　　　（　　）
2. 头孢菌素类药物有紫外吸收特性。　　　　　　　　　　　　　　　　　　　　　　（　　）

### （三）鉴别反应

#### 1. 肽键特征反应

本类药物中含有—CONH—结构，一些取代基是$\alpha$-氨基酸结构的药物，可显双缩脲反应和茚三酮反应。反应式为：

$$\text{(结构式) } + 2 \text{ (结构式)} \xrightarrow{\triangle} \text{(结构式)} + CO_2\uparrow + 3H_2O$$

### 2. 羟肟酸铁反应

$\beta$-内酰胺类抗生素中的 $\beta$-内酰胺环在碱性介质中与羟胺反应，$\beta$-内酰胺环开裂，生成羟肟酸，在稀酸溶液中与三价铁离子作用生成羟肟酸铁配位离子而呈色。不同的青霉素与头孢菌素形成的配合物显示出不同的颜色。反应式为：

$$\text{(结构式)} \xrightarrow[\text{NaOH}]{H_2NOH} \text{(结构式)}$$

$$\xrightarrow[\text{H}^+]{FeNH_4(SO_4)_2} \text{(结构式)}$$

【应用实例】 哌拉西林的鉴别

取本品 10 mg，加水 2 mL 与盐酸羟胺溶液〔取 34.8% 盐酸羟胺溶液 1 份，醋酸钠-氢氧化钠溶液(取醋酸钠 10.3 g 与氢氧化钠 86.5 g，加水溶解使成 1 000 mL)1 份与乙醇 4 份，混匀〕3 mL，振摇溶解后，放置 5 min，加酸性硫酸铁铵试液 1 mL，摇匀，显红棕色。

### 3. 其他官能团反应

头孢菌素 7 位侧链含有—$C_6H_5OH$ 基团时，能与重氮苯磺酸试液产生偶合反应，显橙黄色。

### 4. 钾、钠盐的焰色反应

青霉素类和头孢菌素类抗生素的钠盐在无色火焰中燃烧显鲜黄色，青霉素类和头孢菌素类抗生素的钾盐在无色火焰中燃烧显紫色。

### 5. 紫外-可见分光光度法

根据供试品或水解产物的最大吸收波长进行鉴别。

**解析**

青霉素类和头孢菌素类药物结构中有苯环，共轭双键结构，具有紫外吸收性。

【应用实例】 头孢唑林钠的鉴别

取本品适量，加水溶解并稀释制成每 1 mL 中约含 16 μg/mL 的溶液，照紫外-可见分光光度法(《中国药典》通则 0401)测定，在 272 nm 的波长处有最大吸收。

### 6. 红外分光光度法

物质的红外光谱可以反映其相应的分子结构。几乎所有分子结构已知的抗生素原料药都有其特征的红外光谱，专属性较强。《中国药典》规定，在一定的条件下，将供试品的红外吸收图谱与标准对照图谱进行对照应一致。

【应用实例】 青霉素 V 钾的鉴别

本品红外光吸收图谱应与对照的图谱(光谱集》792 图)一致。

### 7. 薄层色谱法

通过与对照品比较比移值与斑点颜色的一致性进行鉴别。

【应用实例】 头孢克洛的鉴别

取本品和头孢克洛对照品适量,分别加水溶解并稀释制成每 1 mL 中约含 2 mg 的溶液,作为供试品溶液和对照品溶液;再取本品和头孢克洛对照品适量,加水溶解并稀释制成每 1 mL 中各约含 2 mg 的溶液,作为混合溶液。照薄层色谱法(《中国药典》通则 0502)试验,吸取上述 3 种溶液各 2 μL,分别点于同一硅胶 H 薄层板[取硅胶 H2.5 g,加 0.1% 羧甲基纤维素钠溶液 8 mL,研磨均匀后铺板(10 cm×20 cm),经 105 ℃ 活化 1 h,放入干燥器中备用]上,以新配制的 0.1 mol/L 枸橼酸溶液-0.1 mol/L 磷酸氢二钠溶液-6.6% 茚三酮的丙酮溶液(60:40:1.5)为展开剂,展开,晾干,于 110 ℃ 加热 15 min。混合溶液应显单一斑点,供试品溶液所显主斑点的位置和颜色应与对照品溶液主斑点的位置和颜色相同。

### 8. 高效液相色谱法

通过比较供试品与对照品色谱行为的一致性进行鉴别。

【应用实例】 头孢唑林钠的鉴别

在含量测定项下记录的色谱图中,供试品溶液主峰的保留时间应与对照品溶液主峰的保留时间一致。

### (四)特殊杂质检查

临床应用的抗生素主要由生物发酵和提纯两步制得。由于发酵过程比较复杂,因而发酵液中的杂质庞杂,有无机盐、各种蛋白质、降解产物以及脂肪、色素热原、毒性物质等。产品虽经提纯,但仍不可避免含有各种杂质。大多数抗生素性质不稳定,易产生降解物。为了保证用药的安全性和有效性,抗生素类药物的常规检验应包括鉴别试验、无菌试验、热原试验、异常毒性试验、降压试验、溶液酸碱度测定、溶液澄清度与颜色检查、水分测定和含量(或效价)测定等项目。本类抗生素的特殊杂质主要有高分子聚合物、有关物质、异构体等,一般采用 HPLC 法控制其含量,也有采用测定杂质的吸光度来对杂质进行控制的方法。

#### 1. 青霉素钠中青霉素聚合物的检查

色谱条件与系统适用性试验:用葡聚糖凝胶 G-10(40~120 μm)为填充剂,玻璃柱内径为 1.0~1.4 cm,柱长为 30~40 cm,流动相 A 为 pH7.0 的 0.1 mol/L 磷酸盐缓冲液[0.1 mol/L 磷酸氢二钠溶液-0.1 mol/L 磷酸二氢钠溶液(61:39)],流动相 B 为水,流速为 1.5 mL/min,检测波长为 254 nm。量取 0.1 mg/mL 蓝色葡聚糖 2 000 溶液 100~200 μL,注入液相色谱仪,分别以流动相 A、B 进行测定,记录色谱图。理论板数按蓝色葡聚糖 2 000 峰计算均不低于 400,拖尾因子均应小于 2.0。在两种流动相系统中蓝色葡聚糖 2 000 峰的保留时间比值应在 0.93~1.07 之间,对照溶液主峰与供试品溶液中聚合物峰与相应色谱系统中蓝色葡聚糖 2 000 峰保留时间的比值均应在 0.93~1.07 之间。取本品约 0.4 g,置 10 mL 量瓶中,加 0.05 mg/mL 的蓝色葡聚糖 2 000 溶液溶解并稀释至刻度,摇匀。量取 100~200 μL 注入液相色谱仪,用流动相 A 进行测定,记录色谱图。高聚体的峰高与单体和高聚体之间的谷高比应大于 2.0。另以流动相 B 为流动相,精密量取对照溶液 100~200 μL,连续进样 5 次,峰面积的相对标准偏差应不大于 5.0%。

对照溶液的制备:取青霉素对照品适量,精密称定,加水溶解并定量稀释制成每 1 mL 中约含 0.1 mg 的溶液。

测定法:取本品约 0.4 g,精密称定,置 10 mL 量瓶中,加水适量使溶解后,用水稀释至刻度,摇匀,立即精密量取 $100\sim200\ \mu L$ 注入液相色谱仪,以流动相 A 为流动相进行测定,记录色谱图。另精密量取对照溶液 $100\sim200\ \mu L$ 注入液相色谱仪,以流动相 B 为流动相进行测定,记录色谱图。按外标法以青霉素峰面积计算,青霉素聚合物的量不得过 $0.08\%$。

**2. 头孢氨苄中有关物质的检查**

精密称取本品适量,加流动相 A 溶解并定量稀释制成每 $1\ mL$ 中约含 $1.0\ mg$ 的溶液,作为供试品溶液;精密量取 $1\ mL$,置 $100\ mL$ 量瓶中,用流动相 A 稀释至刻度,摇匀,作为对照溶液;取 7-氨基去乙酰氧基头孢烷酸对照品和 $\alpha$-苯甘氨酸对照品各约 $10\ mg$,精密称定,置同一 $100\ mL$ 量瓶中,加 pH7.0 磷酸盐缓冲液约 $20\ mL$,超声使溶解,再用流动相 A 稀释至刻度,摇匀,精密量取 $2\ mL$,置 $20\ mL$ 量瓶中,用流动相 A 稀释至刻度,摇匀,作为杂质对照品溶液。照高效液相色谱法(《中国药典》通则 0512)测定,用十八烷基硅烷键合硅胶为填充剂;流动相 A 为 $0.2\ mol/L$ 磷酸二氢钠溶液(用氢氧化钠试液调节 pH 至 5.0),流动相 B 为甲醇,按表 3-12 进行线性梯度洗脱;检测波长为 $220\ nm$,取杂质对照品溶液 $20\ \mu L$ 注入液相色谱仪,记录色谱图,7-氨基去乙酰氧基头孢烷酸峰与 $\alpha$-苯甘氨酸峰间的分离度应符合要求。取供试品溶液适量,在 $80\ ^{\circ}C$ 水浴中加热 $60\ min$,冷却,取 $20\ \mu L$ 注入液相色谱仪,记录色谱图,头孢氨苄峰与相邻杂质峰间的分离度应符合要求。精密量取供试品溶液、对照溶液及杂质对照品溶液各 $20\ \mu L$,分别注入液相色谱仪,供试品溶液色谱图中如有杂质峰,7-氨基去乙酰氧基头孢烷酸与 $\alpha$-苯甘氨酸按外标法以峰面积计算,均不得过 $1.0\%$;其他单个杂质的峰面积不得大于对照溶液主峰面积的 1.5 倍($1.5\%$),其他各杂质峰面积的和不得大于对照溶液主峰面积的 2.5 倍($2.5\%$),供试品溶液色谱图中小于对照溶液主峰面积 0.05 倍的峰忽略不计。

表 3-12 梯度洗脱时间程序

| 时间/min | 流动相 A/% | 流动相 B/% |
| --- | --- | --- |
| 0 | 98 | 2 |
| 1 | 98 | 2 |
| 20 | 70 | 30 |
| 23 | 98 | 2 |
| 30 | 98 | 2 |

**知识链接**

青霉素是抗菌素的一种,是指从青霉菌培养液中提取的分子中含有青霉烷、能破坏细菌的细胞壁,并在细菌细胞的繁殖期起杀菌作用的一类抗生素。青霉素严重过敏现象往往出现在做皮试或注射后的十几分钟内。青霉素过敏试验包括皮肤试验方法(简称青霉素皮试)及体外试验方法,其中以皮内注射较准确。皮试本身也有一定的危险性,约有 $25\%$ 的过敏性休克死亡的病人死于皮试。所以,皮试或注射给药时都应做好充分的抢救准备。病人首先感到胸闷气憋、浑身哆嗦以至抽搐、头晕、头痛、呼吸困难,继而紫绀,面色苍白,手脚发凉,血压急骤下降,脉搏快而弱,如抢救不及时,常会因呼吸循环衰竭而死亡。在换用不同批号青霉素时,也需重新做皮试。因此,在临床上进行青霉素注射前,为保证安全,病人应该进行皮试。

青霉素干粉剂可保存多年不失效,但注射液、皮试液均不稳定,以新鲜配制为佳。而且,对于自肾排泄、肾功能不良者,剂量应适当调整。此外,局部应用致敏机会多,且细菌易产生抗药性,故不提倡。

## （五）含量测定

青霉素和头孢菌素含量测定可采用抗生素微生物检定法和理化测定法。《中国药典》多采用高效液相色谱法。

【应用实例】 头孢羟氨苄的含量测定

照高效液相色谱法（《中国药典》通则 0512)测定。色谱条件与系统适用性试验：用十八烷基硅烷键合硅胶为填充剂；流动相 A 为 0.02 mol/L 磷酸二氢钾溶液（取磷酸二氢钾 2.72 g，加水 800 mL 使溶解，用 1 mol/L 氢氧化钾溶液调节 pH 至 5.0,用水稀释至 1 000 mL,混匀），流动相 B 为甲醇，以流动相 A-流动相 B(98：2)为流动相；检测波长为 230 nm。取头孢羟氨苄对照品和7-氨基去乙酰氧基头孢烷酸对照品各适量,加有关物质项下的 pH＝7.0 磷酸盐缓冲液适量,超声使溶解,再用 0.02 mol/L 磷酸二氢钾溶液稀释制成每 1 mL 中分别约含 0.3 mg 与 0.1 mg 的混合溶液,取 10 μL 注入液相色谱仪,记录色谱图,头孢羟氨苄峰与 7-氨基去乙酰氧基头孢烷酸峰间的分离度应大于 5.0。

测定法：取本品适量,精密称定,加 0.02 mol/L 磷酸二氢钾溶液溶解并定量稀释制成每 1 mL中约含 0.3 mg 的溶液,作为供试品溶液,精密量取 10 μL,注入液相色谱仪,记录色谱图；另取头孢羟氨苄对照品适量,同法测定。按外标法以峰面积计算,即得。

**趣 味 知 识**

头孢菌素类依据其抗菌谱、抗菌活性、对 β-内酰胺酶的安稳性以及肾毒性的不同,可分为四代。

第一代头孢菌素：常用的打针剂有头孢唑啉、头孢拉定等,口服制剂有头孢拉定、头孢氨苄和头孢羟氨苄等。

第二代头孢菌素：打针剂有头孢呋辛、头孢替安等,口服制剂有头孢克洛、头孢呋辛酯和头孢丙烯等。

第三代头孢菌素：打针种类有头孢噻肟、头孢曲松、头孢他啶、头孢哌酮等；口服种类有头孢克肟和头孢泊肟酯等；口服种类对铜绿假单胞菌无效果。

第四代头孢菌素：头孢吡肟、头孢匹罗。

## 二、氨基糖苷类药物的质量检测

## （一）化学结构及典型药物

链霉胍　　　　链霉糖　　　N-甲基-L-葡萄糖胺

链霉双糖胺

链霉素

（图：庆大霉素结构式，标注绛红糖胺、2-脱氧链霉胺、加洛糖胺）

绛红糖胺　　　2-脱氧链霉胺　　　加洛糖胺

庆大霉素

链霉素、庆大霉素是氨基环醇和氨基糖缩合而成的苷。

## （二）理化性质

性状：硫酸链霉素为白色或类白色粉末；无臭或几乎无臭；有引湿性；在水中易溶，在乙醇中不溶。硫酸庆大霉素为白色或类白色粉末；无臭；有引湿性；在水中易溶，在乙醇、丙酮或乙醚中不溶。

碱性：该抗生素的分子中含有多个羟基和碱性基团，是具有碱性的水溶性抗生素，可与无机酸结合成可溶于水但几乎不溶于有机溶剂的盐类。临床上应用的主要为硫酸盐。

旋光性：本类抗生素分子结构中含有多个氨基糖，具有旋光性。

水解性：其硫酸盐水溶液在 pH＝5～7.5、温度低于 25 ℃时最稳定，过酸或过碱均发生水解而失效，加温可促进水解。

紫外吸收特性：链霉素分子中含有胍基，在 230 nm 处有紫外吸收。但庆大霉素、奈替米星在紫外区无吸收。

## （三）鉴别反应

### 1.茚三酮反应

本类药物具有氨基糖苷结构，具有羟基胺类和 $\alpha$-氨基酸的性质，能与茚三酮反应生成蓝紫色络合物。

（化学反应式：氨基酸与2分子茚三酮加热，生成蓝紫色络合物，放出 $CO_2\uparrow+3H_2O$）

### 2.N-甲基葡萄糖胺反应

本类抗生素经水解可产生葡萄糖胺衍生物，如链霉素经水解可产生 N-甲基葡萄糖胺，在碱性溶液中可与乙酰丙酮反应，形成吡咯衍生物，再与对二甲氨基苯甲醛在酸性醇溶液中反应生成樱桃红色缩合物。

### 3.麦芽酚反应——链霉素的特征反应

链霉素在碱性溶液中，链霉糖经分子重排使环扩大形成六元环，然后消除 N-甲基葡萄糖胺和链霉胍，再消除链霉胍生成麦芽酚。麦芽酚在弱酸性溶液中可与铁离子（$Fe^{3+}$）形成紫红色配位化合物。

【应用实例】 硫酸链霉素的鉴别

取本品约 20 mg,加水 5 mL 溶解后,加氢氧化钠试液 0.3 mL,至水浴上加热 5 min,加硫酸铁铵溶液[取硫酸铁铵 0.1 g,加 0.5 mol/L 硫酸溶液 5 mL 使溶解]0.5 mL,即显紫红色。

### 4. 坂口反应——链霉胍的特征反应

链霉素在碱性溶液中水解生成的链霉胍与 8-羟基喹啉(或 α-萘酚醇溶液)在碱性溶液中,与次溴酸钠作用显红色。

【应用实例】 硫酸链霉素的鉴别

取本品约 0.5 mg,加水 4 mL 溶解后,加氢氧化钠试液 2.5 mL 与 0.1% 8-羟基喹啉的乙醇溶液 1 mL,放冷至约 15 ℃,加次溴酸钠试液 3 滴,即显橙红色。

### 5. 硫酸盐反应

本类药物多为硫酸盐,各国药典都将硫酸盐的鉴别试验作为鉴别这类抗生素的一个方法。

【应用实例】 硫酸链霉素的硫酸盐检查

取本品 0.25 g,精密称定,置碘量瓶中,加水 100 mL 使溶解,用氨试液调节 pH 至 11,精密加入氯化钡滴定液(0.1 mol/L)10 mL 与酞紫指示液 5 滴,用乙二胺四醋酸二钠滴定液(0.1 mol/L)滴定,注意保持滴定过程中的 pH 为 11,滴定至紫色开始消腿,加乙醇 50 mL,继续滴定至蓝紫色消失,并将滴定结果用空白试验校正。每 1 mL 氯化钡滴定液(0.1 mol/L)相当于 9.606 mg 的硫酸盐。按干燥品计算,含硫酸盐应为 18.0%～21.5%。

### 6. 红外分光光度法

此类药物无共轭双键,多无紫外吸收特性,多采用红外分光光度法进行鉴别,比较供试品的红外吸收图谱和相应对照图谱的一致性。

【应用实例】 硫酸庆大霉素的鉴别

本品红外光吸收图谱应与对照的图谱(光谱集 485 图)一致。

### 7. 薄层色谱法

此类药物多采用薄层色谱法进行鉴别,通过与对照品比较比移值与斑点颜色的一致性进行鉴别。

【应用实例】 硫酸庆大霉素的鉴别

取本品与庆大霉素标准品,分别加水制成每 1 mL 中含 2.5 mg 的溶液,照薄层色谱法(《中国药典》通则 0502)试验,吸取上述两种溶液各 2 μL,分别点于同一硅胶 G 薄层板(临用前于 105 ℃ 活化 2 h)上;另取三氯甲烷-甲醇-氨溶液(1∶1∶1)混合振摇,放置 1 h,分取下层混合液为展开剂,展开,取出于 20～25 ℃ 晾干,置碘蒸气中显色,供试品溶液所显主斑点数、位置和颜色应与标准品溶液主斑点数、位置和颜色相同。

**8. 高效液相色谱法**

此类药物多采用高效液相色谱法进行鉴别。

【应用实例】　硫酸庆大霉素的鉴别

在庆大霉素 C 组分测定项下记录的色谱图中,供试品溶液各主峰保留时间应与标准品溶液各主峰保留时间一致。

**(四) 特殊杂质检查**

**1. 有关物质**

《中国药典》多采用高效液相色谱法测定此类药物有关物质的含量。

**2. 庆大霉素 C 组分的测定**

临床用的庆大霉素是 C 组分的混合物,主要为 $C_1$、$C_{1a}$、$C_2$、$C_{2a}$。不同生产厂家的庆大霉素发酵工艺相近,但发酵菌种不同,精制和提炼过程略有不同,致使 C 组分含量比例不一致。此差异对微生物的活性无明显差异,但毒副作用和耐药性不同,从而影响产品的效价和临床疗效。《中国药典》多采用高效液相色谱法控制庆大霉素 C 组分的相对百分含量。

色谱条件与系统适用性试验:用十八烷基硅烷键合硅胶为填充剂(pH 适应范围 0.8～8.0),以 0.2 mol/L 三氟醋酸溶液-甲醇(96∶4)为流动相,流速为 0.6～0.8 m/min,蒸发光散射检测器(高温型不分流模式:漂移管温度为 105～110 ℃,载气流量为 2.5 L/min;低温型分流模式:漂移管温度为 45～55 ℃,载气压力为 350 kPa)测定。取庆大霉素标准品、小诺霉素标准品和西索米星对照品各适量,分别加流动相溶解并稀释制成每 1 mL 中约含庆大霉素总 C 组分 2.5 mg、小诺霉素 0.1 mg 和西索米星 25 μg 的溶液,分别量取 20 μL 注入液相色谱仪,庆大霉素标准品溶液色谱图应与标准图谱一致,西索米星峰和庆大霉素 $C_{1a}$ 峰之间,庆大霉素 $C_2$ 峰、小诺霉素峰和庆大霉素 $C_{2a}$ 峰之间的分离度均应符合规定;西索米星对照品溶液色谱图中主成分峰峰高的信噪比应大于 20;精密量取小诺霉素标准品溶液 20 μL,连续进样 5 次,峰面积的相对标准偏差应符合要求。

测定法:精密称取庆大霉素标准品适量,加流动相溶解并定量稀释成每 1 mL 中约含庆大霉素总 C 组分 1.0 mg、2.5 mg、5.0 mg 的溶液,作为标准品溶液①、②、③。精密量取上述 3 种溶液各 20 μL,分别注入液相色谱仪,记录色谱图,计算标准品溶液各组分浓度对数值与相应峰面积对数值的线性回归方程,相关系数($r$)应不小于 0.99;另精密称取本品适量,加流动相溶解并定量稀释制成每 1 mL 中约含庆大霉素 2.5 mg 的溶液,同法测定,用庆大霉素各组分的线性回归方程分别计算供试品中对应组分的量($C_{tCx}$),并按下面的公式计算出各组分的含量(%),$c_1$ 应为 14%～22%,$C_{1a}$ 应为 10%～23%,$C_{2a}+C_2$ 应为 17%～36%,4 个组分总含量不得低于 50.0%。

$$C_x(\%) = \frac{C_{tCx}}{\dfrac{m_t}{V_t}} \times 100\%$$

式中:$C_x$——庆大霉素各组分的含量,%;

　　$C_{tCx}$——由回归方程计算出的各组分的含量,mg/mL;

$m_t$——供试品的取用量，mg；

$V_t$——体积，mL。

根据所得组分的含量，按下面的公式计算出庆大霉素各组分的相对比例。$C_1$ 应为 25%～50%，$C_{1a}$ 应为 15%～40%，$C_{2a}+C_2$ 应为 20%～50%。

$$C'_x(\%)=\frac{C_x}{C_1+C_{1a}+C_2+C_{2a}}\times100\%$$

式中：$C'_x$——庆大霉素各组分的相对比例。

**3. 溶液的澄清度与颜色**

硫酸链霉素和硫酸庆大霉素均应检查溶液的澄清度与颜色，以控制生产中引入的杂质、菌丝体、培养基、降解产物和色素等的限量。硫酸链霉素中混有某些杂质或受热后可发生变质反应。硫酸链霉素水溶液的颜色受温度和放置时间影响很大，比色时温度应在 25 ℃左右，并且溶解后立即观察。

**4. 硫酸盐测定**

本类抗生素临床应用的主要为其硫酸盐，各国药典规定利用配位滴定法测定硫酸盐含量。

**（五）含量测定**

此类药物含量测定主要用微生物检定法，部分药物采用 HPLC 法。

**【应用实例 1】 硫酸链霉素的含量测定**

精密称取本品适量，加灭菌水定量制成每 1 mL 中约含 1 000 单位的溶液，照抗生物检定法（《中国药典》通则 1201）测定。1 000 链霉素单位相当于 1 mg 硫酸链霉素。

**【应用实例 2】 硫酸庆大霉素的含量测定**

精密称取本品适量，加灭菌水定量制成每 1 mL 中约含 1 000 单位的溶液，照抗生物检定法（《中国药典》通则 1201）测定。可信限率不得大于 7%。1 000 庆大霉素单位相当于 1 mg 庆大霉素。

---

**目标检测**

一、填一填

1. 青霉素族分子的母核称为_____，头孢菌素族分子的母核称为_____。

2. 链霉素由_____、_____和_____ 3 部分组成。

3. 麦芽酚反应是_____的特有反应。

4. 链霉素水解产物链霉胍的特有反应是_____。

5. 青霉素和头孢菌素分子中的_____具有强酸性，故可与碱金属成盐。

二、选一选

1.《中国药典》规定检查青霉素钠中水分的原因在于（　　）。

    A. 水分是活性物质　　　　　　　　B. 水分易使青霉素发霉

    C. 水分影响青霉素钠的质量　　　　D. 水分影响青霉素钠的含量测定结果

2. 下列反应属于链霉素特征鉴别反应的是（　　）。

    A. 茚三酮反应　　　　　　　　　　B. 麦芽酚反应

    C. 有 N-甲基葡萄糖胺反应　　　　　D. 硫酸-硝酸呈色反应

3. 青霉素不具有下列（　　）性质。

A. 含有手性碳,具有旋光性

B. 分子中的环状部分无紫外吸收,但其侧链部分有紫外吸收

C. 遇硫酸-甲醛试剂有呈色反应可供鉴别

D. 具有碱性,可与无机酸形成盐

4. 抗生素的活性采用(    )。

A. 百分含量    B. 标示量百分含量  C. 效价    D. 浓度

三、判一判

1. 青霉素分子中,母核有紫外吸收特性。                    (    )

2. 青霉素、头孢菌素分子中均含有手性碳原子,故具有旋光性。    (    )

3. 青霉素钠中青霉素聚合物的检查采用高效液相色谱法。        (    )

4. 麦芽酚反应是链霉胍的特征反应。                      (    )

5. 坂口反应是链霉胍的特征反应。                        (    )

四、算一算

注射用头孢硫脒含量测定:取装量差异项下的内容物,精密称取适量,加水溶解并定量稀释制成每 1 mL 中约含头孢硫脒 0.1 mg 的溶液,精密量取 10 μL 注入液相色谱仪,记录色谱图;另取头孢硫脒对照品适量,同法测定。按外标法以峰面积计算,即得。

已知数据:取样量为 11.14 mg,对照品的量为 10.20 mg,对照品峰面积为 2 946 217,供试品峰面积为 2 900 026,平均内容物重 0.512 1,规格为 0.5 g。求其标示量百分含量。

# 任务  注射用头孢硫脒的质量检测

【任务要求】

本任务旨在通过训练,使学生熟悉药品质量检测的基本操作,学会配制试剂,以及数据处理、评价、判定和记录。

【工作场景】

① 仪器:电子天平、高效液相色谱仪、不溶性微粒测定仪、纳氏比色管。

② 药品、试剂:注射用头孢硫脒、比色用氯化钴液、比色用重铬酸钾液、比色用硫酸铜液、硅胶 G、羧甲基纤维素钠、甲醇、异丙醇、乙腈、磷酸盐缓冲液(pH5.8)、磷酸盐缓冲液(取无水磷酸氢二钠 2.76 g,枸橼酸 1.29 g,加水溶解并稀释成 1 000 mL)、碘。

【工作过程】

(1) 性状观测

观察本品的形态、颜色、气味及引湿性,判定并记录。本品应为白色至微黄色结晶性粉末。

(2) 鉴别

① 薄层色谱法:取本品与头孢硫脒对照品适量,分别加水溶解并制成每 1 mL 中约含 20 mg 的溶液,作为供试品溶液与对照品溶液,取对照品溶液和供试品溶液等量混合,作为混合溶液。照薄层色谱法(《中国药典》通则 0502)试验,吸取上述 3 种溶液各 1 μL,分别点于同一硅胶 G 薄层板[取硅胶 G 2.5 g,加含 1%羧甲基纤维素钠的磷酸盐缓冲液(pH5.8)适量,调浆制板,经 105 ℃活化 1 h,放入干燥器中备用]上,以新鲜制备的甲醇-异丙醇-磷酸盐缓冲液(pH5.8)(7∶2∶1)为展开剂,展开,晾干,100 ℃加热 30 min,置碘蒸气中显色。供试品溶液所显主斑点的位置和颜色应与对照品溶液主斑点的位置和颜色相同,混合溶液应显单一斑点。

在同等条件下,由于鉴别的成分是同一种物质,故供试品斑点的颜色与位置与对照品一致,如图3-4所示。

② 高效液相色谱法:在含量测定项下记录的色谱图中,供试品溶液的主峰保留时间应与对照品溶液主峰的保留时间一致。

在同等条件下,由于鉴别的成分是同一种物质,故供试品主峰的保留时间与对照品一致。

③ 红外分光光度法:本品的红外光吸收图谱应与对照的图谱(《药品红外光谱集》924 图)一致。

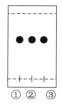

图 3-4  头孢硫脒薄层色谱图
① 供试品;② 对照品;③ 混合溶液

(3)检查

① 溶液的澄清度与颜色:取本品 5 瓶,按标示量分别加水制成每 1 mL 中含 0.1 g 的溶液,溶液应澄清无色;如显浑浊,与 1 号浊度标准液(《中国药典》通则 0902 第一法)比较均不得更浓;如显色,与黄色或黄绿色 7 号标准比色液(《中国药典》通则 0901 第一法)比较,均不得更深。

如显浑浊,将配好的供试品溶液和浊度标准液分别倒入配对的比浊用玻璃管中,置伞棚灯(照度 1 000 lx)下,从水平方向观察比较,判定并记录。

如显色,将配好的供试品溶液分别倒入 25 mL 纳氏比色管中,在自然光下,置白色背景前,平视观察、比较,判定并记录。

② 有关物质:装量差异项下的内容物,混合均匀,精密称取适量,加流动相溶解并稀释成每 1 mL 中约含 0.5 mg 的溶液,作为供试品溶液;精密量取适量,用流动相定量稀释成每 1 mL 中约含 5 μg 的溶液,作为对照溶液;精密量取对照溶液适量,用流动相定量稀释成每 1 mL 中约含 0.5 μg 的溶液,作为灵敏度溶液。取杂质 C 对照品适量,加流动相溶解并稀释成每 1 mL 中约 0.25 μg 的溶液作为杂质 C 对照品溶液。照高效液相色谱法(《中国药典》通则 0512)试验,用十八烷基硅烷键合硅胶为填充剂(Kromasil 100-5C18,4.6 mm×250 mm,5 μm 或效能相当的色谱柱),以磷酸盐缓冲液(取无水磷酸氢二钠 2.76 g,枸橼酸 1.29 g,加水溶解并稀释成1 000 mL)-乙腈(86∶14)为流动相,检测波长为 254 nm。取含量测定项下系统适用性溶液10 μL,注入液相色谱仪,记录色谱图,杂质 D 峰(相对保留时间约为 0.9)与头孢硫脒峰间的分离度应符合要求。取灵敏度溶液 10 μL 注入液相色谱仪,主成分色谱峰峰高的信噪比应大于 10。再精密量取供试品溶液、对照溶液与杂质 C 对照品溶液各 10 μL,分别注入液相色谱仪,记录色谱图至主成分峰保留时间的 2.5 倍。供试品溶液色谱图中如有杂质峰,杂质 C 峰面积不得大于对照溶液主峰面积的 0.1 倍(0.1%),其他单个杂质峰面积不得大于对照溶液主峰面积的 1.0 倍(1.0%),各杂质峰面积的和不得大于对照溶液主峰面积的 2 倍(2.0%)。供试品溶液色谱图中小于灵敏度溶液主峰面积 0.5 倍的峰忽略不计。

③ 水分:取本品,照水分测定法(《中国药典》通则 0832 第一法 1)测定,含水分不得过 2.0%。

(4)不溶性微粒

取本品,按标示量加微粒检查用水制成每 1 mL 中含 80 mg 的溶液,依法检查(《中国药典》通则 0903),标示量为 1.0 g 以下的折算为每 1 g 样品中含 10 μm 及 10 μm 以上的微粒不得过 6 000 粒,含 25 μm 及 25 μm 以上的微粒不得过 600 粒;标示量为 1.0 g 以上(包括 1.0 g)的每个供试品容器中含 10 μm 及 10 μm 以上的微粒不得过 6 000 粒,含 25 μm 及 25 μm 以上的微粒不得过 600 粒。

注射用头孢硫脒还需检查结晶性、酸度、细菌内毒素、无菌等。

（5）含量测定

照高效液相色谱法(《中国药典》通则 0512)测定。

色谱条件与系统适用性试验：用十八烷基硅烷键合硅胶为填充剂，以磷酸盐缓冲液(取无水磷酸氢二钠 2.76 g，枸橼酸 1.29 g，加水溶解并稀释成 1 000 mL)-乙腈(80∶20)为流动相，检测波长为 254 nm。取头孢硫脒对照品适量，加水溶解并定量稀释成每 1 mL 中含头孢硫脒 0.5 mg 的溶液，在 90 ℃水浴中加热 30 min，放冷，作为系统适用性溶液，取 10 μL 注入液相色谱仪，记录色谱图，头孢硫脒峰与杂质 D 峰(相对保留时间约为 1.3)间的分离度应大于 2.0。

测定法：取装量差异项下的内容物，精密称取适量，加水溶解并定量稀释制成每 1 mL 中约含头孢硫脒 0.1 mg 的溶液，作为供试品溶液，精密量取 10 μL 注入液相色谱仪，记录色谱图；另取头孢硫脒对照品适量，同法测定。按外标法以峰面积计算，即得。

溶液的配制：

① 系统适用性溶液，即对照品溶液(0.5 mg/mL)的制备：取头孢硫脒的对照品约25 mg，精密称定，置 50 mL 量瓶中，加水溶解并稀释至刻度，摇匀，即得。

② 供试品溶液(0.1 mg/mL)的制备：取供试品约 10 mg，精密称定，置 100 mL 量瓶中，加水溶解并稀释至刻度，摇匀，即可。

③ 对照品溶液(0.1 mg/mL)的制备：同法配制，取对照品约 10 mg，精密称定，置100 mL 量瓶中，加水溶解并稀释至刻度，摇匀，即可。

以上溶液配制时，所用称量仪器按规定，应是感量为 0.01 mg 的分析天平。

流动相、供试品溶液和对照品溶液进样前应通过 0.45 μm(或 0.22 μm)滤膜滤过，流动相需脱气。

【数据记录】

注射用头孢硫脒检验记录见表 3-13。

表 3-13　注射用头孢硫脒检验记录

| 样品名称 | | 批　　号 | |
|---|---|---|---|
| 仪器型号 | | 天平型号 | |
| 温　度 | | 湿　度 | |
| 检验日期 | | 检验项目 | |
| 检验依据 | | | |

（1）性状。
（2）鉴别。
① TLC 法。配制流动相：用量筒取甲醇、异丙醇、磷酸盐缓冲液各_____、_____、_____ mL，混匀。
　对照品溶液、供试品溶液配制：称取对照品量_____ g，供试品量_____ g。
　检视结果：供试品溶液所显主斑点的位置和颜色与对照品溶液的主斑点_____。
② HPLC 法。配制流动相：用量筒取以磷酸盐缓冲液(取无水磷酸氢二钠 2.76 g、枸橼酸 1.29 g，加水溶解并稀释成 1 000 mL)、乙腈各_____、_____ mL，混匀。
　对照品溶液、供试品溶液配制：称取对照品量_____ g，供试品量_____ g。

对照品　供试品

| 对照品峰面积 $A_{对}$ | | | | | |
|---|---|---|---|---|---|
| 平均峰面积 $\overline{A}_{对}$ | | | | | |
| RSD/％ | | | | | |
| 对照品保留时间/min | | | | | |
| 样品保留时间/min | | | | | |

结果:供试品溶液主峰的保留时间与对照品溶液主峰的保留时间_____。

③ 本品的红外光吸收图谱与对照的图谱(光谱集 549 图)_____。

(3) 检查。

① 溶液的澄清度与颜色。取本品 5 瓶,按标示量分别加水制成每 1 mL 中含 0.1 g 的溶液,溶液_____;如显浑浊,与 1 号浊度标准液比较均_____;如显色,与黄色或黄绿色 7 号标准比色液比较,均_____。

② 有关物质。配制流动相:用量筒取磷酸盐缓冲液(取无水磷酸氢二钠 2.76 g,枸橼酸 1.29 g,加水溶解并稀释成 1 000 mL)、乙腈各_____、_____mL,混匀。

对照品溶液、供试品溶液配制:称取对照品 C 量_____g,供试品量_____g。

| 对照品峰面积 $A_{对}$ | | | | | |
|---|---|---|---|---|---|
| RSD/％ | | | | | |

| 项　目 | 杂质峰面积/cm² | 杂质含量/％ |
|---|---|---|
| 杂质 C | | |
| 其他单个杂质峰 | | |

③ 水分。

供试品量_____ g,水分 = _____。

④ 不溶性微粒。

样品中含 10 $\mu$m 及 10 $\mu$m 以上的微粒_____粒,含 25 $\mu$m 及 25 $\mu$m 以上的微粒_____粒。

(4) 含量。

流动相的配制:磷酸盐缓冲液(取无水磷酸氢二钠 2.76 g,枸橼酸 1.29 g,加水溶解并稀释成 1 000 mL)、乙腈各_____、_____mL,混匀。

对照品溶液、供试品溶液配制:称取对照品 C 量_____g,供试品量_____g。

平均装量_____g,规格_____g。

| 对照品峰面积 $A_{对}$ | | | | | |
|---|---|---|---|---|---|
| 平均峰面积 $\overline{A}_{对}$ | | | | | |
| RSD/％ | | | | | |

| 取样量/g | 峰面积/cm² | 标示量/％ | 标示量平均值/％ | 相对偏差/％ |
|---|---|---|---|---|
| | | | | |
| | | | | |

| 结　论 | □ 符合规定　　　　　□ 不符合规定 |
|---|---|

【任务评价】

注射用头孢硫脒的质量检测任务评价见表 3-14。

表 3-14　注射用头孢硫脒的质量检测任务评价表

| 考核内容 | 配 分 | 得 分 |
|---|---|---|
| 任务准备(实验服穿戴整齐、检查仪器) | 5 | |
| 溶液配制(称量、溶解、转移、定容) | 10 | |
| TLC 鉴别(流动相配制、点样、展开、检视) | 10 | |
| HPLC 鉴别(流动相配制、设定参数、平衡系统、进样) | 10 | |
| 红外鉴别 | 10 | |
| 检　查 | 10 | |
| 含量测定(流动相配制、设定参数、平衡系统、进样) | 10 | |
| 结果记录 | 10 | |
| 结果计算 | 10 | |
| 结果判定 | 10 | |
| 任务结束清理 | 5 | |
| 总　分 | 100 | |

# 项目六　维生素类药物的质量检测

## 学习目标

1. 知识目标
① 熟悉维生素类药物的结构特征及其主要性质;
② 熟悉维生素类药物的鉴别方法、含量测定方法;
③ 了解特殊杂质的来源和检查方法。

2. 能力目标
能完成维生素类药物的质量检测,能根据实验所得现象、数据进行判定并记录。

3. 素质目标
① 具有爱岗敬业、诚实守信、奉献社会的职业道德;
② 具有严谨的工作作风和实事求是的工作态度以及药品质量观念。

### 趣味知识

维生素的发现是 19 世纪的伟大发现之一。1897 年,艾克曼在爪哇发现只吃精磨的白米可患脚气病,而吃未经碾磨的糙米能治疗这种病。他发现可治脚气病的物质能用水或酒精提取,当时称这种物质为水溶性 B。1906 年,证明食物中含有除蛋白质、脂类、碳水化合物、无机盐和水以外的辅助因素,其量很小,但为动物生长所必需。1911 年,卡西米尔·冯克鉴定出在糙米中能对抗脚气病的物质是胺类,其性质和在食品中的分布类似,且多数为辅酶。有的供给量须彼此平衡,如维生素 $B_1$、$B_2$ 和 PP,否则可影响生理作用。维生素 B 复合体包括泛酸、烟酸、生物素、叶酸、维生素 $B_1$(硫胺素)、维生素 $B_2$(核黄素)、吡哆醇(维生素 $B_6$)和氰钴胺(维生素 $B_{12}$)。有人也将胆碱、肌醇、对氨基苯酸(对氨基苯甲酸)、肉毒碱、硫辛酸包括在 B 复合体内。

维生素是维持人体正常代谢功能所必需的微量生物活性物质,主要用于机体的能量转移和代谢调节,体内不能自行合成,必须从食物中摄取。按其溶解性质,维生素分为脂溶性维生素和水溶性维生素。其中,脂溶性维生素有维生素 A、维生素 D、维生素 E、维生素 K 等;水溶性维生素有维生素 B 族($B_1$、$B_2$ 等)、烟酸、叶酸、泛酸、抗坏血酸等。

## 一、维生素 A 的质量检测

### (一)化学结构

维生素 A

维生素 A 天然产品主要来自鱼肝油,目前多为人工合成制得。其结构是一个具有共轭多烯侧链的环己烯,且侧链上的所有双键都为全反式的。当侧链上的 R=H 时,称为维生素 A(维生素 $A_1$,维生素 A 醇);R=$COCH_3$ 时,称为维生素 A 醋酸酯。

### (二)理化性质

**性状:**维生素 A 为淡黄色油溶液或结晶与油的混合物,(加热至 60 ℃ 应为澄清溶液);无臭;在空气中易氧化,遇光易变质。可与三氯甲烷、乙醚、环己烷、石油醚按任意比例混合,在乙醇中微溶,不溶于水。

**稳定性:**结构分子中有共轭多烯醇侧链,性质不稳定,易被紫外光裂解或者被空气中的氧或氧化剂氧化,尤其是在受热或金属离子存在下更易被氧化变质,生成无生物活性的环氧化物,进一步氧化成维生素 A 醛、维生素 A 酸。因此,维生素 A 及其制剂除需在冷处贮藏外,还需加入合适的抗氧剂。

**与三氯化锑呈色:**维生素 A 的氯仿溶液可与三氯化锑反应显色,可用于鉴别和含量测定。

**紫外吸收特性:**维生素 A 的环己烷和异丙醇溶液在 325~328 nm 波长处有最大吸收,脱水维生素 A 在 348 nm、367 nm 和 389 nm 波长处有最大吸收,可用于鉴别和含量测定。

### (三)鉴别反应

**1. 三氯化锑反应(Carr-Price 反应)**

维生素 A 加氯仿溶解后,加 25% 三氯化锑的氯仿溶液,即显蓝色,渐变成紫红色。反应需在无水、无醇条件下进行。有水可使 $SbCl_3$ 水解;乙醇可与碳正离子作用使正电荷消失。

### (四)特殊杂质检查

维生素 A 特殊杂质检查的项目有酸值、过氧化值。

**1. 酸值**

酸值是指脂肪、脂肪油或其他类似物质 1 g 中含有的游离脂肪酸所需氢氧化钾的重量(mg),但在测定时可采用氢氧化钠滴定液(0.1 mol/L)滴定。

检查方法:取乙醇与乙醚各 15 mL,置锥形瓶中,加酚酞指示液 5 滴,滴加氢氧化钠滴定液(0.1 mol/L)至微显粉红色,再加本品 2.0 g,振摇使溶解,用氢氧化钠滴定液(0.1 mol/L)滴定,酸值应不大于 2.0。

**2. 过氧化值**

结构中含有共轭双键,易被氧化生成过氧化物杂质,在酸性溶液中可将碘化钾氧化为碘,碘遇淀粉溶液显蓝色,以此检查过氧化值。

检查方法:取本品 1.0 g,加冰醋酸-三氯甲烷(6∶4)30 mL,振摇使溶解,加碘化钾的饱和溶液 1 mL,振摇 1 min,加水 100 mL 与淀粉指示液 1 mL,用硫代硫酸钠滴定液(0.01 mol/L)滴定至紫蓝色消失,并将滴定的结果用空白试验校正。消耗硫代硫酸钠滴定液(0.01 mol/L)不得过 1.5 mL。

**(五)含量测定**

维生素 A 的含量用生物效价(国际单位,IU)来表示。维生素 A 的国际单位规定如下:

1 个维生素 A 国际单位＝0.300 μg 的全反式维生素 A 醇,即 1 g 维生素 A 醇相当于国际单位数为 3 330 000;

1 个维生素 A 国际单位＝0.344 μg 的全反式维生素 A 醋酸酯,即 1 g 维生素 A 醋酸酯相当于国际单位数为 2 907 000。

维生素 A 及软胶囊采用紫外-可见分光光度法测定。因为立体异构体、氧化产物及光照产物、合成中间体、去氢维生素 A(VitA₂)、去水维生素 A(VitA₃)均对测定有干扰,故采用"三点校正法"。

"三点校正法"基于两点:① 维生素 A 测定中干扰物质的吸收在 310～340 nm 波长范围内成线性,且随着波长的增大而吸光度变小,即在维生素 A 最大吸收波长附近,干扰物质的吸收几乎为一条直线;② 吸光度具有加和性,即在供试品的吸收曲线上,各波长处的吸光度是维生素 A 与干扰物质吸光度的代数和,其吸收曲线也是二者吸收的叠加。

三点波长的选择,其中一点在维生素 A 最大吸收波长处,即 $\lambda_1 = \lambda_{max}$,其余两点分别在 $\lambda_1$ 的两侧各选一点,为 $\lambda_2$、$\lambda_3$。《中国药典》测定维生素 A 醋酸酯用环己烷为溶剂,故 $\lambda_1 = 328$ nm,$\lambda_2$、$\lambda_3$ 的选择采用等波长差法,即 $\lambda_1 - \lambda_2 = \lambda_3 - \lambda_1$,则 $\lambda_2 = 316$ nm、$\lambda_3 = 340$ nm。测定维生素 A 醇用异丙醇为溶剂,故 $\lambda_1 = 325$ nm,$\lambda_2$、$\lambda_3$ 的选择采用等吸收比法,即 $A_{\lambda_2} = A_{\lambda_3} = 6/7A_{\lambda_1}$,则 $\lambda_2 = 310$ nm,$\lambda_3 = 334$ nm。

合成的维生素 A 和天然鱼肝油中的维生素 A 均为维生素 A 醋酸酯。如果供试品中干扰测定的杂质(主要来自稀释油)较少,可按第一法直接用溶剂溶解后进行测定;如果杂质较多,应按第二法进行测定。第一法为紫外-可见分光光度法,第二法为高效液相色谱法。

**1. 第一法(紫外-可见分光光度法)**

(1) 不经皂化,直接测定维生素 A 醇(杂质干扰小的情况)

测定方法:取供试品适量,精密称定,加环己烷溶解并定量稀释制成每 1 mL 中含 9～15 单位的溶液,照紫外-可见分光光度法(《中国药典》通则 0401),测定其吸收峰的波长,并按表 3-15 所列在各波长处测定吸光度,计算各吸光度与波长 328 nm 处吸光度的比值和波长 328 nm 处 $E_{1\,cm}^{1\%}$ 的值,然后计算含量。

表 3-15 《中国药典》规定的吸光度比值

| 波长/nm | 300 | 316 | 328 | 340 | 360 |
|---|---|---|---|---|---|
| 吸光度比值 | 0.555 | 0.907 | 1.000 | 0.811 | 0.299 |

如果吸收峰波长在 326～329 nm,并且所测得各波长吸光度比值不超过表 3-8 中规定值的±0.02,将波长 328 nm 处测得的吸光度代入下式计算含量(或效价)。

$$含量(IU/g) = E_{1\,cm}^{1\%} \times 1\,900 = \frac{A}{CL} \times 1\,900$$

如果吸收峰波长在 326～329 nm,但所测得的各波长吸光度比值有一个或几个超过表 3-8 中规定值的±0.02,则应按下式先求出校正后的吸光度值,然后计算 328 nm 处校正吸光度与未校正吸光度的差值,根据此数值,选择 $A_{328}$ 或 $A_{328}$(校正),代入上面的公式进行含量计算。

$$A_{328}(校正) = 3.52(2A_{328} - A_{316} - A_{340})$$

$$校正吸光度与未校正吸光度的相差值 = \frac{A_{328}(校正) - A_{328}}{A_{328}} \times 100\%$$

① 如果 328 nm 处的校正吸光度与未校正吸光度相差不超过±3%,则不用校正,仍以未经校正的吸光度计算含量。

② 如果校正吸光度与未校正吸光度相差−15%～−3%,则以校正吸光度计算含量。

③ 如果校正吸光度与未校正吸光度相差超出−15%～3%,或者吸收峰波长不在 326～329 nm,则供试品需要皂化、提取后测定。

上述判断方法可用图 3-5 表示:

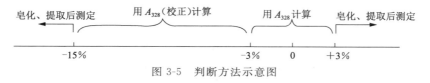

图 3-5　判断方法示意图

**【实例解析】**

称取标示量为每 1 g 含维生素 A50 万单位的供试品 0.180 0 g,用环己烷配成 100 mL 溶液,精密量取此溶液 1 mL,用环己烷稀释为 100 mL。其吸收峰波长为 328 nm,该波长处的吸光度为 0.468。在 300 nm、316 nm、340 nm 和 360 nm 波长处的吸光度与波长 328 mm 处的吸光度比值符合《中国药典》规定,不需要校正吸光度的数值,求该供试品标示量的百分含量。

解

$$E_{1\,cm}^{1\%} = \frac{A}{CL} = \frac{0.468}{0.180\,0 \times \frac{1}{100} \times 1} = 260$$

$$效价 = E_{1\,cm}^{1\%} \times 1\,900 = 260 \times 1\,900 = 494\,000$$

$$标示量(\%) = \frac{效价}{标示量} \times 100\% = \frac{494\,000}{500\,000} \times 100\% = 98.8\%$$

(2) 皂化、提取后,测定维生素 A 醇(杂质干扰大的情况)

测定方法:精密称取供试品适量(约相当于维生素 A 总量 500 单位以上,重量不多于 2 g),置皂化瓶中,加乙醇 30 mL 与 50%(g/g)氢氧化钾溶液 3 mL,置水浴中煮沸回流 30 min,冷却后自冷凝管顶端加水 10 mL 冲洗冷凝管内部。将皂化液移至分液漏斗中,皂化瓶用水 60～100 mL 分数次洗涤,洗液并入分液漏斗中,用不含过氧化物的乙醚振摇提取 1 次,每次振摇约 5 min,第 1 次 60 mL,以后各次 40 mL,合并乙醚液,用水洗涤数次,每次约 100 mL,洗涤应缓缓旋动,避免乳化,直至水层遇酚酞指示剂不再显红色。乙醚液用铺有脱脂棉与无水硫酸钠的滤器滤过,滤器用乙醚洗涤,洗液与乙醚液合并,置 250 mL 量瓶中,用乙醚稀释至刻度,摇匀;精密量取适量,置蒸发皿内,微温挥去乙醚,迅速加异丙醇溶解并定量稀释制成每 1 mL 中含维生素 A 9～15 单位的溶液,照紫外-可见分光光度法在 300 nm、310 nm、325 nm 和 334 nm 4 个波长处测定吸光度,并测定吸收峰的波长。

如果吸收峰的波长在 323～327 nm,且 300 nm 波长处的吸光度与 325 nm 波长处的吸光度比值不超过 0.73,按下式计算校正吸光度,然后计算 325 nm 处的校正吸光度与未校正吸光度的相差值,根据此数值,选择 $A_{325}$ 或 $A_{325}$(校正),代入公式进行含量计算。

$$A_{325}(校正)=6.815A_{325}-2.555A_{310}-4.260A_{334}$$

$$含量(IU/g)=E_{1\ cm}^{1\%}\times1\ 830=\frac{A}{CL}\times1\ 830$$

① 如果校正吸光度在未校正吸光度的 97％～103％,即相差值在 ±3％ 以内,则仍以未校正的吸光度代入公式计算含量。

② 如果校正吸光度不在未校正吸光度的 97％～103％,即相差值超出 ±3％,则以校正的吸光度代入公式计算含量。

③ 如果吸收峰的波长不在 323～327 nm,或 300 nm 波长处的吸光度与 325 nm 波长处的吸光度比值超过 0.73,则应自上述皂化后的乙醚提取液 250 mL 中,另精密量取适量(相当于维生素 A 300～400 单位),微温挥去乙醚至约剩 5 mL,再在氮气流下吹干,立即精密加入甲醇 3 mL,溶解后,采用维生素 D 测定法(《中国药典》通则 0722)第二法项下的净化用色谱系统,精密量取溶解后的溶液 500 μL,注入液相色谱仪,分离并准确收集含有维生素 A 的流出液,在氮气流下吹干,而后照上述方法自"迅速加异丙醇溶解"起,依法操作并计算含量。

**2. 第二法(高效液相色谱法)**

本法适用于维生素 A 醋酸酯原料及其制剂中维生素 A 的含量测定(通则 0512)。

色谱条件与系统适用性试验:用硅胶为填充剂,以正己烷-异丙醇(997∶3)为流动相,检测波长为 325 nm。取系统适用性试验溶液 10 μL,注入液相色谱仪,调整色谱系统,维生素 A 醋酸酯峰与其顺式异构体峰的分离度应大于 3.0。精密量取对照品溶液 10 μL,注入液相色谱仪,连续进样 5 次,主成分峰面积的相对标准偏差不得过 3.0％。

系统适用性试验溶液的制备:取维生素 A 对照品适量(约相当于维生素 A 醋酸酯 300 mg),置烧杯中,加入碘试液 0.2 mL,混匀,放置约 10 min,定量转移至 200 mL 量瓶中,用正己烷稀释至刻度,摇匀,精密量取 1 mL,置 100 mL 量瓶中,用正己烷稀释至刻度,摇匀。

测定法:精密称取供试品适量(约相当于 15 mg 维生素 A 醋酸酯),置 100 mL 量瓶中,用正己烷稀释至刻度,摇匀,精密量取 5 mL,置 50 mL 量瓶中,用正己烷稀释至刻度,摇匀,作为供试品溶液。另精密称取维生素 A 对照品适量,同法制成对照品溶液。精密量取供试品溶液与对照品溶液各 10 μL,分别注入液相色谱仪,记录色谱图,按外标法以峰面积计算,即得。

## 二、维生素 E 的质量检测

维生素 E 是 $\alpha$-生育酚及其各种酯类的总称,有天然品和合成品之分。天然的维生素 E 广泛存在于动植物食品中,其中以麦胚油、玉米油、花生油、芝麻油、大豆油等植物油料中含量最为丰富。人体缺乏维生素 E 会影响生育、免疫力下降、促使机体衰老等。

《中国药典》收载的维生素 E 是 $\alpha$-生育酚的醋酸酯,有天然型和合成型两种,天然型维生素 E 是右旋的 $\alpha$-生育酚醋酸酯,合成型维生素 E 是消旋的 $\alpha$-生育酚醋酸酯,从吸收率和生理活性上来讲,天然维生素 E 比人工合成的吸收率高出 3.5 倍。但从稳定性来讲,人工合成的维生素 E 稳定性相对更好。天然型和合成型维生素 E 的生物效价比为 1.4∶10。

**（一）化学结构**

合成型维生素E

天然型维生素E

维生素 E 是苯并二氢吡喃衍生物,苯环上(C6 位)有一个乙酰化的酚羟基,在酸性或碱性溶液中加热易水解成游离生育酚,故又称生育酚。

**（二）理化性质**

性状:维生素 E 为微黄色至黄色或黄绿色澄清的黏稠液体,几乎无臭,在无水乙醇、丙酮、乙醚或植物油中易溶,在水中不溶。

不稳定性:维生素 E 苯环上乙酰化的酚羟基,在酸性或碱性溶液中加热易水解成游离生育酚。游离生育酚暴露在空气和日光中极易被氧化成醌型化合物而变色,故维生素 E 应避光密封保存。

紫外吸收特性:具有苯环结构,有紫外吸收,无水乙醇中最大吸收波长为 279 nm、284 nm。

**（三）鉴别反应**

1. 硝酸反应

维生素 E 在酸性条件下水解成游离生育酚,生育酚进一步被氧化生成邻醌结构的生育红而显橙红色。

2. 气相色谱法

维生素 E 及其制剂的鉴别采用气相色谱法,要求在含量测定项下记录的色谱图中,供试品溶液主峰的保留时间应与对照品溶液主峰的保留时间一致。

3. 红外分光光度法

《中国药典》用红外分光光度法鉴别维生素 E 原料药,其红外吸收图谱与对照图谱(《药品红外光谱集》1206 图)一致。

**（四）特殊杂质检查**

维生素 E 的特殊杂质检查项目有酸度、α-生育酚(天然型)、有关物质(合成型)和残留溶剂(天然型)。

1. 酸度

取乙醇与乙醚各 15 mL,置锥形瓶中,加酚酞指示液 0.5 mL,滴加氢氧化钠滴定液

222

（0.1 mol/L）至微显粉红色,加本品1.0 g,溶解后,用氢氧化钠滴定液（0.1 mol/L）滴定,消耗的氢氧化钠滴定液（0.1 mol/L）不得过0.5 mL。

**2. 生育酚（天然型）**

维生素E中酯键断裂生成生育酚,利用生育酚的还原性,用硫酸铈滴定液滴定来控制生育酚的限量。

检查方法:取本品0.10 g,加无水乙醇5 mL溶解后,加二苯胺试液1滴,用硫酸铈滴定液（0.01 mol/L）滴定,消耗的硫酸铈滴定液（0.01 mol/L）不得过1.0 mL。

**3. 有关物质（合成型）**

《中国药典》用气相色谱法（通则0521）检查其限量。取本品,用正己烷稀释制成每1 mL中约含2.5 mg的溶液,作为供试品溶液;精密量取适量,用正己烷定量稀释制成每1 mL中含25 $\mu$g的溶液,作为对照溶液。照含量测定项下的色谱条件,精密量取供试品溶液与对照溶液各1 $\mu$L,分别注入气相色谱仪,记录色谱图至主成分峰保留时间的2倍。供试品溶液的色谱图中如有杂质峰,$\alpha$-生育酚（杂质Ⅰ）（相对保留时间约为0.87）的峰面积不得大于对照溶液主峰面积（1.0%）,其他单个杂质峰面积不得大于对照溶液主峰面积的1.5倍（1.5%）,各杂质峰面积的和不得大于对照溶液主峰面积的2.5倍（2.5%）。

**4. 残留溶剂（天然型）**

正己烷的残留量照残留溶剂测定法（《中国药典》通则0861第一法）试验,以5%苯基甲基聚硅氧烷为固定液（或极性相近的固定液）,起始柱温为50 ℃,维持8 min,然后以45 ℃/min的速率升温至260 ℃,维持15 min,所用仪器为氢火焰离子化检测器。正己烷的残留量应符合规定（天然型）。

**（五）含量测定**

《中国药典》采用气相色谱法（《中国药典》通则0521）测定维生素E原料药及其制剂。维生素E原料药的含量测定方法如下。

色谱条件与系统适用性试验:用硅酮（OV-17）为固定液,涂布浓度为2%的填充柱,或用100%二甲基聚硅氧烷为固定液的毛细管柱,柱温为265 ℃。理论板数按维生素E峰计算不低于500（填充柱）或5 000（毛细管柱）,维生素E峰与内标物质峰的分离度应符合要求。

校正因子的测定:取正三十二烷适量,加正己烷溶解并稀释成每1 mL中含1.0 mg的溶液,作为内标溶液。另取维生素E对照品约20 mg,精密称定,置棕色具塞瓶中,精密加内标溶液10 mL,密塞,振摇使溶解,作为对照品溶液,取1～3 $\mu$L注入气相色谱仪,计算校正因子。

测定法:取本品约20 mg,精密称定,置棕色具塞瓶中,精密加内标溶液10 mL,密塞,振摇使溶解,作为供试品溶液;取1～3 $\mu$L注入气相色谱仪,测定,计算,即得。

计算公式:

$$f = \frac{A_{内}/C_{内}}{A_{对}/C_{对}}$$

$$含量(\%) = \frac{f \times C_{内} \times \dfrac{A_{供}}{A_{内}} \times D \times V}{m} \times 100\%$$

式中:$f$——校正因子;

$C_{内}$——内标溶液的浓度,g/mL;

$C_{对}$——对照品溶液的浓度,g/mL;

$A_{内}$——内标物质峰面积(或峰高);

$A_{对}$——对照品峰面积(或峰高);

$A_{供}$——供试品溶液中被测药物的峰面积(或峰高);

$A'_{内}$——内标物质峰面积(或峰高);

$D$——供试品的稀释倍数;

$V$——定容体积,mL;

$m$——供试品的取用量,g。

### 三、维生素 $B_1$ 的质量检测

维生素 $B_1$ 又称盐酸硫胺,具有保护神经系统、维持糖代谢、促进肠胃蠕动等作用,主要用于治疗脚气病、多发性神经炎和胃肠道疾病。天然的维生素 $B_1$ 广泛存在于米糠、麦麸、酵母、花生、黄豆以及绿色蔬菜和牛乳、蛋黄中,药用的维生素 $B_1$ 主要来源于人工合成。

#### (一)化学结构

维生素 $B_1$

维生素 $B_1$ 是由氨基嘧啶和噻唑环通过次甲基连接而成的季铵类化合物。噻唑环上季铵及嘧啶环氨基均为碱性基团,药物为它们的盐酸盐。

#### (二)理化性质

性状:维生素 $B_1$ 为白色结晶或结晶性粉末;有微弱的特臭,味苦,有引湿性,干燥品在空气中能迅速吸收约 $4\%$ 的水分;本品易溶于水,微溶于乙醇,不溶于乙醚。其水溶液显酸性。

硫色素反应:维生素 $B_1$ 在碱性溶液中,与铁氰化钾反应生成硫色素,硫色素在正丁醇或异戊醇中,显蓝色荧光。这个反应是维生素 $B_1$ 的专属反应,可用于维生素 $B_1$ 的鉴别和含量测定。

沉淀反应:维生素 $B_1$ 分子中的含氮杂环,能够和生物碱沉淀试剂反应产生沉淀。如:维生素 $B_1$ 与硅钨酸、碘化汞钾、碘溶液、三硝基酚等反应可生成组成恒定的沉淀。

碱性:在维生素 $B_1$ 的分子中具有两个碱性基团,可以和酸成盐。加碱分解后与醋酸铅反应,生成硫化铅的黑色沉淀。

紫外吸收特性:维生素 $B_1$ 有共轭体系,对紫外光有吸收,其浓度为 $12.5~\mu g/mL$ 的盐酸溶液(9→1 000)在 246 nm 处有最大吸收,百分吸收系数为 406~436。

#### (三)鉴别反应

1. 硫色素反应

维生素 $B_1$ 加氢氧化钠试液溶解后,加铁氰化钾与正丁醇,振摇后放置分层,醇层显强烈蓝色荧光。加酸后荧光消失,加碱至碱性荧光又显出。

（化学结构反应式略）

## 2. 氯化物鉴别反应

维生素 $B_1$ 的水溶液显氯化物的鉴别反应。《中国药典》用此法对维生素 $B_1$ 及其制剂进行鉴别。

## 3. 红外分光光度

《中国药典》用红外分光光度法鉴别维生素 $B_1$ 原料药,其红外吸收图谱与对照图谱（《药品红外光谱集》1205 图）一致。

### （四）特殊杂质检查

维生素 $B_1$ 的特殊杂质检查项目有硝酸盐、有关物质、总氯量等。

## 1. 硝酸盐

维生素 $B_1$ 在合成工艺中使用了硝酸盐,故需用靛胭脂法检查其限量。

检查方法:取本品 1.0 g,加水溶解并稀释至 100 mL,取 1.0 mL,加水 4.0 mL 与 10％氯化钠溶液 0.5 mL,摇匀,精密加稀靛胭脂试液［取靛胭脂试液,加等量的水稀释。临用前,量取本液 1.0 mL,用水稀释至 50 mL,照紫外-可见分光光度法（《中国药典》通则 0401）,在 610 nm 的波长处测定,吸光度应为 0.3~0.4］1 mL,摇匀,沿管壁缓缓加硫酸 5.0 mL,立即缓缓振摇 1 min,放置 10 min,与标准硝酸钾溶液（精密称取在 105 ℃ 干燥至恒重的硝酸钾 81.5 mg,置 50 mL 量瓶中,加水溶解并稀释至刻度,摇匀,精密取 5 mL,置 100 mL 量瓶中,用水稀释至刻度,摇匀。每 1 mL 相当于 50 $\mu$g 的 $NO_3^-$）0.50 mL 用同法制成的对照液比较,不得更浅（0.25％）。

## 2. 有关物质

照高效液相色谱法（《中国药典》通则 0512）试验,用十八烷基硅烷键合硅胶为填充剂,以甲醇-乙腈-0.02 mol/L 庚烷磺酸钠溶液（含1％三乙胺,用磷酸调节 pH 至5.5）（9：9：82）为流动相,检测波长为 254 nm,理论板数按维生素 $B_1$ 峰计算不低于 2 000,维生素 $B_1$ 峰与相邻峰的分离度均应符合要求。

测定法:取本品,精密称定,用流动相溶解并稀释制成每 1 mL 中约含 1 mg 的溶液,作为供试品溶液;精密量取 1 mL,置 100 mL 量瓶中,用流动相稀释至刻度,摇匀,作为对照溶液。精密量取供试品溶液与对照溶液各 20 $\mu$L,分别注入液相色谱仪,记录色谱图至主峰保留时间的 3 倍。供试品溶液色谱图中如有杂质峰,各杂质峰面积的和不得大于对照溶液主峰面积的 0.5 倍（0.5％）。

3. 总氯量

取本品约 0.2 g，精密称定，加水 20 mL 溶解后，加稀醋酸 2 mL 与溴酚蓝指示液 8～10 滴，用硝酸银滴定液（0.1 mol/L）滴定至显蓝紫色。每 1 mL 硝酸银滴定液（0.1 mol/L）相当于 3.54 mg 的氯（Cl⁻）。按干燥品计算，含总氯量应为 20.6%～21.2%。

（五）含量测定

维生素 $B_1$ 及其制剂常用的含量测定方法有非水滴定法、紫外-可见分光光度法、硫色素荧光法等。《中国药典》用非水滴定法测定维生素 $B_1$ 原料药的含量，用紫外-可见分光光度法测定维生素 $B_1$ 制剂的含量。

1. 非水滴定法

维生素 $B_1$ 为有机碱的盐酸盐，分子结构中含有两个碱性基团，即嘧啶环上的氨基和噻唑环上的季铵基团，在非水溶液中可与高氯酸定量反应，反应比为 1∶2。

测定方法：取本品约 0.12 g，精密称定，加冰醋酸 20 mL 微热使溶解，放冷，加醋酐 30 mL，照电位滴定法（《中国药典》通则 0701），用高氯酸滴定液（0.1 mol/L）滴定，并将滴定的结果用空白试验校正。每 1 mL 高氯酸滴定液（0.1 mol/L）相当于 16.86 mg 的 $C_{12}H_{17}ClN_4OS \cdot HCl$。

计算公式：

$$含量(\%) = \frac{V \times F \times T}{m \times (1-干燥失重) \times 1\,000} \times 100\%$$

式中：$V$——供试品消耗滴定液的体积，mL；

$T$——滴定度，每 1 mL 滴定液相当于被测组分的 mg 数；

$F$——滴定液浓度校正因子，$F = C_{实际}/C_{标准}$；

$m$——供试品的取用量，g。

2. 紫外-可见分光光度法

维生素 $B_1$ 分子结构中有共轭双键，有紫外吸收，照紫外-可见分光光度法（通则 0401）测定其片剂和注射液。

维生素 $B_1$ 片的含量测定方法：取本品 20 片，精密称定，研细，精密称取适量（约相当于维生素 $B_1$ 25 mg），置 100 mL 量瓶中，加盐酸溶液（9→1 000）约 70 mL，振摇 15 min 使维生素 $B_1$ 溶解，用上述溶剂稀释至刻度，摇匀，用干燥滤纸滤过，精密量取续滤液 5 mL，置另一 100 mL 量瓶中，再加上述溶剂稀释至刻度，摇匀，照紫外-可见分光光度法（《中国药典》通则 0401），在 246 nm 的波长处测定吸光度。按 $C_{12}H_{17}ClN_4OS \cdot HCl$ 的百分吸收系数（$E_{1\,cm}^{1\%}$）为 421 计算，即得。

计算公式：

$$标示量(\%) = \frac{A \times D \times V \times 平均片重}{E_{1\,cm}^{1\%} \times L \times m \times 100 \times 标示量} \times 100\%$$

式中：$A$——测定的吸光度；

$E_{1\,cm}^{1\%}$——供试品的百分吸收系数；

$V$——供试品初次配制的体积，mL；

$D$——供试品的稀释倍数；

$m$——供试品的取用量，g

【实例解析】

取维生素 $B_1$ 20 片(规格:10 mg),精密称定,重量为 1.231 8 g,研细,精密称取0.162 3 g,置 100 mL 量瓶中,加盐酸溶液(9→1 000)约 70 mL,振摇 15 min 使维生素 $B_1$ 溶解,用上述溶剂稀释至刻度,摇匀,用干燥滤纸滤过,精密量取续滤液 5 mL,置另一 100 mL 量瓶中,再加上述溶剂稀释至刻度,摇匀,在 246 nm 的波长处测定吸光度为 0.521,按 $C_{12}H_{17}ClN_4OS \cdot HCl$ 的百分吸收系数($E_{1\ cm}^{1\%}$)为 421 计算,计算本片的含量为标示量的百分数。

解

$$标示量(\%) = \frac{A \times D \times V \times 平均片重}{E_{1\ cm}^{1\%} \times m \times 100 \times 标示量} \times 100\%$$

$$= \frac{0.521 \times \frac{100}{5} \times 100 \times \frac{1.231\ 8}{20}}{421 \times 0.162\ 3 \times 100 \times 10 \times 10^{-3}} \times 100\%$$

$$= 93.9\%$$

### 四、维生素 C 的质量检测

维生素 C 又称 L-抗坏血酸,广泛存在于植物组织中,新鲜的水果、蔬菜,特别是西红柿、猕猴桃、枣、辣椒、柑橘、苦瓜等食品中含量尤其丰富。人体严重缺乏时可引起坏血病。表现为:齿龈肿胀、出血、皮下斑点、关节及肌肉疼痛。

#### (一)化学结构

维生素 C 在化学结构上和糖类相似,有 2 个手性碳原子,以及 4 种光学异构体。生理活性最强的是 L(+)-抗坏血酸。

#### (二)理化性质

性状:维生素 C 为白色结晶或结晶性粉末;无臭,味酸,久置色渐变微黄;本品易溶于水,略溶于乙醇,不溶于三氯甲烷或乙醚。其水溶液显酸性。

旋光性:维生素 C 具有 2 个手性碳原子、4 种光学异构体,其中 L(+)-抗坏血酸活性最强,其 0.10 g/mL 的水溶液,依法测定(通则 0621),比旋度为 +20.5°～+21.5°。

酸性:由于维生素 C 的分子中具有烯二醇的结构,所以维生素 C 显酸性。C3 上的羟基,由于受共轭效应的影响,酸性较强,$pK_a = 4.17$;C2 上的羟基,由于邻位羰基的影响,酸性较弱,$pK_a = 11.57$。所以,抗坏血酸一般表现为一元酸,能与 $NaHCO_3$ 作用生成钠盐。

还原性:维生素 C 分子结构中的烯二醇基具有很强的还原性,能够被很多氧化剂氧化成二酮基而成为去氢抗坏血酸,加氢又可还原为抗坏血酸。此性质可用于鉴别。

水解性质:维生素 C 分子中具有内酯结构,碱性条件下可水解。

糖的性质:维生素 C 的结构与糖类似,所以维生素 C 还具有糖的性质。

紫外吸收特性:维生素 C 分子结构中具有共轭双键,其稀盐酸溶液在 243 nm 处有最大吸收;在中性或碱性条件下,最大吸收波长移至 265 nm 处。

### (三)鉴别反应

**1. 与硝酸银试液反应**

维生素 C 分子结构中的烯二醇基具有很强的还原性,可被硝酸银氧化生成去氧抗坏血酸,同时生成黑色的单质银。反应式为:

**2. 与 2, 6-二氯靛酚钠试液反应**

2,6-二氯靛酚钠是一种具有氧化性的染料,其氧化型在酸性介质中为玫瑰红色,在碱性介质中为蓝色,与维生素 C 反应后生成还原型的无色酚亚胺,即试液的颜色消失。反应式为:

醌型(蓝色)      酚型(无色)

**3. 红外分光光度**

《中国药典》用红外分光光度法鉴别维生素 C 原料药,其红外吸收图谱与对照图谱(《药品红外光谱集》450 图)一致。

**4. 与亚甲蓝乙醇溶液反应**

《中国药典》用亚甲蓝乙醇溶液鉴别维生素 C 注射剂。维生素 C 与亚甲蓝乙醇溶液反应,溶液应由深蓝色变为浅蓝色或完全褪色。

**5. 薄层色谱法**

《中国药典》用薄层色谱法鉴别维生素 C 片、维生素 C 泡腾片、维生素 C 泡腾颗粒、维生素 C 颗粒。

维生素 C 片的鉴别方法:取本品细粉适量(约相当于维生素 C 10 mg),加水 10 mL,振摇使维生素 C 溶解,滤过,取滤液作为供试品溶液;另取维生素 C 对照品,加水溶解并稀释制成 1 mL中约含 1 mg 的溶液,作为对照品溶液。照薄层色谱法(《中国药典》通则 0502)试验,吸取上述两种溶液各 2 $\mu$L,分别点于同一硅胶 $GF_{254}$ 薄层板上,以乙酸乙酯-乙醇-水(5:4:1)为展开剂,展开,晾干,立即(1 h 内)置紫外光灯(254 nm)下检视。供试品溶液所显主斑点的位置和颜色应与对照品溶液的主斑点相同。

### (四)特殊杂质检查

维生素 C 特殊杂质的检查项目有溶液的澄清度与颜色、草酸、铁盐和铜盐等。

**1. 溶液的澄清度与颜色**

维生素 C 的水溶液在高于或低于 pH5~6 时,受外界因素如空气中的氧、紫外线和温度等影响,分子中的内酯环可发生水解,进一步发生脱羧,生成糠醛并发生聚合而呈现颜色,因此在贮藏期间易变色,且随贮藏时间逐渐加深,生成的有色杂质在 420 nm(原料药和注射液)或 440 nm(片剂)处有紫外吸收,而维生素 C 在此波长处无吸收,因此《中国药典》紫外—分光光度法(通则 0401)测定吸光度来控制维生素 C、维生素 C 片、维生素 C 注射液中的有色杂质。

维生素 C 溶液的澄清度与颜色检查方法:取本品 3.0 g,加水 15 mL,振摇使溶解,溶液应澄清无色;如显色,将溶液经 4 号垂熔玻璃漏斗滤过,取滤液,照紫外-可见分光光度法(《中国药典》通则 0401),在 420 nm 的波长处测定吸光度,不得过 0.03。

2. 草酸

取本品 0.25 g,加水 4.5 mL,振摇使维生素 C 溶解,加氢氧化钠试液 0.5 mL、稀醋酸 1 mL 与氯化钙试液 0.5 mL,摇匀,放置 1 h,作为供试品溶液;另精密称取草酸 75 mg,置 500 mL 量瓶中,加水溶解并稀释至刻度,摇匀,精密量取 5 mL,加稀醋酸 1 mL 与氯化钙试液 0.5 mL,摇匀,放置 1 h,作为对照溶液。供试品溶液产生的浑浊不得浓于对照溶液(0.3%)。

3. 铁盐和铜盐的检查

微量的铁盐和铜盐能加速维生素 C 的氧化、分解。《中国药典》用原子吸收分光光度法(通则 0406)检查维生素 C 原料药中的铁和铜。

铁的检查方法:取本品 5.0 g 两份,分别置 25 mL 量瓶中,一份中加 0.1 mol/L 硝酸溶液溶解并稀释至刻度,摇匀,作为供试品溶液(B);另一份中加标准铁溶液(精密称取硫酸铁铵 863 mg,置 1 000 mL 量瓶中,加 1 mol/L 硫酸溶液 25 mL,用水稀释至刻度,摇匀,精密量取 10 mL,置 100 mL 量瓶中,用水稀释至刻度,摇匀)1.0 mL,加 0.1 mol/L 硝酸溶液溶解并稀释至刻度,摇匀,作为对照溶液(A)。照原子吸收分光光度法(《中国药典》通则 0406),在 248.3 nm 的波长处分别测定供试品读数 $b$ 和对照品读数 $a$,当 $b$ 小于 $a-b$ 时,符合规定。

铜的检查方法:取本品 2.0 g 两份,分别置 25 mL 量瓶中,一份中加 0.1 mol/L 硝酸溶液溶解并稀释至刻度,摇匀,作为供试品溶液(B);另一份中加标准铜溶液(精密称取硫酸铜 393 mg,置 1 000 mL 量瓶中,加水溶解并稀释至刻度,摇匀,精密量取 10 mL,置 100 mL 量瓶中,用水稀释至刻度,摇匀)1.0 mL,加 0.1 mol/L 硝酸溶液溶解并稀释至刻度,摇匀,作为对照溶液(A)。照原子吸收分光光度法(《中国药典》通则 0406),在 324.8 nm 的波长处分别测定供试品读数 $b$ 和对照品读数 $a$,当 $b$ 小于 $a-b$ 时,符合规定。

(五)含量测定

维生素 C 含量测定方法很多,有氧化还原法、紫外-可见分光光度法、高效液相色谱法。《中国药典》用碘量法测定维生素 C 及其制剂。反应式为:

$$\text{(结构式)} + I_2 \xrightarrow{H^+} \text{(结构式)} + 2HI$$

维生素 C 片的含量测定方法:取本品 20 片,精密称定,研细,精密称取适量(约相当于维生素 C 0.2 g),置 100 mL 量瓶中,加新沸过的冷水 100 mL 与稀醋酸 10 mL 的混合液适量,振摇使维生素 C 溶解并稀释至刻度,摇匀,迅速滤过,精密量取续滤液 50 mL,加淀粉指示液 1 mL,立即用碘滴定液(0.05 mol/L)滴定,至溶液显蓝色并持续 30 s 不褪。每 1 mL 碘滴定液(0.05 mol/L)相当于 8.806 mg 的 $C_6H_8O_6$。

维生素 C 注射液的含量测定方法:精密量取本品适量(约相当于维生素 C 0.2 g),加水 15 mL 与丙酮 2 mL,摇匀,放置 5 min,加稀醋酸 4 mL 与淀粉指示液 1 mL,用碘滴定液 (0.05 mol/L)滴定,至溶液显蓝色并持续 30 s 不褪。每 1 mL 碘滴定液(0.05 mol/L)相当于 8.806 mg 的 $C_6H_8O_6$。

计算公式:

$$标示量(\%) = \frac{V \times F \times T \times 平均片重}{m \times 标示量} \times 100\%$$

$$标示量(\%) = \frac{V_s \times F \times T \times 每支容量}{m \times 标示量} \times 100\%$$

式中:$T$——滴定度,每 1 mL 滴定液相当于被测组分的 mg 数;

$V$——滴定时,供试品消耗滴定液的体积,mL;

$F$——浓度校正因子,$F = C_{实际}/C_{标准}$;

$m$——片剂研细后的取样量,g;

$V_s$——注射液的取样体积,mL。

反应条件:

① 反应在酸性条件下进行,可以使维生素 C 受空气中氧的氧化速度减慢。

② 用新沸放冷的水做溶剂,可减少水中溶解氧的影响。

③ 维生素 C 注射液中常加有亚硫酸盐,如 $NaHSO_3$ 作为抗氧剂,对测定维生素 C 的含量有影响,因此,在滴定前加入丙酮或甲醛,使之与 $NaHSO_3$ 生成无还原性的加成物。

>>>> 岗位对接

医药商品储运员是指从事药品储存、运输、配送和药品维护管理及信息服务的人员。医药商品储运员必须具备药品质量标准相关知识,掌握维生素类药物的主要理化性质及质量要求,根据各个维生素类药物的稳定性和规定的特殊储存条件安排合适的库或货位,科学养护,并选择合适的运输方式。

药物检验员需要掌握维生素 A、E、$B_1$、C 等药物的鉴别试验、主要特殊杂质检查方法与原理、含量测定方法与原理,按照药品质量标准准确进行质量分析和分析结构判断。

## 目标检测

一、填一填

1. 维生素 A 的氯仿溶液可与_____反应显色,可用于鉴别和含量测定。

2. 维生素 C 片的含量测定反应在_____进行,可以使维生素 C 受空气中氧的氧化速度减慢。用_____做溶剂,可减少水中溶解氧的影响。

3. 维生素 C 分子结构中的烯二醇基,具有很强的_____。

二、选一选

1. 下列药物的碱性溶液,加入铁氰化钾后,再加正丁醇,显蓝色荧光的是(　　)。

　　A. 维生素 A　　　　B. 维生素 $B_1$　　　　C. 维生素 C　　　　D. 维生素 E

2. 能发生硫色素特征反应的药物是(　　)。

　　A. 维生素 A　　　　B. 维生素 E　　　　C. 维生素 C　　　　D. 维生素 $B_1$

3. 维生素 C 又名(　　)。

A. 抗坏血酸　　　　　B. 盐酸硫胺　　　　　C. 核黄素　　　　　D. 去氧抗坏血酸

4. 维生素 C 注射液中抗氧剂硫酸氢钠对碘量法有干扰,排除干扰的掩蔽剂是(　　　)。

　　A. 硼酸　　　　　　　B. 草酸　　　　　　　C. 丙酮　　　　　　　D. 酒石酸

5. 测定维生素 C 注射液的含量时,在操作过程中要加入丙酮,这是为了(　　　)。

　　A. 保持维生素 C 的稳定　　　　　　　　B. 增加维生素 C 的溶解度

　　C. 消除注射液中抗氧剂的干扰　　　　　D. 加快反应速度

6. 维生素 C 的鉴别反应,常采用的试剂有(　　　)。

　　A. 碱性酒石酸铜　　B. 硝酸银　　　　　C. 碘化铋钾　　　　D. 乙酰丙酮

7. 维生素 C 与分析方法的关系具有某些特征,除了下列(　　　)都具有。

　　A. 烯二醇结构具有还原性,可用碘量法定量

　　B. 与糖结构类似,有糖的某些性质

　　C. 无紫外吸收

　　D. 有紫外吸收

8. 维生素 E 与硝酸反应,最终的产物是(　　　)。

　　A. 生育红　　　　　　B. 生育酚　　　　　C. 配离子　　　　　D. 酯类

三、配伍选择题

[1~4]

A. 用三氯化锑反应鉴别　　　B. 水溶液显氯化物鉴别反应　　　C. 用硝酸反应鉴别

D. 用硝酸银反应鉴别　　　　E. 用醋酐-浓硫酸反应鉴别

1. 维生素 A(　　　)。

2. 维生素 $B_1$(　　　)。

3. 维生素 C(　　　)。

4. 维生素 E(　　　)。

[5~8]

A. KOH 甲醇溶液　　B. 铁氰化钾　　　C. 二氯靛酚钠　　　D. 硝酸　　　E. 三氯化锑

5. 维生素 E 鉴别所用试剂是(　　　)。

6. 维生素 A 鉴别试剂是(　　　)。

7. 维生素 C 鉴别试剂是(　　　)。

8. 维生素 $B_1$ 鉴别试剂是(　　　)。

[9~11]

A. 消除盐酸的影响　　　B. 除去水分　　　C. 消除抗氧剂的干扰　　　D. 除去水中的氧

9. 非水碱量法测定维生素 $B_1$,加醋酸汞的作用是(　　　)

10. 碘量法测定维生素 C,溶解样品的水须采用新沸放冷的水的目的是(　　　)

11. 碘量法测定维生素 C 注射液时,要加丙酮,其作用是(　　　)

四、判一判

1.《中国药典》用硫色素反应鉴别维生素 A。　　　　　　　　　　　　　　(　　　)

2. 维生素 C 的烯二醇结构具有还原性,可用碘量法定量。　　　　　　　　(　　　)

3. 维生素 $B_1$ 在非水溶液中可与高氯酸定量反应,反应比为 1∶2。　　　　(　　　)

4.《中国药典》用紫外可见分光光度法测定维生素 E 的含量。　　　　　　(　　　)

5. 维生素 A 的含量测定,《中国药典》采用三点校正法。　　　　　　　　(　　　)

五、想一想

1.《中国药典》中用什么方法鉴别维生素 A？

2. 紫外分光光度法测定维生素 A 的含量时，干扰物质有哪些？

3.《中国药典》采用什么方法对维生素 E 进行定量？

4.《中国药典》中用什么方法鉴别维生素 E？

5. 用气相色谱法对维生素 E 定量时，采用的是内标法还是外标法？

6. 用硫色素法鉴别维生素 $B_1$ 的反应条件是什么？

7. 用硫色素法鉴别维生素 $B_1$ 产生的现象是什么？

8.《中国药典》中用什么方法鉴别维生素 C？

9. 维生素 C 为什么要检查颜色？

10. 用碘量法测定维生素 C 注射液时，如何消除抗氧剂的干扰？

11. 碘量法测定维生素 C 含量的原理是什么？ 为什么要采用酸性介质和新煮沸的纯化水？ 如何消除维生素 C 注射液中稳定剂的影响？

六、算一算

1. 精密称取干燥至恒重的维生素 $B_1$ 供试品 0.150 0 g，用高氯酸滴定液（0.101 0 mol/L）滴定，滴定至终点时消耗高氯酸滴定液 8.80 mL，每 1 mL 高氯酸滴定液（0.1 mol/L）相当于 16.86 mg 的 $C_{12}H_{17}ClN_4OS \cdot HCl$，求其百分含量。

2. 取维生素 $B_1$ 20 片（规格为 10 mg/片），精密称定，重量为 1.513 0 g，研细，精密称取 0.192 1 g，置 100 mL 量瓶中，加盐酸溶液（9→1 000）约 70mL，振摇 15 min 使维生素 $B_1$ 溶解，用上述溶剂稀释至刻度，摇匀，用干燥滤纸滤过，精密量取续滤液 5 mL 置另一 100 mL 量瓶中，再加上述溶剂稀释至刻度，摇匀，在 246 nm 的波长处测定吸光度为 0.521。 按 $C_{12}H_{17}ClN_4OS \cdot HCl$ 的百分吸收系数 $E_{1cm}^{1\%}$ 为 421 计算，计算维生素 $B_1$ 片的标示百分含量。

3. 精密称取维生素 C 0.208 4 g，加新沸过的冷水 100 mL 与稀醋酸 10 mL 使溶解后，加淀粉指示液 1 mL，立即用碘滴定液（0.050 12 mol/L）滴定至溶液显蓝色，在 30 s 内不褪色，消耗碘滴定液（0.05 mol/L）22.45 mL。 每毫升碘滴定液（0.05 mol/L）相当于 8.806 mg 的维生素 C。 计算本品的含量，并判定是否符合规定（规定本品含 $C_6H_8O_6$ 应不低于 99.0%）。

4. 取标示量为 50 mg 的维生素 C 片 20 片，其总重为 1.564 0 g，研细，精密称取细粉 0.301 6 g，按《中国药典》的方法，用碘滴定液（0.049 75 mol/L）滴定至终点时消耗碘滴定液 21.25 mL。 每 1 mL 碘滴定液（0.05 mol/L）相当于 8.806 mg 的 $C_6H_8O_6$。 求维生素 C 片的标示百分含量。

5. 取标示量为 5 mL：0.5 g 的维生素 C 注射液 2.0 mL，按《中国药典》的方法，用碘滴定液（0.050 05 mol/L）滴定至终点时消耗碘滴定液 21.85 mL。 每 1 mL 碘滴定液（0.05 mol/L）相当于 8.806 mg 的 $C_6H_8O_6$。 求维生素 C 注射液的标示百分含量。

# 任务 维生素 $B_1$ 片的质量检测

【任务要求】

任务旨在通过训练，使学生熟悉维生素 $B_1$ 片的检测技术，以及药品质量检测的基本操作，学会配制试剂，以及数据处理、评价、判定和记录。

【工作场景】

① 仪器：紫外-可见分光光度计、分析天平、量瓶(100 mL)、移液管(5 mL)。

② 药品、试剂：维生素 $B_1$ 片、盐酸溶液(9→1 000)。

【工作过程】

（1）性状

本品应为白色片。取抽取的样品若干片，观察，若相符可判定为符合规定；否则可判定为不符合规定。

（2）鉴别

取本品细粉适量，加水搅拌，滤过，滤液蒸干后进行照维生素 $B_1$ 鉴别项下试验，显相同的反应。

① 硫色素反应：取细粉适量(约相当于维生素 $B_1$ 5 mg)，加氢氧化钠试液 2.5 mL 溶解后，加铁氰化钾试液 0.5 mL 与正丁醇 5 mL，强力振摇 2 min，放置使分层，上面的醇层显强烈的蓝色荧光。加酸使成酸性，荧光立即消失；再加碱使成碱性，荧光又显出。

② 氯化物的鉴别反应：本品的水溶液显氯化物的鉴别反应。

a. 取供试品溶液，加稀硝酸使成酸性后，滴加硝酸银试液，即生成白色凝乳状沉淀；分离，沉淀加氨试液即溶解，再加稀硝酸酸化后，沉淀复生成。

b. 取供试品少量，置试管中，加等量的二氧化锰，混匀，加硫酸湿润，缓缓加热，即发生氯气，能使用水湿润的碘化钾-淀粉试纸显蓝色。

（3）检查

① 有关物质：取本品，精密称定，用流动相溶解并稀释制成每 1 mL 中约含 1 mg 的溶液，作为供试品溶液；精密量取 1 mL，置 100 mL 量瓶中，用流动相稀释至刻度，摇匀，作为对照溶液。照高效液相色谱法(《中国药典》通则 0512)试验，用十八烷基硅烷键合硅胶为填充剂，以甲醇-乙腈-0.02 mol/L 庚烷磺酸钠溶液(含1%三乙胺，用磷酸调节 pH 至5.5)(9：9：82) 为流动相，检测波长为 254 nm，理论板数按维生素 $B_1$ 峰计算不低于 2 000，维生素 $B_1$ 峰与相邻峰的分离度均应符合要求。精密量取供试品溶液与对照溶液各 20 μL，分别注入液相色谱仪，记录色谱图至主峰保留时间的 3 倍。供试品溶液色谱图中如有杂质峰，各杂质峰面积的和不得大于对照溶液主峰面积的 0.5 倍(0.5%)。

② 其他：应符合片剂项下有关的各项规定(《中国药典》通则 0101)。

（4）含量测定

① 测定方法：取本品 20 片，精密称定，研细，精密称取适量(约相当于维生素 $B_1$ 25 mg)，置 100 mL 容量瓶中，加盐酸溶液(9→1 000)约 70 mL，振摇 15 min 使维生素 $B_1$ 溶解，加盐酸溶液(9→1 000)稀释至刻度，摇匀。用干燥滤纸滤过，弃去初滤液，精密量取续滤液 5 mL，置另一100 mL容量瓶中，再加盐酸溶液(9→1 000)稀释至刻度，摇匀。照分光光度法在 246 nm 波长处测定吸光度，按 $C_{12}H_{17}ClN_4OS \cdot HCl$ 的吸光系数($E_{1 cm}^{1\%}$)为 421 计算。

② 计算公式：

$$标示量(\%) = \frac{A \times D \times V \times 平均片重}{E_{1 cm}^{1\%} \times L \times m \times 100 \times 标示量} \times 100\%$$

式中：$A$——测定的吸光度；

　　　$E_{1 cm}^{1\%}$——供试品的百分吸收系数；

　　　$V$——供试品初次配制的体积，mL；

$D$——供试品的稀释倍数;

$m$——供试品的取用量,g。

【数据记录】

维生素 $B_1$ 片检验记录见表 3-16。

表 3-16　维生素 $B_1$ 片检验记录

| 样品名称 | | 批　号 | |
| --- | --- | --- | --- |
| 仪器型号 | | 天平型号 | |
| 温　度 | | 湿　度 | |
| 检验日期 | | 检验项目 | |
| 检验依据 | | | |

(1) 性状。

(2) 鉴别。

① 取细粉适量(约相当于维生素 $B_1$ 5 mg),加氢氧化钠试液 2.5 mL 溶解后,加铁氰化钾试液 0.5 mL 与正丁醇 5 mL,强力振摇 2 min,放置使分层,上面的醇层显_____。加酸使成酸性,_____;再加碱使成碱性,_____。

② 氯化物的鉴别反应。

a. 取供试品溶液,加稀硝酸使成酸性后,滴加硝酸银试液,即_____;分离,沉淀加氨试液即_____,再加稀硝酸酸化后,_____。

b. 取供试品少量,置试管中,加等量的二氧化锰,混匀,加硫酸湿润,缓缓加热,即_____,能使用水湿润的碘化钾-淀粉试纸显蓝色。

(3) 检查。

① 有关物质。配制流动相:用量筒取甲醇、乙腈、0.02 mol/L 庚烷磺酸钠溶液(含 1% 三乙胺,用磷酸调节 pH 至 5.5)各_____、_____、_____ mL,混匀。

对照品溶液、供试品溶液配制:称取供试品量_____ g。

| 对照品峰面积 $A_{对}$ | | | | | |
| --- | --- | --- | --- | --- | --- |
| RSD/% | | | | | |

| 项　目 | 杂质峰面积/$cm^2$ | 杂质含量/% |
| --- | --- | --- |
| 杂　质 | | |

② 崩解时限检查:崩解时间_____。

③ 片重差异检查:平均片重_____ g,每片重_____、_____、_____、_____、_____、_____、_____、_____ g。

重量差异限度:_____;允许片重范围:_____～_____ g。

(4) 含量。

平均片重_____ g,规格_____ g。

| 取样量/g | 吸收度 | 标示量/% | 标示量平均值/% | 相对偏差/% |
| --- | --- | --- | --- | --- |
| | | | | |
| | | | | |

| 结　论 | □ 符合规定　　　　　□ 不符合规定 |
| --- | --- |

【任务评价】

维生素 $B_1$ 片的质量检测任务评价见表 3-17。

表 3-17 维生素 $B_1$ 片的质量检测任务评价表

| 考核内容 | 配 分 | 得 分 |
|---|---|---|
| 任务准备(实验服穿戴整齐、检查仪器) | 5 | |
| 性状观察 | 5 | |
| 鉴 别 | 15 | |
| HPLC 检查(流动相配制、设定参数、平衡系统、进样) | 15 | |
| 崩解时限检查 | 5 | |
| 片重差异检查 | 10 | |
| 含量测定(溶液配制、设定参数、空白校正、样品测定) | 15 | |
| 结果记录 | 5 | |
| 结果计算 | 10 | |
| 结果判定 | 10 | |
| 任务结束清理 | 5 | |
| 总 分 | 100 | |

# 附录　药品质量检测常用仪器操作规程

## 一、D-800LS 型智能溶出仪操作规程

### 1. 开机与准备

水浴箱中注入水,使水位略高于溶出杯内溶剂的液面高度→打开电源开关→由下往上装入桨杆或篮杆并固定→调节转杆位置。(安装桨杆或篮杆,分别按"桨位"键或"篮位"键,机头自动停止,各桨底部或篮底部与溶出杯底部距离为(25±2)mm,可用测量钩验证并调整)→用量筒量取所需体积的溶出液并注入溶出杯中。

### 2. 设定参数

依次按"设定""温度"键 → 键入温度数值 → 按"确认"键 → 按"加热"键,开始加热 → 依次按"设定""转速"键 → 键入转速数值 → 按"确认"键 → 依次按"设定""定时"键 → 键入时间数值 → 按"确认"键。

### 3. 溶出试验

3.1 桨法:当温度达到设定值 → 按"桨位"键,使桨杆下降到桨位→按"转/停",启动桨杆转动 → 将供试品快速投入溶出杯内。

3.2 篮法:当温度达到设定值 →将供试固体制剂放入网篮 → 按"篮位"键 → 到达篮位后按"转/停"键,启动篮杆转动,盖上杯盖。

### 4. 取样

选择针头、针垫插入杯盖上的取样孔内,用注射器抽取样品,立即经 0.8 μm 滤膜滤过,取滤液,照各该药品项下规定的方法测定。

### 5. 结束试验

按"转\停"键,使转杆停止转动 →按"加热"键,使加热器停止工作 → 顺时针拧松取下离合器 → 按"上升"键,使机头上升到较高位置,取下转杆,冲洗并干燥 →关闭电源开关→取出溶出杯,清洗干净。

### 6. 注意事项

6.1 切勿在缺水的情况下接通电源!

6.2 水箱中尚未注水时,切勿按"加热"键启动加热循环系统。

## 二、RCZ-8B 溶出仪操作规程

### 1. 操作前准备

将蒸馏水注入水箱,并使水位达到红色水位线高度以上→将溶出杯放入各杯孔中并压牢 → 将转杆插入机头底面的各轴孔中→将测量球放入各溶出杯底部 →调节转杆使桨叶或网篮底部接触到测量球的顶端 → 右旋(顺时针)旋紧离合器套筒→ 扬起机头,取出测量球,把溶出液放入溶出杯中。

2. 参数设定

开电源开关 → 按"加热"键 → 按"确认"键 → 当某项显示成反白状态时,通过"▲"和
"▼"键改变其数值,按"确认"键 → 依次设定转速、计时 →按"返回"键退出,进入运行状态。

3. 溶出试验

将药片投入溶出杯(桨法,药片放入溶出仪主机上面的投药孔内,拉动右侧拉板)或将装有
药片的网篮放入溶出杯(转篮法) → 按"转动"键,转杆转动,仪器同时开始计时。

4. 取样

选择针头、针垫插入杯盖上的取样孔内,用注射器抽取样品,立即经 0.8 μm 滤膜滤过,取
滤液,照各药品项下规定的方法测定。

5. 清洗和关机

按"转动"键,转杆停止转动 → 按"加热"键,循环加热系统关闭 →取出溶出杯,清洗干净
→ 关闭溶出仪开关。

6. 注意事项

6.1 切勿在缺水的情况下接通电源!

6.2 水箱中尚未注水时,切勿按"加热"键启动加热循环系统。

## 三、STY-1A 渗透压测定仪操作规程

1. 开机

打开电源开关,仪器自检。

2. 仪器校准

按"确认 OK"键进入"仪器校准"子画面 → 按"▲""▼"键使光标移至"校准仪器零点" →
移液器吸取 100 μL 新沸并放冷的纯化水注入测定管中,将该测定管固定在传感器上(或将测
定管插入冷穴内) → 按"确认 OK"键开始校准仪器零点 → 按"返回/Esc"键 → 按"▲""▼"键
使光标移至"选择仪器量程" → 按"确认 OK"键进入选择仪器量程→按"▲""▼"键选择 200
(人血白蛋白)或 300(静丙)→ 吸取 100 μL 选择好的标准液注入测定管中,将该测定管固定在
传感器上(或将测定管插入冷穴内) → 按"确认"键,进入校准状态 → 按"返回"键 →同法选择
量程的另一个值进行校准。

3. 测量渗透压摩尔浓度

按"▲""▼"键选定"测量摩尔浓度"→ 用移液器吸取 100 μL 被测溶液加样 → 按"确认"
键开始测量渗透压摩尔浓度 → 显示被测溶液的渗透压摩尔浓度值及渗透压比值 → 按"确
认"键将保留测量结果 → 按"返回"键返回上一个画面,将显示"是否放弃本次测量"→按"返
回"键保留 → 按"确认"键放弃。

4. 结果打印

按"返回"键返回到初始的主界面→按"▼"键使光标处在"打印清洗"处 → 按"确认"键,
出现"打印测量结果——清洗冷针"界面,通过"▲""▼"键选定打印测量结果处,按"确认"键打
印测量结果。

5. 清洗冷针

打印结果后按"▼"键使光标处在清洗冷针处,按"确认"键,传感器下降至冷穴后,冷针向
下运动 4 次。可将注有清水的测定管事先插入传感器上或放入冷穴内,冷针向下运动时就可

以进行清洗。

6. 关机

关闭电源开关→清洗传感器→清理冷穴、冷室内的冰霜。

## 四、ZWJ-5E 不溶性微粒检测仪操作规程

1. 测试操作准备

接通仪器电源,完成自检(按复位键或开机后的第一次操作为仪器的自检),取一杯纯化水或蒸馏水置入取样窗口,按 5 mL 键反复冲洗进样玻璃狭缝数次。

2. 大容量注射液检测

将检品翻转至少 20 次,开启瓶口,倒掉少许检品冲洗瓶口及取样杯,然后倒入取样杯(不少于取样杯容积的 2/3),放入检品台,静置 2～3 min,待气泡消失后缓慢开启搅拌器,调整搅拌速度(适中),关闭取样窗口门。

3. 全通道测试

3.1 仪器应处于全通道测试工作状态,若仪器处于药典输液标准工作状态,需按"药典标准"键,使仪器回到全通道测试工作状态。

3.2 仪器完成自检后,按"5 mL"键,5 mL 测试指标灯亮,检品开始进样,同时计时器开始计时,待计时停止,表示一次 5 mL 测试结束。一般应测两次,取第二次的测试数据。

3.3 按"选择"键,观察各个通道测试数据。

3.4 按"打印"键,自动打印 6 个通道 5 mL 样品的微粒数和 6 个通道每 1 mL 样品的微粒均数。

4. 药典标准测试(≥10 μm、≥25 μm 两个通道的数据)

4.1 按"药典标准"键,"≥10 μm"通道指示灯亮,再按"5 mL"键,5 mL 测试指示灯亮,"≥10 μm"或"≥25 μm"通道指示灯闪烁,检品开始进样测试,计时、计数器开始计时、计数。当计时、计数停止时,表示完成一次 5 mL 测试。仪器自动进行 3 次 5 mL 测试,通道指示灯停止闪烁,测试结束。

4.2 按"打印"键,即分别打印出第 2 次、第 3 次 ≥10 μm、≥25 μm 的测试数据和 2 次测试每 1 mL 的微粒均数(仪器在该状态下,自动连续进样 3 次,第 1 次弃去,取后 2 次的平均值)。

注:若按"药典标准"键,仪器转回全通道测试状态,再按"打印"键,可打印第 2 次、第 3 次 6 个通道测试数据和 6 个通道两次测试每 1 mL 的微粒均数。

5. 针剂测试

5.1 调节样品台位置,移开搅拌器,将仪器进样吸管插入待测的检品容器中,使进样吸管口距离检品容器底部约 1 mm。

5.2 按"针剂/取消"键,全体积指示灯亮,测试开始,计时、计数显示屏开始计时、计数。结束本次测试,按"结束/支数"键,面板计时显示屏则显示测试支数 001;如需连续测试,应使用"暂停"键,可更换安瓿连续测试,累计计数。连续测试完毕,按"结束/支数"键结束测试,计时显示屏显示 001,再反复按动"结束/支数"键,显示屏显示设定所需测试支数。(可设定 1～30 支,打印结果会自动除以该支数,求出每支针剂的微粒含量)

5.3 在连续检测过程中,如需取消当前测试的一组无效数据,可按"暂停"键暂停测试,再按"针剂/取消"键取消。(药典标准规定需剔除第一组数据)

5.4 按"选择"键,观察各通道测试结果。

5.5 按"打印"键,打印全通道测试结果。

6. 注射用无菌粉末

供静脉注射用无菌粉末及注射用浓溶液,除另有规定外,取供试品(不少于 3 个容器)用水将容器外壁洗净,小心打开瓶盖,加入适量微粒检查用纯化水或者蒸馏水,再小心盖上瓶盖,缓缓振摇使内容物溶解,超声处理(80~120 W)30 s 使脱气,容器静置拖架上,之后的检测方法和以上针剂的测试方法一致。

7. 测试结束后整理

每天测试结束后,都要用洁净水或清洁液清洗进样玻璃狭缝及管路。

8. 注意事项

8.1 测试过程中,仪器应远离电磁干扰源(例如移动电话等),防止磁场干扰仪器计数。

8.2 严禁测试自来水等未经滤膜滤过的检品,以免引起进样玻璃狭缝堵塞。

8.3 在测试过程中,搅拌速度不应过快,进样针头应尽量接近样品容器底部,与液面距离不少于 1 cm,以免产生气泡影响测试数据。

8.4 检品在测试过程中会产生微小的气泡,堆积在进样玻璃狭缝及管壁上,当气泡堆积到一定程度时,将导致计数异常,表现为计数不稳定或数据偏大。此时应采用"排气法"将气泡清除。

## 五、ZB-1C 型智能崩解仪标准操作规程

1. 开机

水槽中注入水,打开电源开关,水浴槽内砂块冒出气泡,仪器处于待机状态。

2. 温度预置与控温

2.1 仪器自动设定预置温度为 37.0 ℃。需要改变预置温度时,每按一下"＋"或"－"键,可增加或减少 0.1 ℃。

2.2 预置温度确认无误后,按一下温度控制"启/停"键,仪器进入加热控温状态,水浴温度逐渐升至预置温度并保持恒温。在控温状态,若再按"启/停"键,则仪器关闭加热器并退出控温状态。

3. 时间预置与控制

3.1 仪器自动设定预置时间为 15 min。若需重新设定预置时间,每按一下"＋"或"－"键,可增加或减少 1 min。

3.2 在待机状态,按一下控制时间的"启/停"键,吊篮开始升降运动,仪器进入计时工作状态,时间显示窗显示为已进行的试验时间。到了预置时间,吊篮自动停在最高位置,计时器停止计时,显示出的试验时间即等于预置时间,同时蜂鸣器发出 30 s 的断续鸣响(按"启/停"键可停止鸣响)。

3.3 当仪器处在计时工作状态时,按"启/停"键,吊篮运动与计时均暂停;再按一下"启/停"键即恢复其运动与计时,试验时间累计显示。

4. 关机

实验完毕,关闭仪器电源开关,烧杯、吊篮、挡板用纯化水冲洗干净,自然晾干。

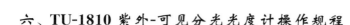

## 六、TU-1810 紫外-可见分光光度计操作规程

**1. 开机**

打开仪器主机电源(后面板左侧),仪器初始化。

**2. 选择测量模式**

根据需要用数字键选择测量模式。

**3. 光度测量**

3.1 暗电流校正:将挡光块放入 1 号池槽位置→ 按"F1"键进入参数设置界面→按"2"数字键设置检测波长 → 按"4"数字键进行暗电流校正→ 完毕,取出挡光块 → 按"RETURN"键返回仪器操作主界面。

3.2 使用两个吸收池测定时:按"F3"键进入试样设置界面进行设置(使用样品池数应设为2,一号池空白校正应设为"是",移动试样池应设为"1")→ 按"RETURN"键返回仪器操作主界面 → 将空白池放入 1 号池槽,样品池放入 2 号池槽 → 按"START/STOP"键即可读数 → 更换样品后,按"START/STOP"键即可读数。

3.3 进行单池测定时:按"F3"键进入试样设置界面进行设置(使用样池数设为"1",一号池空白校正设为"否",移动试样池设为"1")→ 按"RETURN"键返回光度测量界面→ 将空白溶液放入 1 号池位置,按"A/Z"键进行空白校正 → 完成后将空白溶液取出,放入待测溶液,按"START/STOP"键进行样品测量。

**4. 光谱测量**

4.1 暗电流校正:将挡光块放入 1 号池槽位置 → 按"F1"键进入参数设置界面 →设置检测波长范围 → 按数字键 7 进行暗电流校正→ 完毕,取出挡光块 → 按"RETURN"键返回仪器操作主界面。

4.2 基线校正:按"F3"键进入试样设置界面进行设置 → 按"RETURN"键返回光谱测量界面 → 将空白池放入 1 号池槽 → 按"A/Z"键进行基线校正。

4.3 光谱绘制:取出空白溶液,放入待测溶液 → 按"START/STOP"键开始光谱扫描。

4.4 查看峰谷值:按"F2"键 →输入"0.1"→按"RETURN"键,可显示出一个峰值 → 用左右方向键"←""→"可查看下一个峰或谷 → 按"RETURN"键可退出峰值查看程序。

**5. 关机**

取出比色皿,按"RETURN"键返回仪器主菜单界面后,关闭仪器电源,罩上仪器罩,填写使用记录。

## 七、FT-IR200 红外光谱仪操作规程

**1. 开机**

打开仪器电源,稳定 30 min → 开启电脑 → 双击"OMNIC"软件。

**2. 制样**

将固体样品 1.0 mg 与 100 mg 左右的溴化钾结晶一起碾磨均匀,用压片机压成透明、均匀的薄片,在固体样品架上测量。

**3. 绘制红外图谱**

3.1 设置参数:单击菜单中的"采集" → 单击"实验设置"选项 → 在对话框中选中"先测定

背景后测定样品"。

3.2 绘制红外图谱:单击菜单中的"采集"→ 单击"采集样品"→ 屏幕出现"采集背景"→ 将已压好的 KBr 空白片放入样品室内,盖好盖子 → 单击"确定",仪器扫描背景,保存背景。屏幕出现"准备采集样品"→ 已压好的样品放入样品室内,盖好盖子,单击"确定",仪器扫描样品,保存样品谱图。

4. 谱图检索

单击菜单中的"图谱分析"→ 单击"谱图检索",计算机自动检索出与样品最接近的标准谱图并显示其符合程度。

5. 关机

关闭"OMNIC"软件 → 关闭仪器电源 → 盖上仪器防尘罩 → 在记录本上记录使用情况。

6. 注意事项

6.1 为了防止室内湿度过大,实验结束后,仪器电源要保持"开"。

6.2 保持实验室安静和整洁,不得在实验室内进行样品化学处理,实验完毕应立即取出样品室内的样品。

6.3 样品室窗门应轻开轻关,避免仪器振动受损。

6.4 将制样配件擦拭干净,放入干燥器内。

6.5 仪器要保持干燥、清洁,每次使用完毕应盖上防尘罩。

## 八、岛津 20A 型 HPLC 仪操作规程

1. 仪器参数设定

双击"Lcsolution"工作站→ 输入用户名"Admin"、密码,在空白界面下单击"确定" → 进入系统配置,单击"分析",在"数据采集"窗口的"仪器参数视图"中设置分析条件(设置流速、检测波长)→单击"下载" → 单击"文件"下拉菜单中的"另存方法文件",将仪器参数保存。

2. 进样操作

2.1 单次分析:窗口显示"就绪"且基线稳定 → 单击"Lc 实时分析"窗口助手栏上的"单次分析"图标 → 设置每一项 → 单击"确定"。

2.2 批处理分析:窗口显示"就绪"且基线稳定 → 单击"Lc 实时分析"窗口助手栏上的"批处理分析"图标 →在批处理表中输入批处理分析计划 → 单击"确定"。

3. 数据处理与记录

进入系统配置,单击"再分析"→单击"Lc 再解析"窗口助手栏上的"数据报告"图标→ 单击"文件"下拉菜单中的"数据文件" → 查找并双击数据文件名 → 单击工具栏"峰表"→按住鼠标左键下拉 → 显示数据。

4. 清洗和关机

用经滤过和脱气的甲醇清洗色谱系统 15~30 min(反相柱如使用过含盐流动相,则先用水,然后用甲醇冲洗)→逐步降低流速至零,关机。

## 九、GC-2014C 操作规程(FID 检测器)

1. 开机

打开气源(载气 $N_2$/He:0.7 MPa;$H_2$:0.7 MPa;Air:0.3 MPa)→打开仪器主机电源→计

算机电源 → 双击"Real Time Analysis"快捷键,进入时实分析窗口。

2. 设置仪器配置

打开配置维护的"System Configuration" → 设置进样口、色谱柱、检测器 → 单击"SET"键确认 → 单击"返回"。

3. 设置仪器参数

依次设置进样口温度、柱温(可做程序升温)、检测器温度 → 设置完毕后单击"下载" → 单击 File 菜单保存方法(如沿用上次关机前的配置,直接单击 File 菜单,找到"Open Method File"→ 打开需要的方法文件名→单击"Download Parameters") → 单击系统图标"System On"开启系统。

4. 点火

FID 检测器温度升到 160 ℃以上时 →开启氢气、空气发生器,调节 $H_2$、Air 的流量,以及 AUX 的流量($H_2$:70 KPa、Air:30 KPa、AUX:75 KPa) →单击"Flame On"。当 GC 主机显示屏中火焰图标由空心变为实心时,表明点火成功,否则重新点火。

5. 数据采集

仪器稳定后,进行斜率测定(Slope Test),等基线平直后点击显示屏上的"校零"键 →单击"OK" → 单击单次分析图标"Single Run"→单击样品记录图标"Sample Login"→ 输入样品名、数据文件名、样品重量等信息 →单击"确定"键 → 再单击"Start"键 →数据采集窗口上面出现"Ready(Standby)"后,用微量注射器抽取 5 μL 样品由分流进样口迅速注入色谱柱 →同时单击主机中的"Start"键进行数据采集 →完毕后单击"停止采集"。

6. 关机

单击系统关闭图标"System Off"→手动关闭 $H_2$、Air →待柱温降到 50 ℃以下、检测器温度降到 100 ℃以下时,退出实时分析(Real Time Analysis)窗口 → 关闭计算机 → 关闭气源、载气($N_2$/He)→关闭主机电源开关。

## 十、TAS-990 原子吸收分光光度计操作规程

### (一) 火焰法

1. 开机

打开计算机电源 → 打开仪器主机电源→双击程序图标"AAWin" → "联机"→"确定",仪器初始化 → 等待。

2. 选择工作灯和预热灯

选择"工作灯(W)"和"预热灯(R)" →单击"下一步"→"下一步"→ 单击"寻峰"→"关闭" → "下一步" → 单击"完成"。

3. 调整原子化器位置

单击菜单中的"仪器" → "燃烧器参数",用调光片观察并调整参数(调光片的另一个作用是清洁燃烧器缝隙)。

4. 设置样品

单击工具栏"样品" → "下一步"→设置标准样品数量和浓度 →"下一步"→"完成"。

5. 设置测量次数

单击工具栏中的"参数" → 设定标准样品和未知样品的测量次数,一般均应为单数,其余

为默认 → 在火焰法设置中,测定方式选"自动",其余为默认 → "信号处理" → 在"计算方式"中选"连续法",其余为默认。

**6. 点火**

开无油气体压缩机的风机开关 → 开工作开关(出口压力调至 0.25 MPa)→ 开乙炔(调至 0.05~0.08 MPa)→ 单击工具栏"点火"键 → 点燃后,单击工具栏中的"能量" → 选择"能量自动平衡",调整能量到 100% 并校零 → 单击"关闭"。

**7. 测量**

7.1 标准曲线测定:单击菜单中的"测量" → 毛细吸管插入空白对照样品 → 单击"校零" → 换吸标准样品 → 曲线上升至平稳状态时,单击"开始"进行测量 → 完成后,同法测下一个标准样品 → 标准样品全部测完,自动绘成标准曲线 → 单击"终止",双击左侧标准曲线图,显示工作曲线相关数据。

7.2 样品测定:换吸每一个样品 → 曲线上升至平稳状态时,单击"开始"进行测量 → 测定完毕继续吸空白溶液几分钟,以清洗雾化系统。

**8. 关机**

关乙炔 → 继续喷空白溶液至火焰熄灭 → 关无油气体压缩机的工作开关 → 关风机开关 → 按压工作开关旁的放水阀 → "退出" → 关仪器 → 关电脑。

**9. 注意事项**

火焰法和石墨炉法切换时,必须注意燃烧头和石墨炉炉体之间挡板的正确位置,火焰法时应插上挡板,石墨炉法时应提前取下挡板。

**(二) 石墨炉法**

**1. 开机**

打开计算机电源 → 打开仪器主机电源 → 双击程序图标"AAWin" → "联机" → "确定",仪器初始化 → 等待。

**2. 选择工作灯和预热灯**

选择"工作灯(W)"和"预热灯(R)" → 单击"下一步" → "下一步" → 单击"寻峰" → "关闭" → "下一步" → 单击"完成"。

**3. 选择测定方法**

单击主菜单中的"仪器" → 在"测定方法"中选择"石墨炉" → "确定" → 5 min 左右仪器会自动完成由火焰法的燃烧头到石墨炉炉体之间的切换。(由石墨炉切换到火焰吸收法时,先选定石墨炉,再在"测定方法"中选择"火焰吸收法" → "确定"。)

**4. 调节原子化装置位置**

用手转动石墨炉炉体下端的圆盘,调节炉体的上下位置 → 单击主菜单中的"仪器" → 单击"原子化器位置" → 使用鼠标拖动滚动条,调整到适当位置 → 单击"确定"(也可人工观察或点击"能量"观看或看上端"ABS"是否在 0.000 左右、下端"峰高"是否在最大值 → 最终红色光斑应在水平中心)。

**5. 开主机**

打开氩气和冷却水源(氩气出口压力为 0.5 MPa)→ 打开石墨炉电源。

**6. 设置参数**

单击主菜单中的"设置" → "石墨炉加热程序" → 进行石墨炉加热程序设置 → 设定冷却

时间(30 s左右)→ 单击"确定"→ 选择工具栏中的"空烧",对石墨炉进行不少于2次的空烧。

7. 测定

点击主菜单中的"测量"→ 出现测量窗口 →点击"校零"→ 取0.5 μL样品准确地插入石墨管中 → 枪头尖部有红色亮斑出现 → 轻轻压下按钮直至第二停点(压到底),排尽全部溶液 → 不松开按钮拔出移液器 → 单击"开始"→石墨炉加热,测量曲线出现在谱图中,并在测量窗口中显示石墨管加热,加热进入倒计时→倒计时结束后,加入下一个样品。

8. 关仪器

关氩气→关冷却水→退出操作系统 →关仪器→关电脑。

## 十一、WZZ-2B自动旋光仪操作规程

1. 开机

打开电源,仪器预热20 min,钠灯在交流工作状态下起辉,经5 min钠灯激活后,开始发光稳定 →按"测量"键,显示屏显示"0.000"。

2. 空白清零

用空白溶液润洗旋光管2～3次,装满旋光管,放入样品室,盖上箱盖,待示数稳定后,按"清零"键。旋光管中若有气泡,应先让气泡浮在凸颈处;通光面两端的雾状水滴,应用吸水纸擦干。

3. 测量

取出旋光管,用供试液润洗旋光管2～3次,装满旋光管,放入样品室,旋光管按相同的位置和方向放入样品室,盖好箱盖,仪器将显示该样品的旋光度,此时指示灯"1"点亮;按"复测"键一次,指示灯"2"点亮,表示仪器显示第一次复测结果,再次按"复测"键,指示灯"3"点亮,表示仪器显示第二次复测结果。按"123"键,可切换显示各次测量的旋光度。按"平均"键,显示平均值。

4. 关仪器

使用完毕,依次关光源、电源灯,用水洗净旋光管。

5. 注意事项

5.1 仪器应安放在干燥的地方,避免经常接触腐蚀性气体,防止受到剧烈的振动。经过一段时间使用之后,由于外界环境的影响,仪器的光学系统表面可能有积灰或发霉,影响仪器性能,可用小棒缠上脱脂棉花蘸少量无水乙醇或醋酸丁酯轻轻揩擦,一般不轻易拆卸光学零件。光学零部件一经拆卸就破坏了原来的光路,必须重新调整,否则仪器性能将受影响,甚至无法工作。若因故必须更换光学零部件,应送厂家解决。

5.2 实验完毕,试管用饮用水冲洗干净,然后用纯化水冲洗3次,自然晾干;仪器用抹布擦干净,罩上布罩以防灰尘。

5.3 每次测定前应用溶剂做空白校正,测定后,再校正1次,以确定在测定时零点无变动。如第2次校正时发现零点有变动,则应重新测定旋光度。

5.4 配制溶液及测定时,均应调节温度至(20±0.5)℃(或各品种项下规定的温度)。

5.5 供试物质的溶液应充分溶解,供试液应澄清。

5.6 物质的比旋度与测定光源、测定波长、溶剂、浓度和温度等因素有关。因此,表示物质的比旋度时应注明测定条件。

## 十二、ZDJ-100 型电位滴定仪操作规程

**1. pH 电极斜率校正**

1.1 取配制好的 0.05 mol/L 邻苯二甲酸氢钾标准缓冲溶液。

1.2 按"pH"→"5. 系统设定"设定好相应的系统参数。

1.3 退出,选择"2. 校正电极斜率"→ 选择"标准缓冲液组",开始校正。

1.4 将 pH 电极插入第一组缓冲液中,等待数据稳定后,按"测量"键可重新测量新数据。

1.5 数据稳定后,按"确定"键保存数据即可。

1.6 按"退出"键完成校正。

**2. 终点确定操作过程**

2.1 检查仪器是否按说明书要求连接好,打开机器电源,连接好电极。

2.2 滴定管装好滴定液,并固定好。

2.3 在开机界面下,按"·"键调整滴定管液面高度。

2.4 按"滴定"→"1. 滴定参数设定"进行参数设定。

2.5 按"滴定"→"2. 启动滴定",选择设定好的方法开始滴定,按要求依次输入滴定管液面高度、样品名称、取样量、批号等信息。

2.6 滴定完毕,输入并记录滴定终点液面高度的位置。

**3. pH 电极的维护与保养**

3.1 pH 复合电极的外壳一般为玻璃材质或树脂材质的,使用寿命为 1～2 年。在强氧化剂或某些有机溶剂中,一般不能使用树脂材质的,否则外壳会被腐蚀掉。

3.2 电极使用前,一定要在去离子水或微酸性的水中浸泡 30 min 以上,以使电极稳定。

3.3 电极前端的玻璃膜非常脆弱,而且是电极测量的关键部位,所以不要碰它。

3.4 长时间不用时,应将电极插入电极保护套中,并放入电极盒中避光保存。